上工书房系列

《针灸与腧穴 20 讲》编委会

丛书主编：张登本　　孙理军

本册主编：张景明　　陈震霖

副 主 编：田丙坤　　李翠娟　　刘光炜

编　　委：（按姓氏笔划为序）

　　　　　方亚利　　汪　丹　　陈震霖

　　　　　杨忠瑶　　傅培生

主　　审：张登本

丛 书 总 序

"圣人不治已病治未病,不治已乱治未乱,此之谓也。"(《素问·四气调神大论》);"上工治未病,不治已病"(《灵枢·逆顺》)。这是《黄帝内经》在"上工治国,中工治病"理论的影响下,对于擅长养生防病,使人健康长寿者的最高评价。根据这一思想,人人都可以成为一名"治未病"的"上工"和"圣人"。我们编纂这套"上工书房"系列丛书的目的和用意,就是想让百姓人人都能成为一名自身和家人"未病"先防、先治的"上工"。

《黄帝内经》尊崇的"上工"有两个标准:

一是"上工治未病,不治已病"的最高标准。此类"上工"能教人珍视生命,尊重养生,让人尽可能地健康不病。因为"病已成而后药之,乱已成而后治之。譬犹渴而穿井,斗而铸锥,不亦晚乎!"说明一旦罹病,必然会给人体带来永远也无法弥补的伤害。可见,"治未病"就是指重视人体在未患病之前,采取各种措施进行养生保健,使人健康不病而至长寿。这便是"上工治未病,不治已病"的真实内涵,也是"上工"的最高水准。

二是"上工救其萌芽",愈病"十全九"的优秀医生标准。作为食人间烟火的广大民众,终归会在机体"阴阳所不能全"(阴阳不会绝对平衡)的情形下,为"邪居之"而生病(《素问·阴阳应象大论》),即人体难免因感染邪气而患病。作为医务工作者,能够对疾病做到早期发现、早期诊断、早期治疗,使病邪尽可能少地对人体造成伤害,并能最大限度地提高治愈率,达到"上工"这一最高境界,决非易事。"上工救其萌芽,必先见三部九候之气,尽调不败而救之,故曰上工。下工救其已成,救其已败。救其已成者,言不知三部九候之相失,因病而败之也"(《素问·八正神明论》)。要想达到"救其萌芽"之"上工"的水准,而不致于成为"救其已成,救其已败"的"下工",就必须精读医书,娴熟医技,临证时做到"善调尺者,不待于寸;善调脉者,不待于色。能参合而行之者,可以为上工,上工十全九"(《灵枢·邪气藏府病形》)。这也是秦越人所总结的"知一为下工,知二为中工,知三为上工。上工者十全九"(《难经·十三难》)。此处的"知一""知二""知三",是对诊治疾病知识和技能掌握的多少,以及临床应用水平高低的评价。可见,对诊治疾病知识及技能掌握和应用得越多,其临床诊断准确率、疾病治愈率就越高。

本套系列丛书之所以名曰"上工书房",就是本着《黄帝内经》对"上工"的两种评价,希望每一位热爱中医的读者能够通过本套丛书了解上工之医术,掌握健康养生之法,将疾病消灭在萌芽状态,保障自己及家人的健康。这也是本套丛书策划和编纂的目的和用意。

丛书编纂者应西安交通大学出版社医学部主任王强虎和策划编辑李晶女士之约,将中医中药系列知识分为基础理论、诊法、辨证、中药、方剂、针灸、推拿、食疗等几大知识板块,运用通俗易懂、简洁明了的行文风格予以全面介绍,各知识板块所涉及的专业术语、概念和原理,均遵循中医中药行业标准予以规范的表达。为了方便老百姓诵读,丛书的行文方法一改以往中医药书籍引经据典而后入说的传统习惯,"多讲结论,少讲过程;多讲是什么,少讲为什么;多用归纳方法,少用演绎方法;只用直白语言表达,不用博证旁引论证"的行文风格,使读者顺畅阅读,了然于胸,在轻松愉悦地习读中,熟知中医中药知识,从而使读者人人都可以成为擅治自己和家人之"未病"的"上工"、"圣人"。

用通俗易懂的语言文字对知识予以普及,是任何一门学科都必须要做的重要事情,只有将深奥的科学知识用最通俗的语言文字予以普及,才能使该门科学知识植根于广大民众的心目之中。而能深深植根于广大民众心目之中的科学知识,才能青春永驻,才会有鲜活的生命力,也才能世代相传,否则只能是"曲高和寡",束之高阁。本套"上工书房"系列丛书语言通俗,内容丰富精彩、简明扼要,涵盖了中医中药知识体系几大板块的精髓,是普及中医知识书籍中难得的好书。

张登本教授

前 言

　　针灸是我们祖先对人类的突出贡献之一，大约诞生于新石器时期（公元前8千年～公元前4千年），为中华民族的繁衍、健康作出了伟大的贡献。新中国成立后针灸学获得了前所未有的发展，尤其是进入21世纪的今天，世界上已有140多个国家有了掌握针灸治疗技术的医务人员，不少国家还开展了针灸教学和科学研究。为此，普及博大精深的针灸治疗技术已是当代中医工作者不可推却的重要任务。本书的适用读者为有一定医学基础的中医师和西医师；具有一定针灸知识和临床经验的针灸师；乡镇、社区卫生院的广大医务工作者；具有一定中医学知识的针灸爱好者等。为了使读者更好的掌握针灸治疗技术，本书在编写过程中按照层次深浅、内容多少共分为20精讲。前三讲分别讲述经络总论、腧穴总论、刺灸技术，后十七讲按照内科病症、儿科病症、五官科病症、妇科病症、皮肤科病症、其他病症分类。本书的特点：一、选用临床针灸治疗效果良好的60余种常见病、多发病进行精讲；二、每个疾病按照病因病机、辨证、治疗、其它疗法、成方选录五个板块进行精讲，并于每讲后附复习思考题以检验学习者对本讲的掌握程度。三、为了使读者更好的掌握相关知识，突出本书的实用性、便捷性，在编写过程中打破了以往所有书籍的编写体例，将腧穴作为附录。四、考虑到读者层次的不同，部分疾病把治疗分为基本治疗与辨证治疗两部分，以便于学习者灵活运用。著名的中医基础理论学家张登本教授作为本书的主审付出了艰辛的工作。本书在编写过程中参阅了许多前辈的著作，在此一并表示衷心的感谢！本书作为中医知识的普及书之一，在编写过程中力求通俗易懂，便于掌握，易于学习，利于使用，但不尽人意之处在所难免，敬祈各位读者在使用过程中提出宝贵意见，以便不断总结经验，进一步修订和提高。

编　者

2009年12月于陕西·咸阳

目 录

针灸与腧穴 20 讲

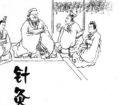
第1讲　经络总论

　　经络学说是研究人体生理功能、病理反应及其与脏腑相关的学说，是针灸、推拿、气功等学科的理论基础。

一、经络的概念与组成

(一)经络的概念

　　经络是经脉和络脉的总称，是联络脏腑肢节、沟通表里内外、通行全身气血的通道。经，有路径之意；络，有网络的意思。经脉是主干，多纵行、深居；络脉为分支网络，多横行、表浅。经脉有一定的循行路线，络脉则纵横交错、网络全身，二者把机体所有的脏腑、器官、孔窍及皮肉筋骨等组织联络成一个有机整体。

(二)经络系统的组成

　　经络系统由经脉和络脉组成。经脉分为正经和奇经两类；络脉有十五别络、浮络和孙络之分。

1. 十二经脉

　　正经有十二条，即手足三阳经和手足三阴经，合称"十二经脉"，是气血运行的主要通道。十二经脉有一定的起止、一定的循行部位和交接顺序，在肢体的分布和走向有一定的规律，同体内脏腑有直接的络属关系。

2. 奇经八脉

奇经有八条,即督脉、任脉、冲脉、带脉、阴跷、阳跷、阴维、阳维,合称"奇经八脉",有统帅、联络和调节十二经脉的作用。

3. 十五别络、浮络和孙络

别络是较大的和主要的络脉,十二经脉与督脉、任脉各有一条别络,加脾之大络合称"十五别络",其功能主要是加强相互表里的两条经脉之间在体表的联系。浮络是循行于机体浅表部位而常浮现的络脉。孙络是最细小的络脉。

4. 经筋、皮部

经筋和皮部,是十二经脉与筋肉和体表的连属部分。经络学说认为,机体的经筋是十二经脉之气"结、聚、散、络"于筋肉、关节的体系,是十二经脉的附属部分,称为"十二经筋",其主要功能是连缀四肢百骸、主司关节运动。全身的皮肤是十二经脉的功能活动反映于体表的部位,也是经络之气的散布所在,所以把全身皮肤分为十二部分并分属于十二经脉,称为"十二皮部"。

二、经络的循行分布

(一)十二经脉的循行分布

1. 十二经脉的命名

十二经脉的名称由手足、阴阳、脏腑三部分组成。用手、足将十二经脉分成手六经(上焦三脏及与之相络属的三腑,循行于上肢)、足六经(中、下焦三脏及与之相络属的三腑,循行于下肢)。用阴阳别脏腑,六脏属阴,其经脉循行于肢体内侧;六腑属阳,其经脉循行于肢体外侧。据阴阳消长变化规律,把阴阳又划分为三阴三阳,三阴为太阴、少阴、厥阴;三阳为阳明、太阳、少阳。

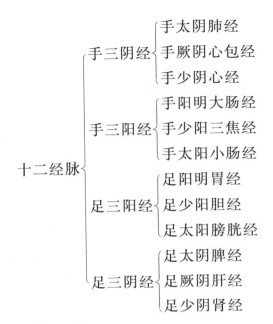

$$
十二经脉
\begin{cases}
手三阴经
\begin{cases}
手太阴肺经 \\
手厥阴心包经 \\
手少阴心经
\end{cases} \\
手三阳经
\begin{cases}
手阳明大肠经 \\
手少阳三焦经 \\
手太阳小肠经
\end{cases} \\
足三阳经
\begin{cases}
足阳明胃经 \\
足少阳胆经 \\
足太阳膀胱经
\end{cases} \\
足三阴经
\begin{cases}
足太阴脾经 \\
足厥阴肝经 \\
足少阴肾经
\end{cases}
\end{cases}
$$

2. 十二经脉的分布规律

（1）头面部　十二经脉在头面部的分布可以概括为：阳明在前,少阳在侧,太阳在后。分布特点是：手、足阳明经分布在面额部；手太阳经分布在面颊部；手、足少阳经分布在耳颞部；足太阳经分布在头顶、枕项部。另外,足厥阴经从颅内止于头顶部。

（2）四肢部　手六经循行于上肢,其中手三阳经循行于外侧,手三阴经循行于内侧；足六经循行于下肢,其中足三阳经循行于外侧,足三阴经循行于内侧。按照正立姿势,两臂自然下垂拇指向前体位,将四肢人为划分前缘、中线、后缘,阳经为阳明在前,少阳在中,太阳在后；阴经为太阴在前,厥阴在中,少阴在后,其中足三阴经在足内踝上8寸以下为厥阴在前,太阴在中,少阴在后,在内踝上8寸处太阴交出厥阴之前。

（3）躯干部　十二经脉在躯干部分布的一般规律是：足三阴与足阳明经分布在胸、腹部（前）；手三阳与足三阳经分布在肩胛、背、腰部（后）；手三阴、足三阳与足厥阴经分布在腋、胁、侧腹部。

3. 十二经脉的循行与交接规律

十二经脉的循行总规律为："手之三阴胸走手,手之三阳手走头,足之三阳头走足,足之三阴足走胸腹"。

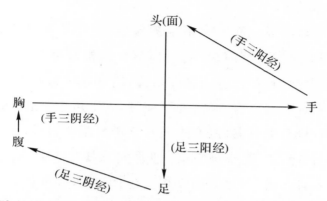

十二经脉的交接规律为:①相表里的阴经与阳经在手足末端交接;②同名的阳经与阳经在头面部交接;③相互衔接的阴经与阴经在胸中交接;④循行的起点为手太阴肺经,第二周的起点为手少阴心经,第三周的起点为手厥阴心包经。

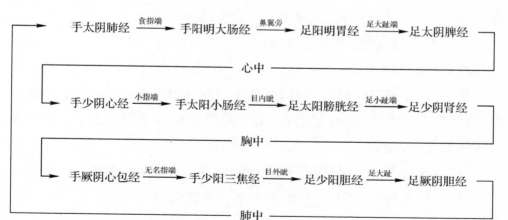

4. 十二经脉的循行分布部位

(1)**手太阴肺经** 起于中焦,下络大肠,还循胃口(下口幽门,上口贲门),通过膈肌,属于肺,上至喉部,而后横行至胸部外上方(中府穴),出

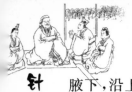

腋下,沿上肢内侧前缘下行,过肘窝入寸口上鱼际,直出拇指之端(少商穴)。

分支:从手腕的后方(列缺穴)分出,直行走向食指桡侧端(商阳穴),交于手阳明大肠经。

(2)手阳明大肠经 起于食指桡侧端(商阳穴),经过手背行于上肢伸侧前缘,上肩,至肩关节前缘,向后到第7颈椎棘突下(大椎穴),再向前下行入锁骨上窝(缺盆),进入胸腔络肺,向下通过膈肌下行,属大肠。

分支:从锁骨上窝上行,经颈部至面颊,入下齿中,回出挟口两旁,左右交叉于人中,至对侧鼻翼旁(迎香穴),交于足阳明胃经。

(3)足阳明胃经 起于鼻翼旁(迎香穴),挟鼻上行,左右侧交会于鼻根部,旁行入目内眦,与足太阳经相交,向下沿鼻柱外侧,入上齿中,还出,挟口两旁,环绕嘴唇,在颏唇沟承浆穴处左右相交,退回沿下颌骨后下缘到大迎穴处,沿下颌角上行过耳前,经过上关穴(客主人),沿发际,到额前。

分支:从大迎穴前方下行到人迎穴,沿喉咙向下后行至大椎,折向前行,入缺盆,深入体腔,下行穿过膈肌,属胃,络脾。

直行者:从缺盆出体表,沿乳中线下行,挟脐两旁(旁开2寸),下行至腹股沟处的气街穴。

分支:从胃下口幽门处分出,沿腹腔内下行到气街穴,与直行之脉会合,而后下行于大腿前侧,至膝膑,沿下肢胫骨前缘下行至足背,入足第二趾外侧端(厉兑穴)。

分支:从膝下3寸处(足三里穴)分出,下行入中趾外侧端。

分支:从足背上冲阳穴分出,前行入足大趾内侧端(隐白穴),交于足太阴脾经。

(4)足太阴脾经 起于足大趾内侧端(隐白穴),沿内侧赤白肉际,上行过内踝的前缘,沿小腿内侧正中线上行,在内踝上8寸处,交出足厥阴肝经之前,上行沿大腿内侧前缘,进入腹部,属脾,络胃。向上穿过膈肌,沿食道两旁上行,挟咽两旁,连舌根,散舌下。

分支:从胃分出,上行通过膈肌,注入心中,交于手少阴心经。

(5)手少阴心经 起于心中,走出后属心系,向下穿过膈肌,络小肠。

分支:从心系分出,挟食道上行,连于目系。

直行者:从心系分出,退回上行经过肺,向下浅出腋下(极泉穴),沿上肢内侧后缘,过肘中,经掌后锐骨端,进入掌中,沿小指桡侧,出小指桡侧端(少冲穴),交于手太阳小肠经。

(6)手太阳小肠经 起于小指外侧端(少泽穴),沿手背、上肢外侧后缘,过肘部,到肩关节后面,绕肩胛部,交肩上,前行入缺盆,深入体腔,络心,沿食道,穿过膈肌,到达胃部,下行,属小肠。

分支:从缺盆出来,沿颈部上行到面颊,至目外眦后,退行进入耳中(听宫穴)。

分支:从面颊部分出,向上行于眼下,至目内眦(睛明穴),交于足太阳膀胱经。

(7)足太阳膀胱经 起于目内眦(睛明穴),向上到达额部,左右交会于头顶部(百会穴)。

分支:从头顶部分出,至耳上角部。

直行者:从头顶部分出,向后下行至枕骨处,进入颅腔,络脑,回出分别下行到项部(天柱穴),下行交会于大椎穴,再分左右沿肩胛内侧、脊柱两旁(1.5寸)下行,到达腰部(肾俞穴),进入脊柱两旁的肌肉(膂),深入体腔,络肾,属膀胱。

分支:从腰部分出,沿脊柱两旁下行,穿过臀部,从大腿后侧外缘下行至腘窝中(委中穴)。

分支:从项分出下行,经肩胛内侧,从附分穴挟脊(脊柱正中旁开3寸)下行至髀枢,经大腿后侧至腘窝中与前一支脉会合,然后下行穿过腓肠肌,出走于足外踝后,沿足背外侧缘至足小趾外侧端(至阴穴),交于足少阴肾经。

（8）足少阴肾经　起于足小趾下，斜行于足心（涌泉穴），出行于舟骨粗隆之下，沿内踝后，分出进入足跟，向上沿小腿内侧后缘，至腘内侧，上股内侧后缘入脊内（长强穴），穿过脊柱至腰，属肾，络膀胱。

直行者：从肾上行，穿过肝和膈肌，进入肺，沿喉咙，到舌根两旁。

分支：从肺中分出，络心，注于胸中，交于手厥阴心包经。

（9）手厥阴心包经　起于胸中，出属心包络，下行穿过膈肌，依次络于上、中、下三焦。

分支：从胸中分出，沿胸浅出胁部当腋下3寸处（天池穴），向上至腋窝下，沿上肢内侧中线入肘，经腕部，入掌中（劳宫穴），沿中指桡侧，出中指桡侧端（中冲穴）。

分支：从掌中分出，沿无名指出其尺侧端（关冲穴），交于手少阳三焦经。

（10）手少阳三焦经　起于无名指尺侧端（关冲穴），向上沿无名指尺侧至手腕背面，上行尺骨、桡骨之间，通过肘尖，沿上臂外侧上行至肩部，向前行入缺盆，布于膻中，散络心包，穿过膈肌，依次属上、中、下三焦。

分支：从膻中分出，上行出缺盆，至肩部，左右交会于大椎，上行至项，沿耳后（翳风穴），直上出耳上角，然后屈曲向下经面颊部至目眶下。

分支：从耳后分出，进入耳中，出走耳前，经上关穴前，在面颊部与前一分支相交，至目外眦（瞳子髎穴），交于足少阳胆经。

（11）足少阳胆经　起于目外眦（瞳子髎穴），向上至头角（颔厌穴），再向下到耳后（完骨穴），再折向上行，经额部至眉上（阳白穴），又向后折至风池穴，沿颈下行至肩上，左右交会于大椎穴，前行入缺盆。

分支：从耳后进入耳中，出走于耳前，至目外眦后方。

分支：从目外眦分出，下行至大迎穴处，同手少阳经分布于面颊部的支脉相合，行至目眶下，向下的经过下颌角部（颊车穴），下行至颈部，与前脉会合于缺盆后，进入体腔，穿过膈肌，络肝，属胆，沿胁里浅出气街，绕毛际，横向至环跳穴处。

直行者：从缺盆下行至腋，沿胸侧，过季肋，下行至环跳穴处与前脉会合，再向下沿大腿外侧、膝关节外缘，行于腓骨前面，直下至腓骨下端，浅出外踝之前，沿足背行出于足第四趾外侧端（窍阴穴）。

分支：从足背（临泣穴）分出，前行出足大趾外侧端，折回穿过爪甲，分布于足大趾爪甲后丛毛处，交于足厥阴肝经。

（12）足厥阴肝经　起于足大趾爪甲后丛毛处，沿足背向上，至内踝前1寸处（中封穴），向上沿胫骨内缘，在内踝上8寸处交出足太阴脾经之后，上行过膝内侧，沿大腿内侧中线进入阴毛中，绕阴器，至小腹，挟胃两旁，属肝，络胆，向上穿过膈肌，分布于胁肋部，沿喉咙的后边，向上进入鼻咽部，上行连于目系，出于额，上行与督脉会于头顶部。

分支：从目系分出，下行于颊里，环绕在口唇的里边。

分支：从肝分出，穿过膈肌，向上注入肺，交于手太阴肺经。

（二）奇经八脉的循行分布

1. 奇经八脉与正经的区别

奇者，异也。奇经八脉是不同于十二经脉（正经）的另一类经脉。它们的分布不似十二经脉那样规律，与脏腑没有直接的属络关系，彼此之间也无表里配合关系，都无经别、经筋和皮部，故称之为"奇经"。

奇经八脉中督、任、冲三脉皆起于胞中，同出于会阴，然后别道而行，分布于腰背胸腹等处，所以称此三脉为"一源而三歧"。督脉可调节全身阳经脉气，故称"阳脉之海"；任脉可调节全身阴经脉气，故称"阴脉之海"；冲脉可涵蓄调节十二经气血，故称"十二经之海"，又称"血海"。

2. 奇经八脉的循行分布部位

（1）督脉　起于胞中，下出会阴，沿脊柱里面上行，至项后风府穴处进入颅内，络脑，并由项沿头部正中线，经头顶、额部、鼻部、上唇，到上唇系带处。

分支：从脊柱里面分出，络肾。

分支:从小腹内分出,直上贯脐中央,上贯心,到喉部,向上到下颌部,环绕口唇,再向上至两眼下部的中央。

(2)任脉　起于胞中,下出会阴,经阴阜,沿腹部和胸部正中线上行,至咽喉,上行至下颌部,环绕口唇,沿面颊,分行至目眶下。

分支:从胞中出,向后与冲脉偕行于脊柱前。

(3)冲脉　起于胞中,下出会阴后,从气街部起与足少阴经相并,挟脐上行,散布于胸中,再向上行,经喉,环绕口唇,到目眶下。

分支:从少腹输注于肾下,浅出气街,沿大腿内侧进入腘窝,再沿胫骨内缘,下行到足底。

分支:从内踝后分出,向前斜入足背,进入大足趾。

分支:从胞中分出,向后与督脉相通,上行于脊柱内。

(4)带脉　起于季胁,斜向下行到带脉穴,绕身一周,环行于腰腹部。并于带脉穴处再向前下方沿髋骨上缘斜行到少腹。

(5)阴跷脉　起于内踝下足少阴肾经的照海穴,沿内踝后直上下肢内侧,经前阴,沿腹、胸进入缺盆,出行于人迎穴之前,经鼻旁,到目内眦,与手足太阳经、阳跷脉会合。

(6)阳跷脉　起于外踝下足太阳膀胱经的申脉穴,沿外踝后上行,经小腿、大腿外侧,再向上经腹、胸侧面与肩部,由颈外侧上挟口角,到达目内眦,与手足太阳经、阴跷脉会合,再上行进入发际,向下到达耳后,与足少阳胆经会于项后。

(7)阴维脉　起于小腿内侧足三阴经交会之处,沿下肢内侧上行,至腹部,与足太阴脾经同行,到胁部,与足厥阴肝经相合,然后上行至咽喉,与任脉相会。

(8)阳维脉　起于外踝下,与足少阳胆经并行,沿下肢外侧向上,经躯干部后外侧,从腋后上肩,经颈部、耳后,前行到额部,分布于头侧及项后,与督脉会合。

（三）十五别络的循行分布

《灵枢》中所述的十五别络,是指十二经脉和督、任二脉各有一别络,再加上脾之大络,合为十五别络。

十五别络的名称以其别出处的穴位而命名。具体如下:

手太阴经别络——列缺　　　　手少阴经别络——通里

手厥阴经别络——内关　　　　手太阳经别络——支正

手阳明经别络——偏历　　　　手少阳经别络——外关

足太阳经别络——飞阳　　　　足少阳经别络——光明

足阳明经别络——丰隆　　　　足太阴经别络——公孙

足少阴经别络——大钟　　　　足厥阴经别络——蠡沟

督脉经别络——长强　　　　　任脉经别络——鸠尾(尾翳)

脾之大络——大包

十五别络的循行分布也有一定的规律:十二经脉的别络主要分布在四肢,从肘膝以下分出,表里两经的别络相互联络——阴经的别络走向与它相表里的阳经,阳经的别络走向与它相表里的阴经。

（四）经别的循行分布

十二经别,即为别行的正经,是从十二经脉别行分出,循行于胸、腹及头部的重要支脉。

十二经别的循行可以概括为"离、合、出、入",即从循行于四肢的部分(多为肘膝以下)别出(离),行于体腔脏腑深部(入),然后浅出于体表(出)上头面部,阴经的经别合入阳经的经别而分别注入六条阳经(合)。

三、经络的生理功能

（一）经络的基本功能

以十二经脉为主体的经络系统,具有以下四个方面的基本功能:

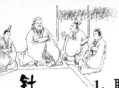

1. 联络组织器官，沟通表里上下

人体是由内脏、五体、五官、九窍等组织器官所构成的，它们虽各有不同的生理功能，但又共同进行着有机的整体活动。这种相互联系与有机配合，主要依靠经络的联络、沟通作用而实现。

（1）脏腑之间的联系　十二经脉中每一经都分别络属一脏一腑，从而加强了相为表里的一脏一腑之间的联系。有的经脉还联系多个脏腑，如胃的经别上通于心。

（2）脏腑与五体之间的联系　十二经脉内连脏腑，外络皮肉筋骨等组织，使五脏与五体之间通过经脉的沟通有机联系起来。

（3）脏腑与五官九窍之间的联系　目耳口鼻舌及前后二阴都是经脉循行经过的部位，而经脉又络属于脏腑，如此，五官九窍同内脏之间也就通过经脉的沟通而联系起来。

（4）脏腑同外周肢节之间的联系　十二经脉之气散络结聚于经筋，并散布于皮部，这样使皮肤与筋肉组织同内脏之间，通过经脉的沟通而联系起来。

2. 通行气血阴阳

人体的各个组织器官，不仅以气血阴阳为基本物质所构成，而且还必须依赖气血阴阳的濡养、温煦等作用，才能维持正常的生理活动，而气血阴阳之所以能通达全身，则有赖于经络的沟通与传注。

3. 感应与传递信息

感应与传导，是指经络对于机体内外各种刺激所产生的感应，通过传导作用，将其内外上下传递的生理功能。针刺中的"得气"与"行气"现象就是经络传导感应作用的体现。

4. 调节机能活动

经络在沟通、传导功能的基础上，通过经气的作用，又能调节机能活动，使人体复杂的生理功能互相协调，保持相对的平衡状态。

（二）奇经八脉的功能特点

1. 加强十二经脉的联络与沟通

十二经脉本身有流注次序连接，有阴阳表里联系等，奇经八脉纵横交错的循行分布于十二经脉之间，具有加强正经之间联络与沟通的作用，从而形成了经脉之间的多种联系，更加密切了经络与周身各组织器官之间的关系。

2. 调节十二经脉中的气血与阴阳

经络具有通行气血与阴阳的作用，其中以十二经脉为主要通道，而奇经八脉错综贯穿于十二经脉之间，起着调节其气血阴阳的作用。当正经中气血阴阳充盛时，则流入奇经贮藏，当人体生理活动需要或正经中气血阴阳不足时，奇经就将所贮存的气血阴阳渗灌于正经而供给人体生理活动需要。

3. 参与女性的特殊生理活动

督脉主要参与肾的生殖功能；任脉与经胎产关系密切，有"任主胞胎"之说；冲脉起于胞中，有"冲为血海"之说，与月经及生殖功能有关；带脉约束纵行诸脉，可固护胎儿和主司带下。

（三）十五别络的功能特点

1. 加强十二经脉表里两经间在肢体的联系

十五别络中的十二经别络从十二经脉分出后，阳经的别络走向与其相表里的阴经，阴经的别络走向与其相表里的阳经，从而加强了表里两经间在肢体的联系。

2. 加强十四经脉与躯体组织之间的联系

十五别络广泛分布于四肢和躯干部，加强了十四经脉与躯体组织之间的联系。十五别络中的十二经别络直接与肢体的某些组织相联系，其余三条别络都分布在躯干部：督脉的别络分布于背部，任脉的别络分布

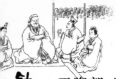

于腹部,脾之大络分布在胸胁部。

(四)经别、经筋、皮部的功能特点

1. 经别的功能特点

加强了十二经脉中相表里的两条经脉在体内的联系;加强了十二经脉对头面部的联系;加强了体表与体内、四肢与躯干的向心性联系;加强了足三阴、足三阳经脉与心脏的联系。

2. 经筋的功能特点

约束骨骼,有利于关节的屈伸运动。

3. 皮部的功能特点

抗御外邪,感应和传递信息。

思考题

1. 经络系统包括哪些内容?

2. 十二经脉的分布与其循行交接规律是什么?

3. 何为奇经八脉?其特点如何?

4. 何为十五别络?其特点作用是什么?

针灸与腧穴 20 讲

上工书房系列

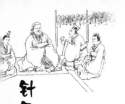

第 2 讲　腧穴总论

脏腑、经络之气输注于体表的部位称作腧穴,是针灸施术的部位。腧与"输"相通,有转输的意思;"穴"有孔隙的意思。针灸通过刺激腧穴、经络,能够调动人体内在的抗病能力,调节机体的虚实状态,从而达到治疗疾病的目的。

一、腧穴的命名

腧穴都有一定的部位和命名缘由,其命名方法大致有三类。

1. 自然类

(1)以天文命名　如日月、上星、太白等。

(2)以地理结合腧穴形象命名　如承山、大陵、商丘等是以山陵丘墟来命名;合谷、后溪、水沟是以谷溪沟渎来命名;小海、尺泽、曲池等是以海泽池泉来命名;气街、水道、风市是以街道市廊来命名。

2. 物象类

(1)以动物名称命名　如鱼际、鱼腰、犊鼻、伏兔等。

(2)以植物名称命名　如攒竹、禾髎等。

(3)以建筑物名称命名　如玉堂、库房、地仓、气户等。

(三)人体类

(1)以解剖部位命名　如大椎、完骨、心俞等。

（2）以人体生理功能命名　如承浆、听宫、血海等。

（3）以功能作用命名　如光明、迎香、归来等。

（4）以阴阳属性命名　如阴陵泉、三阴交、三阳络等。

二、腧穴的分类

人体的腧穴总体上可归纳为十四经穴、奇穴、阿是穴三类。

1. 十四经穴

指具有固定的名称和位置，且归属于十二经和任脉、督脉的腧穴。这类腧穴具有主治本经病症的共同作用，简称"经穴"。

2. 奇穴

指具有一定的名称，又有明确的位置，但尚未归入或不便归入十四经系统的腧穴。这类腧穴主治范围比较单纯，多数对某些病症有特殊疗效。

3. 阿是穴

指既无固定名称，又无固定位置，而以压痛点或病变部位或其他反应点等作为针灸施术部位的一类腧穴。因此，阿是穴没有一定数目。

三、腧穴的主治作用

腧穴的主治作用主要表现为近治作用、远治作用、特殊作用。

1. 近治作用

腧穴均有治疗其所在部位局部及邻近组织、器官病症的作用。这是一切腧穴主治作用所具有的共同特点，是"腧穴所在，主治所在"规律的体现。

2. 远治作用

腧穴具有治疗其远隔部位的脏腑、组织器官病症的作用。尤其是十

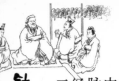

二经脉中位于四肢肘膝关节以下的经穴,其远治作用尤为突出,是"经脉所过,主治所及"的规律体现。远治作用主要体现在以下 3 个方面:

(1)本经腧穴作用　十二经脉中肘膝以下的腧穴既能治疗局部病症,又能治疗本经循行所及的远部位病症,包括肢体、器官、脏腑病症。

(2)异经腧穴作用　腧穴既可治疗本经病症,又可治疗表里经的病症。有的腧穴还能治疗多经病症。

(3)全身治疗作用　如合谷穴不仅治疗手腕部病症,还可治疗头面部病症及发热。

3. 特殊作用

某些腧穴具有双向良性调整作用和相对的特异治疗作用。如天枢穴既有止泻止利的作用,又有通便之功;大椎穴退热;神门穴安神等。

四、特定穴

特定穴,指十四经中具有特殊性能和治疗作用并有特定称号的腧穴,它们除具有经穴的共同主治特点外,还具有其特殊的性能和治疗作用。

(一)五输穴

即"井、荥、输、经、合",是十二经脉分布于肘、膝关节以下的特定腧穴。"所出为井,所溜为荥,所注为输,所行为经,所入为合",是对五输穴经气流注特点的概括。

五输穴 十二经脉	井 （如水的 源头）	荥 （如刚出的 泉水微流）	输 （如水流由 浅入深）	经 （如水在通 畅的河流经 过）	合 （如百川汇 合入海）
手太阴肺经	少商	鱼际	太渊	经渠	尺泽
手厥阴心包经	中冲	劳宫	大陵	间使	曲泽
手少阴心经	少冲	少府	神门	灵道	少海
足太阴脾经	隐白	大都	太白	商丘	阴陵泉
足厥阴肝经	大敦	行间	太冲	中封	曲泉
足少阴肾经	涌泉	然谷	太溪	复溜	阴谷
手阳明大肠经	商阳	二间	三间	阳溪	曲池
手少阳三焦经	关冲	液门	中渚	支沟	天井
手太阳小肠经	少泽	前谷	后溪	阳谷	小海
足阳明胃经	历兑	内庭	陷谷	解溪	足三里
足少阳胆经	窍阴	侠溪	足临泣	阳辅	阳陵泉
足太阳膀胱经	至阴	通谷	束骨	昆仑	委中

（二）原穴

"原"为本原、原气之意，是人体生命活动的原动力，为十二经脉维持正常生理功能之根本。脏腑原气输注、经过和留置于十二经脉四肢部的腧穴，称为原穴。十二原穴多分布于腕、踝关节附近，阴经的原穴与五输穴中的输穴为同一穴，即所谓"阴经以输为原"，"阴经之输并于原"；阳经的原穴为五输穴中输穴的后一穴。

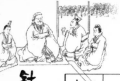

针灸与腧穴20讲

20

上工书房系列

十二经脉	肺	心	心包	肝	脾	肾	膀胱	胃	胆	小肠	三焦	大肠
原穴	太渊	神门	大陵	太冲	太白	太溪	束骨	冲阳	丘墟	腕骨	阳池	合谷

（三）俞、募穴

脏腑之气输注于背腰部的腧穴，称为"背俞穴"。六脏（包括心包）六腑各有一背俞穴，共十二个。脏腑之气汇聚于胸腹部的腧穴，称为"募穴"，共十二个。

脏腑	肺	心包	心	肝	脾	肾	胆	胃	三焦	大肠	小肠	膀胱
俞穴	肺俞	厥阴俞	心俞	肝俞	脾俞	肾俞	胆俞	胃俞	三焦俞	大肠俞	小肠俞	膀胱俞
募穴	中府	膻中	巨厥	期门	章门	京门	日月	中脘	石门	天枢	关元	中极

（四）八会穴

脏、腑、气、血、筋、脉、骨、髓等精气聚会之处，多分布于躯干部。

会处	脏	腑	气	血	筋	脉	骨	髓
会穴	章门	中脘	膻中	膈俞	阳陵	太渊	大杼	绝骨

（五）郄穴

"郄"有孔隙的意思，是各经经气深居的部位，多分布于躯干部。

经脉	肺	心包	心	肝	脾	肾	膀胱	胃	胆	小肠	三焦	大肠	阴维	阳维	阴跷	阳跷
郄穴	孔最	郄门	阴郄	中都	地机	水泉	金门	梁丘	外丘	养老	会宗	温溜	筑宾	阳交	交信	跗阳

（六）下合穴

六腑下合于足阳经的腧穴。

腑名	大肠	小肠	三焦	胃	胆	膀胱
穴名	上巨虚	下巨虚	委阳	足三里	阳陵泉	委中

（七）交会穴

几条经脉经过同一腧穴,称"交会穴"。其中主要的一经称作本经,相交的经称作他经。如三阴交属足太阴脾经,为足少阴、足厥阴所交会。

（八）八脉交会穴

四肢部通于奇经八脉的八个腧穴,分属上下肢,可相互组合应用。

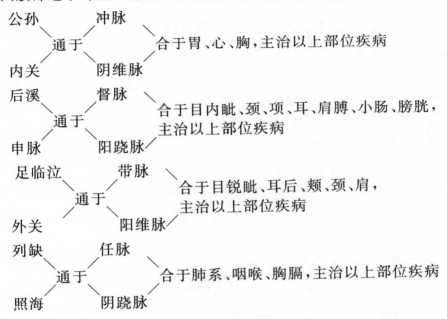

公孙 —— 冲脉
    通于   合于胃、心、胸,主治以上部位疾病
内关 —— 阴维脉

后溪 —— 督脉
    通于   合于目内眦、颈、项、耳、肩膊、小肠、膀胱,主治以上部位疾病
申脉 —— 阳跷脉

足临泣 —— 带脉
    通于   合于目锐眦、耳后、颊、颈、肩,主治以上部位疾病
外关 —— 阳维脉

列缺 —— 任脉
    通于   合于肺系、咽喉、胸膈,主治以上部位疾病
照海 —— 阴跷脉

五、腧穴的定位法

腧穴的定位准确与否,直接影响到治疗的效果,一般而言腧穴的定位多在凹陷处和敏感处。目前腧穴的定位法常采用骨度分寸法、体表标志法、手指同身寸法、简便取穴法等四种。

（一）骨度分寸法

以骨节为主要标志来测量各部长短,并将该尺寸按比例折算,作为定穴标准。不论男女、老少、高矮、胖瘦,均可按一定的骨度分寸在其自

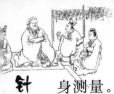

身测量。

常用骨度分寸表

部位	起止点	折量寸
头面部	前发际正中至后发际正中	12
	眉间（印堂）至前发际正中	3
	第7颈椎棘突下（大椎）至后发际正中	3
	眉间（印堂）至后发际正中第7颈椎棘突下（大椎）	18
	前两额发角（头维）之间	9
	耳后两乳突（完骨）之间	9
胸腹部	两乳头之间宽度	8
	剑突下至脐中	8
	脐中至耻骨联合上缘	5
背部	脊椎正中线至肩胛骨内侧	3
上肢	腋横纹至肘横纹	9
	肘横纹至腕横纹	12
下肢	耻骨联合上缘至股骨内上髁（大腿内侧）	18
	股骨大转子至膝中（大腿外侧）	19
	膝中至外踝尖（小腿外侧）	16
	胫骨内髁至内踝尖（小腿内侧）	13

（二）体表标志法

体表标志法是以人体解剖学的各种体表标志为依据来确定腧穴位置的方法，又称自然标志定位法。

1. 固定的标志

指各部位由骨节、肌肉所形成的突起、凹陷及五官轮廓、发际、指（趾）甲、乳头、肚脐等，在自然姿势下可见的标志，可以借助这些标志确定腧穴的位置。例如合谷穴在第1、2掌骨的中点，偏靠食指；内关在腕掌横纹上2寸的二筋之间；天枢穴在脐眼旁开2寸处等。

2. 活动的标志

指各部的关节、肌肉、肌腱、皮肤随着活动而出现的空隙、凹陷、皱纹、尖端等，是在活动姿势下才会出现的标志，据此亦可确定腧穴的位置。如耳门、听宫、听会应张口取穴；下关应闭口取穴；曲池要屈肘于横纹头外侧取穴等。

（三）手指同身寸法

手指同身寸法指依据受术者本人手指为尺寸折量标准来量取腧穴的定位方法，又称"指寸法"。

1. 中指同身寸

以术者中指中节桡侧两端纹头（拇、中指屈曲成环形）之间的距离作为1寸。常用于腰背和腹部测量。

2. 拇指同身寸

以术者拇指的指间关节的宽度作为1寸。

3. 横指同身寸

令术者将食指、中指、无名指和小指并拢，以中指中节横纹为标准，其四指宽度作为3寸。四指相并名曰"一夫"，所以，用横指同身寸量取腧穴又名"一夫"法。临床常用于测量上肢或下肢。

（四）简便取穴法

如直立取穴时，双手下垂，在手中指尖端所指处即大腿外侧的中点，为风市穴；两手交叉，食指尖端所指处为列缺穴；两耳尖直上取百会等。

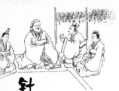

 思考题

1. 腧穴分几类？简要说明。
2. 腧穴的主治作用有哪些？
3. 腧穴的定位方法有几种？
4. 什么叫特定穴？有哪几种？

针灸与腧穴 20 讲

上工书房系列

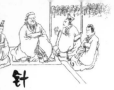

第3讲　刺灸技术

　　刺法和灸法都是通过对穴位的刺激，激发经络的功能来起到调整气血、平衡脏腑阴阳，从而达到扶正祛邪、治疗疾病、恢复健康的目的。针刺中的行针寻气是保证针法疗效的重要手段，也是实施补虚泻实手法的基础，而合理的针刺操作又需要熟练的技巧、完好的针具、适当的体位和患者积极的配合。因此，要掌握和运用好针刺方法，就必须熟悉有关针刺法的基础知识。

一、针刺的基本知识

（一）毫针的规格

　　毫针的规格以针身的直径和长度来区分。临床以 28～30 号和 1～3 寸者最为常用。

毫针长度规格表

寸	0.5	1.0	1.5	2.0	2.5	3.0	3.5	4.0	4.5
毫米	15	25	40	50	65	75	90	100	115

毫针粗细规格表

号数	26	27	28	29	30	31	32	33
直径（毫米）	0.45	0.42	0.38	0.34	0.32	0.30	0.28	0.26

（二）针刺前的准备

做好针刺前的准备工作，是保证治疗顺利进行、防止发生意外的重要保证。

1. 术前解释

对于初次接受针刺治疗的患者，应让他们了解针刺治病的常识，以达到消除顾虑、积极配合的目的。主要告知事项应包括精神勿紧张、不要空腹、不要过于疲劳、不要酗酒，进针后不要随意变动体位，如有不适应及时告知等。

2. 选择合适体位

体位的选择应遵循既方便医者操作，又保证患者舒适的原则。常用的体位有以下几种：

（1）仰卧位　适用于头面部、胸腹部的腧穴及四肢部的部分腧穴。

（2）侧卧位　适用于身体侧面的穴位。

（3）俯卧位　适用于头项、背、腰、臀部以及下肢后面的腧穴。

（4）仰靠坐位　适用于头面、颈部、胸部腧穴，四肢部部分腧穴。

（5）俯伏坐位　适用于头、项以及背部穴位。

3. 穴位消毒

选用 1％的碘伏与 75％酒精的混合液，从穴位中心向外周旋涂消毒。同时，操作者双手也应严格消毒。

4. 针具选择

根据病情及刺入的部位，选择适当长度与粗细的针具，并且需确保针具无裂纹、缺口、锈迹、弯针、针尖起刺等。

5. 针具消毒

（1）高压消毒　将针具用纱布包好放入针盒，放在高压消毒锅内，维持在 15 磅气压、120℃的高温，持续 15 分钟即可。

（2）煮沸消毒　将针具用纱布包好放置在清水锅内，待水沸腾后再煮 10～15 分钟即可。也可将清水调制成 2％重碳酸钠溶液，以提高水的沸点。

（3）药物消毒　将针具放入 75% 的酒精溶液中，浸泡 30 分钟；或放入 0.1% 的新洁尔灭溶液中浸泡 30 分钟。

二、毫针刺法

（一）指力、腕力的锻炼

针刺练习，主要是对指力和手法的锻炼。指力是指医者持针之手进针操作的力度。良好的指力是掌握针刺手法的基础，熟练的手法是运用针刺治病的基本条件。

1. 指力练习

用松软的纸张折叠成长约 8 厘米、宽约 5 厘米、厚约 3 厘米的纸块，用线如"井"字形扎紧，做成纸垫。左手平执纸垫，右手拇、食、中三指持针柄，使针尖垂直抵于纸垫上，右手拇、中、食指交替捻转针柄，并渐加一定压力，待针穿透纸垫后再换另一处，反复练习。该方法主要是练习指力和捻转的基本手法。

2. 腕力练习

用细线绑缚 500 克左右的沙包，手腕稍向后仰，用拇指、食指、中指提起并反复捻搓。

（二）毫针进针法

临床上一般用右手持针操作，主要是拇、食、中指夹持针柄，其状如持笔，故称右手为"刺手"，其作用是掌握针具，实施手法操作。用左手指端切按压所刺部位或辅助针身，故称左手为"押手"，其作用是固定腧穴的位置，夹持针身，以利于进针，减少刺痛和协助调节、控制针感。临床常用的进针方法有以下几种。

1. 单手进针法

多用于较短的毫针。用右手拇、食指持针，中指端紧靠穴位，指腹抵住针体中部，当拇、食指向下用力时，中指也随之屈曲，将针刺入，直至所需的深度。

2. 指切进针法

用左手拇指或食指端切按在腧穴位置上,右手持针,紧靠左手指甲面将针刺入腧穴。此法适宜于短针的进针。

3. 夹持进针法

用左手拇、食二指夹持针身下端,将针尖固定在所刺腧穴的皮肤表面,右手捻动针柄,将针刺入腧穴。这种方法适宜于长针的进针。

4. 舒张进针法

左手五指平伸,食、中两指稍稍分开置于穴位两旁并向两边撑开,使皮肤绷紧,右手持针从左手中、食两指间将针刺入穴位。此法适用于皮肤松弛部位的腧穴。

5. 提捏进针法

用左手拇、食两指将所刺腧穴部位的皮肤提起,右手持针,从捏起的皮肤上端将针刺入。此法适用于皮肤浅薄部位的腧穴。

(三)针刺的角度

1. 直刺

针体与皮肤成90°垂直刺入。适用于肌肉较丰厚的部位。

2. 斜刺

针体与皮肤成45°斜刺入。适用于关节腔或深层有重要脏器的部位。

3. 横刺

针体与皮肤成15°～25°刺入。适用于肌肉薄或穴位浅层下有脏器的部位。

(四)针刺的深度

历来文献中均有针刺深度原则性的论述,但临床实际操作中,主要应依据患者的年龄大小、体形胖瘦、针刺部位、病情需要来综合分析。一般而言,四肢部、臀部、腰骶部可适当深刺;胸背、项背、脊柱正中和有大血管的部位不宜深刺。

（五）运针手法

毫针刺入穴位后，为了使患者产生针感效应，或进一步调整针感强弱，以及使针感向某一方向传导而采用的操作方法，称为"运针"或"行针"。行针后，针刺部位产生了经气感应，称为"得气"。得气的感应为酸、麻、胀、痛或抽搐，有时也产生温热、凉爽、烧灼、触电样感，在针刺部位下向远端放射，同时医者针下有沉紧、沉涩、沉重感。

1. 手法练习

取一团棉团，用棉线缠绕，外紧内松，做成直径约6～7厘米的圆球，外包一层白布缝制即可练针。因棉团松软，可以练习提插、捻转、进针、出针等各种毫针操作手法的模拟动作。做提插练针时，以执笔式持针，将针刺入棉球，在原处做上提下插的动作，要求深浅适宜，幅度均匀，针身垂直。在此基础上，可将提插与捻转动作配合练习，要求提插幅度上下一致，捻转角度来回一致，操作频率快慢一致，达到动作协调、得心应手、运用自如、手法熟练的程度。

2. 常用的运针方法

（1）提插法　是将针刺入一定深度后，施以上提下插的操作手法。对于提插幅度大小、层次变化、频率快慢和操作时间长短，应根据患者的体质、病情、腧穴部位和针刺目的等灵活掌握。一般而言，提插时应保持指力均匀、幅度适中，以3～5分钟为宜，频率以60次/分为宜。还应保持针身垂直，不改变针身方向、针刺角度。

（2）捻转法　是将针刺入一定深度后，施以捻转使针在腧穴内来回旋转。捻转时应注意不能单向捻转，否则针身会被肌纤维缠绕引起疼痛或导致滞针。

（3）循法　用手指顺着经脉的循行路径，在腧穴上下轻柔的循按。此法可以推动气血，激发经气，促使针后易于得气。

（4）弹法　在留针过程中用中指轻轻弹动针柄。此法多在进针有针感后或在留针期间使用。应用此法除可增强针感外，还可代替补或泻的部分手法，适用于针刺敏感的病人。

（5）刮法　用拇指指腹轻轻按压针柄顶端,以中指指甲沿针柄由下向上刮动。这种运针法刺激较轻,可作为留针期间增强针感的辅助手法,也可作为补或平补平泻手法的操作。适用于针刺敏感的病人。

（6）摇法　手持针柄,将针轻轻摇动。直立针身摇动,可加强得气的感应;卧倒针身摇动,可使经气向一定方向传导。

（7）飞法　右手拇、食指持针柄,轻轻捻搓数次,两指张开,状如飞鸟展翅,如此反复数次。可用于催气、行气并使针刺感应强烈。

（8）震颤法　将针快速上下提插,以增强刺激。一般提插的幅度大、频率快,刺激量就大;反之,提插的幅度小、频率慢,刺激量就小。采用这种手法时,要注意病情,以免因刺激过强而引起晕针。同时,还要注意刺入部位,如针刺部位有脏器时,不应采用此法(如期门、哑门等穴),以防刺伤脏器,引起不应有的事故;分布在体表器官周围的穴位(如睛明、球后穴等),以及骨上的穴位(如百会、印堂穴),均不宜采用此法,以防止刺入过深损伤器官,或刺入骨膜,增加病人痛苦。

（六）常用的补泻手法

1. 提插补泻

针刺入穴位得气后,以提插时针尖上下、用力轻重和快慢来进行补泻的一种方法。补法:针刺得气后,先浅后深,重插轻提,提插的幅度小,频率慢,反复提插 3～5 次。泻法:针刺得气后,先深后浅,轻插重提,提插的幅度大,频率快,反复提插 3～5 次。

2. 捻转补泻

针刺入穴位得气后,以针身左右旋转和改变强度进行补泻的一种方法。补法:针刺得气后,拇指向前,食指向后,针柄顺时针左转,捻转幅度小,频率慢,用力轻。泻法:针刺得气后,食指向前,拇指向后,针柄逆时针右转,捻转角度大,频率快,用力重。

如将捻转补泻与迎随补泻相结合,则应该是:上行经脉(手三阴、足三阴、任脉)左转为顺经为补,右转为逆经为泻;下行经脉(手三阳、足三阳、督脉)右转为顺经为补,左转为逆经为泻。

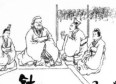
3. 疾徐补泻

以进出针的快慢（疾徐）为基础的一种补泻方法。补法：进针要慢，必须分部缓慢刺入，退针要快，可一次退到皮下，较为轻的刺激。泻法：进针要快，可一次刺到一定的深度，退针要慢，必须分部缓慢退出，较为重的刺激。

4. 开合补泻

是根据出针后，以揉按针孔与否和针孔的开闭为依据的补泻方法。补法：出针快，急闭针孔（揉按针孔）。泻法：出针慢，不闭针孔（摇大针孔）。

5. 迎随补泻

必须分辨经脉循行的顺逆与针刺的进针方向进行补泻的一种方法。补法：针刺得气后，以针斜刺或平刺，针尖顺着经脉循行方向而刺。泻法：针刺得气后，以针斜刺或平刺，针尖逆着经脉循行方向而刺。

6. 呼吸补泻

以进针、出针的时间，结合病人的呼吸而进行补泻的方法。补法：当患者在呼气时将针刺入，得气后，患者吸气时出针。泻法：当患者在吸气时将针刺入，得气后，患者呼气时出针。

7. 平补平泻

针刺入穴位得气后，再均匀地行提插或捻转手法，达到一定的补泻后，根据病情，留针或将针退出体外。本法适用于虚实不太明显或虚实挟杂的病人。

以上几种基本的补泻手法，在临床上既可单独使用，也可配合使用。

（七）留针与退针

1. 留针

针下得气经过补泻操作后，将针留在穴位中以加强针感和针刺持续作用。留针与否及留针时间的长短，应根据病情而定。一般运针完毕后可适当留针 15～20 分钟，一些顽固性、慢性、疼痛性或痉挛性疾病可延长留针时间，在留针期间应每隔数分钟行针 1 次。

2. 退针

左手持消毒棉球按住针孔周围皮肤,右手持针轻捻轻提,边捻边退到皮下,然后将针提出,并用无菌干棉球按压针孔,防治出血。

(八)常见异常情况的处理

1. 晕针

晕针是指在针刺过程中病人发生的晕厥现象。

原因　患者体质虚弱,精神紧张,或疲劳、饥饿、大汗、大泻、大出血之后或体位不当,或医者在针刺时手法过重,均可导致针刺时或留针过程中发生此现象。

症状　患者突然出现精神疲倦,头晕目眩,面色苍白,恶心欲吐,多汗、心慌,四肢发冷,血压下降,脉象沉细,或神志昏迷,仆倒在地,唇甲青紫,二便失禁,脉微细欲绝等症状。

应急处理　立即停止针刺,将针全部退出。使患者平卧,注意保暖,轻者仰卧片刻,给饮温开水或糖水后,即可恢复正常。重者在上述处理基础上,可刺人中、素髎、内关、足三里,灸百会、关元、气海等穴,即可恢复。若仍不省人事,呼吸细微,脉细弱者,可考虑配合其他治疗或采用急救措施。

预防　对于晕针应注重预防。如初次接受针刺治疗或精神过度紧张、身体虚弱者,应先做好解释,消除对针刺的顾虑,同时选择舒适持久的体位,最好采用卧位。医者在针刺治疗过程中,要精神专一,随时注意观察病人的神色,询问病人的感觉。一旦有不适等晕针先兆,应及时及早采取处理措施,防患于未然。

2. 滞针

滞针是指在行针时或留针后医者感觉针下涩滞,捻转、提插、出针均感困难而病人则感觉剧痛的现象。

原因　患者精神紧张,当针刺入腧穴后,病人局部肌肉强烈收缩;或行针手法不当,向单一方向捻针太过,以致肌肉组织缠绕针体而致滞针。若留针时间过长,有时也可以出现滞针。

现象　针在体内,捻转不动,提插、出针均感困难,若勉强捻转、提插时,则病人痛不可忍。

处理　若病人精神紧张,局部肌肉过度收缩时,可稍延长留针时间,或于滞针腧穴附近进行循按或叩弹针柄,或在附近再刺一针,以宣散气血,而缓解肌肉的紧张。若行针不当,或单向捻针而致者,可向相反方向将针捻回,并用刮柄、弹柄法,使缠绕的肌纤维回释,即可消除滞针。

预防　对精神紧张者,应先做好解释工作,消除患者的顾虑。注意行针的操作手法,避免单向捻转,若用搓法时,应注意与提插法的配合,则可避免肌纤维缠绕针身而防止滞针的发生。

3. 弯针

进针时或将针刺入腧穴后,针身在体内形成弯曲,称为弯针。

原因　医生进针手法不熟练,用力过猛、过速,以致针尖碰到坚硬的组织器官或病人在针刺或留针时移动体位,或因针柄受到某种外力压迫、碰击等,均可造成弯针。

现象　针柄改变了进针或刺入留针时的方向和角度,提插、捻转及出针均感困难,而患者感到疼痛。

处理　出现弯针后,即不得再行提插、捻转等手法。如针柄轻微弯曲,应慢慢将针退出。若弯曲角度过大时,应顺着弯曲方向将针退出。若由病人移动体位所致,应使患者慢慢恢复原来体位,局部肌肉放松后,再将针缓缓退出。切忌强行拔针,以免将针体折断,留在体内。

预防　医者进针手法要熟练,指力要均匀,并要避免进针过速、过猛。选择适当体位,在留针过程中,嘱患者不要随意更动体位,注意保护针刺部位,针柄不得受外物硬碰和压迫。

4. 断针

又称折针,是指针体折断在人体内。若能术前做好针具的检修和施术时加以注意,是可以避免的。

原因　针具质量欠佳,针身或针根有损伤剥蚀,进针前失于检查;针刺时将针身全部刺入腧穴,行针时强力提插、捻转,肌肉猛烈收缩;留针时患者随意变更体位,或弯针、滞针未能进行及时正确处理等,均可造成断针。

现象　行针时或出针后发现针身折断,其断端部分针身尚露于皮肤外,或断端全部没入皮肤之下。

处理　医者态度必须从容镇静,嘱患者切勿更动原有体位,以防断针向肌肉深部陷入。若残端部分针身显露于体外时,可用手指或镊子将针退出。若断端与皮肤相平或稍凹陷于体内者,可用左手拇、食二指垂直向下挤压针孔两旁,使断针暴露体外,右手持镊子将针取出。若断针完全深入皮下或肌肉深层时,应在X线下定位,手术取出。

预防　为了防止断针,应认真仔细地检查针具,对不符合质量要求的针具应剔出不用;避免过猛、过强地行针;在行针或留针时,应嘱患者不要随意更换体位。针刺时更不宜将针身全部刺入腧穴,应留部分针身在体外,以便于针根折断时取针。在进针、行针过程中,如发现弯针时,应立即出针,切不可强行刺入、行针。对于滞针等亦应及时正确地处理,不可强行硬拔。

(九)针刺的注意事项

在针刺过程中,为了防止异常事故的发生,要求医生必须掌握针刺的注意事项。

(1)饥饿、疲劳及酒醉者不宜进行针刺。

(2)初诊患者精神紧张或体质过于虚弱者刺激量不宜太大,并要采取卧位,以防晕针。

(3)妇女怀孕三个月以下者,下腹部禁刺;三个月以上者,上下腹部、腰骶部以及一些能引起子宫收缩的穴位如合谷、三阴交、昆仑、至阴等不宜针刺。月经期间最好不针刺,月经不正常者为了调经,经期针刺应注意剂量。

(4)小儿囟门未闭合,头部腧穴不宜针刺。小儿不能配合,故不宜留针。

(5)针刺胸背部腧穴不宜过深,严防发生创伤性气胸。对于脊髓、内脏和大血管附近的腧穴应注意针刺的角度、方向和深度。

（6）皮肤有感染、溃疡、瘢痕和肿瘤者的局部穴位不宜针刺。

（7）患者有出血倾向的疾病时不宜针刺。

（8）针刺眼区腧穴，要运用押手，并掌握针刺的角度、方向和深度，不宜大幅度提插和捻转，以防刺伤眼球或出血。

三、灸法

灸，灼烧的意思。灸法主要是借灸火的热力给人体以温热性刺激，通过经络腧穴的作用，以达到防治疾病目的的一种方法。目前临床常用的灸法大体上可分为艾炷灸、艾条灸、温针灸、温灸器灸和药物灸等几类。施灸的原料很多，但以艾叶作为主要灸料。艾叶气味芳香，辛温味苦，容易燃烧，火力温和，具有温经通络、行气活血、祛湿散寒、消肿散结、回阳救逆及预防保健等作用。

（一）灸法的作用

（1）温通经络，祛湿散寒　灸法具有温经散寒的功能。临床上常用于治疗寒凝血滞、经络痹阻所引起的寒湿痹痛、痛经、经闭、胃脘痛、寒疝腹痛、泄泻、痢疾等。

（2）温补中气，回阳固脱　阳气下陷或欲脱之危证，皆可用灸法，以扶助虚脱之阳气。临床上多用于治疗脱证和中气不足、阳气下陷而引起的遗尿、脱肛、阴挺、带下、久泻、痰饮等。

（3）行气活血，消瘀散结　灸能使气机通畅，营卫调和，消散瘀结。所以临床常用于治疗气血凝滞之疾，如乳痈初起、瘰疬、瘿瘤等。

（4）预防疾病，保健强身　无病施灸，可以激发人体的正气，增强抗病的能力，使人精力充沛，长寿不衰。《扁鹊心书·须识扶阳》说："人于无病时，常灸关元、气海、命门、中脘，虽未得长生，亦可保百年寿也。"

（5）解表散寒，温中止呕　隔姜灸可用于外感表证及虚寒型呕吐、泄泻、腹痛等疾病。

（6）清热解毒，杀虫疗癣　隔蒜灸可用于疮疡疖肿、毒虫咬伤等病证。对哮喘、肺痨、瘰疬等也有一定疗效。

(二)灸法的分类

灸法的分类可如下图。

灸法 {
  艾炷灸 {
    直接灸：化脓灸，非化脓灸
    间接灸：隔姜灸、隔蒜灸、隔盐灸、隔饼灸(附子灸、豆豉灸、胡椒灸)，黄蜡灸，硫磺灸
  }
  艾条灸：温和灸、雀啄灸、熨热灸、太乙灸、雷火灸
  温针灸
  温灸器灸
  药物灸(药物发泡法)：毛茛灸、斑蝥灸、白芥灸、蒜泥灸、蓖麻子灸
  灯草灸
}

1. 艾炷灸

艾炷是将纯净的艾绒用手指搓捏成圆锥体，又称"艾团"、"艾丸"、"艾圆"等。艾炷分为大、中、小三种类型，小艾炷是把艾绒搓紧，捻成麦粒状或上尖下大的圆锥体，便于平放。如搓成像半个黄豆或杏核大小者为中艾炷，如蚕豆大小者为大艾炷。为了便于科研和临床能准确掌握艾炷剂量的大小，又规定了标准艾炷，其炷底直径为 0.8 厘米，炷高为 1 厘米，重量为 0.1 克，燃烧时间为 3～5 分钟。艾炷灸以壮计数，壮是以壮年人为标准的意思。燃烧 1 枚艾炷即为 1 壮。施灸的壮数是因人、因病、因穴而异，少则 1 壮，多则数百壮，一般灸 3～7 壮。艾炷灸包括直接灸和间接灸，是灸法的主体。

(1)直接灸　是将艾炷直接放在皮肤上施灸，因施灸的轻重方法不同，可分为化脓灸和非化脓灸。

①化脓灸：又称"瘢痕灸"、"着肤灸"、"打脓灸"。施灸前用大蒜捣汁，涂敷施灸部位，以增加粘附和刺激作用，然后放置中艾炷施灸，每壮艾炷必须燃尽，除去灰烬后，方可继续加炷施灸，一般施灸 5～10 壮。因施灸时疼痛较剧，可用手在施灸部位周围轻轻拍打，以缓解灼疼。在正常情况下，灸后 1 周左右施灸部位化脓(称为灸疮)，5～6 周左右灸疮自行痊愈，结痂脱落，留下瘢痕。一般用于慢性顽固性病症，如哮喘、慢性胃肠病、体质虚弱、发育障碍等。

②非化脓灸：又称"无瘢痕灸"。将施灸部位涂敷凡士林油，以增加粘附作用，再放上标准艾炷点燃，当艾炷燃剩 2/5 左右，病人感到烫时即

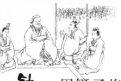

用镊子将艾炷夹去，更换艾炷再灸，连续灸 3～7 壮，以局部皮肤充血、红晕为度。因灸后不化脓，也不留有瘢痕，易为病人所接受。本法适用于虚寒性疾病及小儿各种虚弱病证，如腹痛、腹泻、胃脘痛、腰痛、阳痿、痛经等。

（2）间接灸　又称"隔物灸"、"间隔灸"。在施灸时于皮肤和艾炷之间垫上不同的物质，称间接灸。由于隔物不同，分为隔姜灸、隔蒜灸、隔盐灸、隔饼灸、黄蜡灸、硫磺灸等。

① 隔姜灸：皮肤和艾炷之间隔上姜片，即为隔姜灸。将鲜姜切成约 0.6 厘米厚的薄片，在中心处用针穿刺数孔，置于施术部位，上面放大艾炷灸之。当患者感觉灼痛时，则换艾炷再灸，灸 3～7 壮，以局部皮肤红润为度，患者有舒适感。适用于虚寒证，如腹痛、腹泻、遗精、关节疼痛等。

② 隔蒜灸：皮肤和艾炷之间隔上蒜片，即为隔蒜灸。用独头大蒜切成约 0.6 厘米厚的薄片，用针穿刺数孔，置于施术部位，上面再放大艾炷灸之，灸 5～7 壮。适用于痈疽疮毒、肺痨、腹中积块等。

③ 隔盐灸：皮肤和艾炷间隔上细盐，即称为隔盐灸。用于脐窝部施灸，用细盐将脐孔填平，上置大艾炷施灸，待患者感到灼痛时则换艾炷再灸，连续施灸，至症状改善为主。适用于中风脱证、急性腹痛、吐泻、痢疾、四肢厥冷等。

④ 隔饼灸：皮肤和艾炷间隔上药饼，即隔饼灸。根据病情需要，所选用药饼不同，又有不同的名称。

附子饼灸：皮肤和艾炷之间隔上附子饼，即为附子饼灸。将附子压成细末，以黄酒调和作饼，约 0.6～0.9 厘米厚，中心用粗针穿数孔，放于施术部位，上置大艾炷灸之，使患者有温热舒适感为度，灸数壮。适用于各种阳虚证，如外科中的疮毒窦道盲管久不收口，或既不消散又不化脓的阴性虚性外科病证等，有祛腐生肌作用；还可用于阳痿、早泄、肾虚火衰之症，有温肾壮阳作用。

豆豉饼灸：皮肤和艾炷间隔豆豉饼，即为豆豉饼灸。将豆豉压末，用黄酒调和，制成疮口大小，约 0.6～0.9 厘米厚，中心用针穿数孔，置于疮面上，放上大艾炷灸之，使患者感到温热舒适为度，灸数壮。适用于外科的痈疽发背,溃后久不收口,疮色黑暗者,每日灸 1 次,直到疮口愈合为止,有散泄毒邪作用。

胡椒饼灸:皮肤和艾炷之间隔上胡椒饼,即为胡椒饼灸。将白胡椒压面,用水调面粉做饼,约 0.3 厘米厚,中央按成凹陷,内置入丁香散(丁香、肉桂、麝香),上置大艾炷灸之,使患者感到温热为宜。适用于风湿痹痛及局部麻木不仁等证。有温经散寒、通经止痛作用。

2. 艾条灸

艾条灸是将艾条燃着后进行灸疗的方法。艾条的制作:取艾绒 24 克,平铺在 26 厘米长、20 厘米宽、质地柔软疏松而又坚韧的桑皮纸上,将其卷成直径约 1.5 厘米的圆柱形,越紧越好,用胶水或浆糊封口而成,现药店有艾条成品出售。也有在艾绒中掺入其他药物粉末的,这种艾条又称"药条"。艾条灸分温和灸、雀啄灸、熨热灸三类。

附　药条处方:肉桂、干姜、丁香、木香、独活、细辛、白芷、雄黄、苍术、没药、乳香、川椒各等份,研为细末,每支药条在艾绒中掺药 6 克。

(1)温和灸　将艾条的一端点燃,对准施灸部位约 1.5～3 厘米左右进行熏烤,使患者局部有温热感而无灼痛,一般每处灸 3～5 分钟,至皮肤稍起红晕为度。对于昏厥、局部知觉减退的患者和小儿,医者可将食、中两指置于施灸部位两侧,这样可以通过医者手指的感觉来测知患者局部受热程度,以便随时调节施灸距离,掌握施灸时间,防止烫伤。适用于风寒湿痹等证。

(2)雀啄灸　将艾条燃着一端,与施灸部位并不固定在一定的距离,而是像雀啄食一样,一上一下的移动。适用于小儿病、晕厥、胎位不正、无乳等证。

(3)熨热灸　将艾条燃着的一端,与施灸部位约距离 3 厘米左右,如熨衣服一样,来回旋转移动进行施灸。适用于面积较大的风湿痛、软组织损伤等。

(4)太乙针　用纯净细软的艾绒 150 克平铺在 40 厘米见方的桑皮纸上。将人参 150 克、穿山甲 250 克、山羊血 90 克、千年健 500 克、钻地风 300 克、肉桂 500 克、小茴香 500 克、苍术 500 克、甘草 1000 克、防风 2000 克、麝香少许,共为细末,取药末 24 克掺入艾绒内,紧卷成爆竹状,外用蛋清封固,阴干后备用。施灸时,将太乙针的一端烧着,用七层布包裹其燃着的一端,立即紧按于应灸的腧穴或患处,进行灸熨,针冷再燃再熨。如此反复灸熨 7～10 次为度。此法治疗风寒湿痹、顽麻、痿弱无力、半身不遂等均有效。

（5）雷火针　其制作方法与太乙针相同,惟药物处方有异。方用纯净细软的艾绒 125 克,沉香、木香、乳香、羌活、干姜、穿山甲各 9 克,共为细末,麝香少许。施灸方法与太乙针同。其适应证据《针灸大成》载"治闪挫诸骨间痛,及风寒气痛而畏刺者"。临床上除治上症外,大体与太乙针主治相同。

3. 温针灸

又称"针上加灸"、"传热灸"、"烧针尾",是针刺与艾灸结合使用的一种方法。适用于既需留针,又需施灸的疾病。操作方法是针刺得气后,将毫针留在适当的深度,将艾绒捏在针柄上点燃,直到艾绒燃烬为止。或在针柄上穿置一段长约 1～2 厘米的艾条施灸,使热力通过针身传入体内,从而达到治疗目的。此法适应证比较广,如虚寒性病症,腰脊、关节、肢体冷痛,胃腹冷痛,闭经,痛经等证。

4. 温灸器灸

又称"灸疗器灸"、"温筒灸",是一种以特制的金属温灸器施灸的方法。温灸器的样式有多种,一般是用金属片制成的,分内外两层,都有数小孔,内层内侧装艾绒和药物,外层是保护层。样式虽多,原理相同（市场有出售）。

使用温灸器时,先将艾绒及药末放入小筒内燃着,然后在拟灸的腧穴或部位上来回熨烫,至局部发红为止。适用于妇人、小儿及惧怕灸者,可用于虚寒性腰痛、腹痛、关节痛等疾病。

5. 药物灸

又称"天灸"、"自灸",近代又称为"发泡疗法",是用对皮肤有刺激性的药物敷贴于穴位或患部使局部充血、起泡犹如灸疮,故称药物灸。如毛茛灸、斑蝥灸、白芥子灸、蒜泥灸、蓖麻子灸等。

（1）毛茛灸　毛茛是草乌头的嫩苗,采取其叶子揉烂,敷贴于皮肤。初感局部热辣、充血,过后即发生水泡。一般 3～4 天后自行愈合。愈合后,局部呈现色素沉着,逐渐消退。临床将药物敷贴在内关、大椎穴可治疗疟疾,治寒痹可贴于患处。

（2）斑蝥灸　斑蝥是一种甲虫,含斑蝥素,对皮肤有较强的刺激作用。用时研成末,用甘油调和敷贴于皮肤,发泡作用很强,用于治疗面瘫、癣等。

（3）白芥子灸　白芥子含挥发油,对皮肤有刺激作用,用时研末水调,发泡效果显著,用于治疗关节疼痛等。或调和其他药物,如白芥子50克,延胡索50克,细辛、甘遂各25克,共为细末入麝香少许,调匀,调敷肺俞、膏肓、百劳等穴治疗哮喘。

（4）蒜泥灸　大蒜含精油,对皮肤有刺激作用。把大蒜捣成泥,敷贴皮肤能起泡。如贴鱼际穴处,使之发泡,可治疗喉痹;贴合谷穴处发泡,可治扁桃体炎等。

（5）蓖麻子灸　把蓖麻子去外壳,捣烂如泥备用。敷贴于百会穴治疗子宫脱垂、脱肛;敷贴于涌泉穴处治疗滞产等。

6. 灯草灸

又名"十三元宵火"。方法是用灯心草一根,以麻油浸之,燃着后于应灸的腧穴上爆之。功能疏风解表,行气化痰,清神止搐。多用于治疗小儿脐风和胃痛、腹痛等证。

（三）灸法的注意事项

1. 施灸的程序

临床上一般是先灸上部,后灸下部,先灸阳部,后灸阴部,壮数应先少后多,艾炷先小后大。在特殊情况下,则可酌情而施。如脱肛时,即可先灸长强以收肛,后灸百会以举陷。总之,不可过于拘泥。

2. 施灸的补泻方法

艾灸的补泻,始载于《内经》。《灵枢·背腧》说:"以火补者,毋吹其火,顺自灭也。以火泻者,疾吹其火,传其艾,须其火灭也。"这是古人对施灸补泻操作方法的具体载述。临床上可根据患者的具体情况,结合腧穴性能,酌情运用。

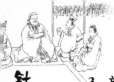

3. 施灸的禁忌

（1）病情禁忌　由于灸法是属于温热刺激，而热能伤阴，故阴虚阳亢和邪热内炽的病症皆不可灸，如阴虚痨瘵，咯血吐血，心悸怔忡，多梦遗精，中风闭证，高热神昏等证。如热病而误用灸法，则可导致损阴血，助益有余之阳，甚则火毒内攻而成坏病。所以在临床应用时，必须细察病情，随证论治。

（2）部位禁忌　凡颜面、眼区、重要脏器、血管浅在、筋腱所在部位，以及妇女妊娠期的少腹部、腰尻部、乳头、阴部等均不宜施灸。

（3）穴位禁忌　如头维、人迎、哑门、睛明、攒竹等穴，均不宜灸。《针灸大成》记载有 45 穴，《针灸集成》记载有 53 穴禁灸。可是在这些禁灸穴位当中，有的穴位灸后疗效很好，并没有发生意外，如灸少商治疗鼻衄，灸隐白治崩漏等。所以古人提出的禁灸穴位，仅供参考。

4. 灸后的处理

施灸后，局部皮肤出现微红灼热，属于正常现象，无需处理。如因施灸过量，时间过长，局部出现小水泡，只要注意不擦破，可任其自然吸收。如水泡较大，可用消毒的毫针刺破水泡，放出水液，或用注射针抽出水液，再涂以龙胆紫，并以纱布包敷。如用化脓灸者，在灸疮化脓期间，要注意适当休息，加强营养，保持局部清洁，并可用敷料保护灸疮，以防污染，待其自然愈合。如处理不当，灸疮脓液呈黄绿色或有渗血现象者，可用消炎药膏或玉红膏涂敷。

四、拔罐法

拔罐法是以罐为工具，利用燃火、抽气等方法排除罐内空气，造成负压，使之吸附于腧穴或应拔部位的体表，使局部皮肤充血、瘀血，以达到防治疾病目的的方法。

（一）拔罐的方法

1. 留罐法

又称坐罐法，即将罐吸附在体表后，使罐子吸拔留置于施术部位 10～15 分钟，然后将罐起下。

2. 走罐法

亦称推罐法,即拔罐时先在所拔部位的皮肤或罐口上,涂一层凡士林等润滑剂,再将罐拔住。然后,医者用右手握住罐子,向上、下或左、右需要拔的部位,往返推动,至所拔部位的皮肤红润、充血,甚或瘀血时,将罐起下。

3. 闪罐法

即将罐拔住后,立即起下,如此反复多次地拔住起下、起下拔住,直至皮肤潮红、充血或瘀血为度。多用于局部皮肤麻木、疼痛或功能减退等疾患,尤其适用于不宜留罐的患者,如小儿、年轻女性的面部。

4. 刺血拔罐法

又称刺络拔罐法,即将应拔部位的皮肤消毒后,用三棱针点刺出血或用皮肤针叩打后,再将火罐吸拔于点刺的部位,使之出血,以加强刺血治疗的作用。一般刺血后拔罐留置 10～15 分钟,多用于治疗丹毒、扭伤、乳痈等。

5. 留针拔罐法

简称针罐,即在针刺留针时,将罐拔在以针为中心的部位上,约 5～10 分钟,待皮肤红润、充血或瘀血时,将罐起下,然后将针起出。

(二)拔罐的作用及适应范围

拔罐法具有通经活络、行气活血、消肿止痛、祛风散寒等作用,其适应范围较为广泛,一般多用于风寒湿痹、腰背肩臂腿痛、关节痛、软组织闪挫扭伤及伤风感冒、头痛、咳嗽、哮喘、胃脘痛、呕吐、腹痛、泄泻、痛经、中风偏瘫等。

(三)起罐的方法和注意事项

1. 起罐方法

起罐时,一般先用一手夹住火罐,另一手拇指或食指从罐口旁边按压一下,使气体进入罐内,即可将罐取下。若罐吸附过强时,切不可用力猛拔,以免擦伤皮肤。

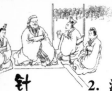
2. 注意事项

（1）拔罐时要选择适当体位和肌肉丰满部位。若体位不当、移动，骨骼凹凸不平，毛发较多的部位，火罐容易脱落，均不适用。

（2）拔罐时要根据所拔部位的面积大小而选择大小适宜的罐。若应拔的部位有皱纹，或火罐稍大，不易吸拔时，可做一薄面饼，置于所拔部位，以增加局部面积，即可拔住。操作时必须动作迅速，才能使罐拔紧、吸附有力。

（3）用火罐时应注意勿灼伤或烫伤皮肤。若烫伤或留罐时间太长而皮肤起水泡时，小水泡无须处理，仅敷以消毒纱布，防止擦破即可；水泡较大时，用消毒针将水放出，涂以龙胆紫药水，或用消毒纱布包敷，以防感染。

（4）皮肤有过敏、溃疡、水肿及心脏、大血管分布部位，不宜拔罐。高热抽搐者，以及孕妇的腹部、腰骶部位，亦不宜拔罐。

思考题

1. 常用的进针方法有哪些？如何应用？
2. 针刺得气的表现是什么？
3. 针刺注意事项包括哪些？
4. 晕针如何处理？
5. 怎样预防滞针和弯针？
6. 说明灸法的分类。
7. 说明拔罐的作用及适应证。

针灸与腧穴 20 讲

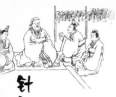
第4讲 内科病症(一)

一、感冒

感冒是常见的外感疾病,四季均可发生,尤以冬、春两季气候骤变时为多。以头痛、鼻塞、流涕、喷嚏,或有恶寒发热、全身不适等症状为主要临床表现。如病情较重,同时在某些地区引起流行,发病人数众多,称为"时行感冒"。由于人体体质强弱不同,感邪性质各异,临床可表现为风寒、风热两大类,并有夹湿、夹暑的兼证,以及体虚感冒的差别。

西医学的上呼吸道感染属中医的感冒范畴。由于人体受凉、淋雨、过度疲劳等诱发因素,使全身或呼吸道局部防御功能降低时,原已存在于呼吸道的或从外界侵入的病毒、细菌可迅速繁殖,引起本病,以鼻咽部炎症为主要表现。

病因病机

本病的发生主要是由于体虚,肺卫失调,对外邪的抵抗能力减退所致。当气候剧变,寒温失常;或衣着不慎,人体卫外功能不能适应,邪气乘虚从皮毛、口鼻而入,引起一系列肺卫症状。风邪常与寒热、暑湿夹杂为患,故冬季多属风寒;春季多属风热;夏季多夹暑湿;秋季多兼燥气。外邪是从皮毛、口鼻而入,故出现肺卫之证,又因外邪有偏寒、偏热和夹湿的不同,其病机亦有所不同。偏于寒者,寒邪束表,肺气不宣,毛窍闭塞,腠理不开,阳气郁阻;偏于热者,或风寒化热,热郁肺卫,肌表不固,腠理疏松,汗出表虚,肺失清肃;夹于湿者,湿留肌腠,阻遏阳气,表卫失和,留恋难解。

辨 证

本病以恶寒发热,头身疼痛,鼻塞流涕,脉浮为主要临床表现。

(一)风寒

恶寒发热无汗,咳嗽咽痒,痰多清稀,鼻塞声重,打喷嚏,流清涕,四肢酸楚,头痛身痛,舌苔薄白,脉浮紧。

(二)风热

微恶风寒,汗出,头痛,全身不适,鼻塞涕浊,咳嗽痰稠,咽喉红肿疼痛,目赤,口干而渴,舌苔薄黄,脉浮数。

(三)暑湿

头重如裹,肢体困重,身热不扬,汗出不解,微恶风寒,鼻塞流涕,口渴而粘,胸脘满闷,呕恶,小便短黄,舌苔黄腻,脉多濡数或浮数。

治 疗

(一)基本治疗

【治法】 祛风解表。以手太阴、手阳明经及督脉穴为主。主穴用毫针泻法,风寒感冒,大椎行灸法;风热感冒,大椎行刺络拔罐。配穴中足三里用补法或平补平泻法,少商、委中用点刺出血法,余穴用泻法。

【处方】 列缺、合谷、大椎、太阳、风池。

【配穴】 风寒感冒者,加风门、肺俞;风热感冒者,加曲池、尺泽、鱼际;发热配曲池;头痛加太阳;鼻塞者,加迎香;咳嗽配孔最、天突;体虚感冒者,加足三里;咽喉疼痛者,加少商;全身酸楚者,加身柱;夹湿者,加阴陵泉;夹暑者,加委中。

【加减】 头痛加印堂、太阳;背痛酸楚可加肺俞拔火罐,或用推罐法,平大椎向下推至腰部,再向上推,最后可停留在肺俞部10～20分钟取下;咽喉肿痛加少商,用三棱针点刺出血;小儿高热惊厥可加人中、十宣,毫针浅刺疾出,不按孔穴,并挤出血珠;暑湿证热重加大椎,湿重加阴

47

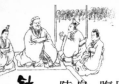

陵泉;腹胀便溏加天枢。感冒证属阳虚、气虚加灸足三里、膏肓;阴虚、血虚加肺俞、血海、复溜,针用补法。

【方义】 感冒为外邪侵犯肺卫所致,太阴、阳明互为表里,故取手太阴列缺、手阳明经合谷以祛邪解表。督脉主一身之阳气,温灸大椎可通阳散寒,刺络出血可清泻热邪。风池为足少阳经与阳维脉的交会穴,"阳维为病苦寒热",故风池既可疏散风邪,又与太阳穴相配可清利头目。

(二)辨证治疗

1. 风寒束表

【治法】 散风寒,宣肺气。取手太阴、阳明和足太阳、少阳经穴。毫针浅刺,用泻法。体虚者,用平补平泻法,并可加灸。

【处方】 列缺、迎香、支正、风门、风池、合谷。

【方义】 本方以祛风散寒为主。肺合皮毛,寒邪束表,取肺经络穴列缺配迎香,毫针浅刺,以宣肺气,通鼻窍,治咳嗽。太阳主一身之表,外感风寒先犯太阳,故取手太阳经穴支正配风门疏调太阳经气,散风寒解表邪,以治发热恶寒、头身疼痛酸楚。阳维主阳主表,故取足少阳经与阳维脉的交会穴风池以疏解表邪。手太阴与手阳明为表里,故取手阳明原穴合谷疏利阳明。

2. 风热袭表

【治法】 散风热,清肺气。取手太阴、阳明、少阳经穴为主。毫针浅刺,用泻法。

【处方】 大椎、曲池、合谷、鱼际、外关。

【方义】 督脉为阳脉之海,大椎为督脉经穴,又为诸阳之会,取之以达发散阳邪而解热之功。合谷、曲池分别为手阳明原穴、合穴,手阳明与手太阴相表里,二穴并用,具有清利肺气与解热保津的功用。鱼际为肺经荥穴,用以清泻肺热,化痰止咳,利咽止痛。外关为手少阳之络穴,通于阳维,可疏散风热。

3. 暑湿困遏

【治法】 清暑湿,调肺卫。取手足太阴、阳明和三焦经穴。毫针浅刺,用泻法。

【处方】 孔最、合谷、中脘、足三里、支沟。

【方义】 孔最、合谷有宣肺解表,清暑化湿之功,以治头身困重、鼻塞和寒热等症。中脘、足三里健脾化湿,和胃降浊,以治胸脘满闷,呕恶等症。支沟是手少阳经穴,有通调三焦气化之功。

其它疗法

(1)感冒流行期间,早晚温灸大椎、足三里,每次 15～20 分钟,可旺盛阳气而固表,健运脾胃而强体质,是预防流感的有效措施。

(2)拔火罐:大椎、身柱、大杼、风门、肺俞、太阳,拔罐后 15 分钟起罐,或用闪罐法,适用于风寒感冒。若在以上穴位用三棱针点刺放血,再加拔火罐,适用于风热感冒。

> **成方选录**
>
> (1)陶道、肺俞。治疗发热时病。
>
> (2)风池、风府、大椎、瞳子髎、曲池、足三里、支沟、内庭、附分、魄户。

二、咳嗽

咳嗽是肺系疾病的主要症状之一。"咳"指有声无痰,"嗽"指有痰无声,临床一般声痰并见,故并称咳嗽。咳嗽的辨证一般分为外感与内伤两大类,外感咳嗽是由外邪侵袭引起,内伤咳嗽为脏腑功能失调所致。外感咳嗽失治,可转为慢性内伤咳嗽;内伤咳嗽感受外邪,又可引起急性发作。

咳嗽多见于西医学的上呼吸道感染、急慢性支气管炎、支气管扩张、肺炎、肺结核等,是肺系多种疾病的常见症状。西医学认为,咳嗽多在受寒或过度疲劳的基础上,遭受病毒或细菌感染而引起;其次为物理、化学性刺激等,以及年老防御功能退化、自主神经功能失调所致。

病因病机

本病常因外邪侵袭,肺失清肃而致,也可因脏腑功能失调累及肺,导致肺失肃降而发生。

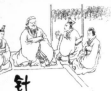

(一)外邪侵袭

外邪自口鼻或皮毛入侵,肺卫受感,致使肺气壅遏不宣,清肃失常,痰液滋生,阻塞气道,引发咳嗽。由于体质阴阳之偏,四时气候变化各异,它邪多随风邪侵袭,故临床又有风寒、风热、燥热之不同。

(二)脏腑功能失调

脏腑虚弱或其它脏腑有病累及于肺均可引发咳嗽。如脾失健运,水谷精微物质不能转运,聚湿成痰,上犯于肺,肺失宣降,气逆而咳;肝气郁结化火上乘于肺,肺失清肃,引发咳嗽;肾虚摄纳无权,肺气失摄而上逆,致咳嗽气喘。

咳嗽虽然分为外感与内伤两大类,但临床上二者常相互影响,外邪迁延日久,可转为内伤咳嗽;肺气虚卫外功能不固,则易受外邪引发,故两者可互为因果。

辨　证

(一)外感咳嗽

一般病程较短,起病较急,常兼有表证。风寒袭肺多见咳嗽声重,咽喉发痒,痰稀色白或痰中有泡沫,并伴有头痛,发热,鼻塞流涕,骨节酸痛,舌苔薄白,脉象浮数或浮紧;风热犯肺以咳嗽频剧,痰稠而黄为辨证要点,可伴有口渴,鼻燥咽痛,头痛身热,恶风汗出,舌苔薄黄,脉象浮数。

(二)内伤咳嗽

一般起病缓慢,病程较长,可兼有脏腑功能失调的症状。痰湿犯肺以咳嗽声重,痰多易咳出,痰白或灰暗为辨证要点。常伴有纳呆脘痞,神疲乏力,面色不华,大便溏薄,舌苔白腻,脉濡或滑;肝火犯肺以气逆咳嗽,咳引胁痛,痰少而黏为辨证要点。每因情志变化而加重,伴有面红目赤,咽干口苦,舌尖红赤,舌苔薄黄少津,脉象弦数;肺阴亏虚者以干咳无痰或痰少而粘,午后尤甚为辨证要点。常伴有痰中带血丝,潮热盗汗,形体消瘦,神疲乏力,舌红少津,脉细数等症状。

治 疗

(一)基本治疗

1. 外感咳嗽

【治法】 宣肺解表,化痰止咳。以手太阴、手阳明经穴为主。用泻法,风热可疾刺,风寒留针或针灸并用,或针后在背部腧穴拔火罐。

【处方】 列缺、合谷、肺俞、外关。

【配穴】 风寒者,加风门;风热者,加大椎;咽喉痛者,加少商放血。

【方义】 手太阴与手阳明相表里,取手太阴经穴列缺配肺俞宣通肺气,化痰止咳;合谷是手阳明经原穴配外关疏风散热,宣肺止咳。

2. 内伤咳嗽

【治法】 清肺理气,化痰止咳。以手、足太阴经穴为主。主穴用平补平泻,或加用灸法。配穴按虚补实泻法操作。

【处方】 太渊、三阴交、肺俞。

【配穴】 痰湿壅肺者,加丰隆、阴陵泉;肝火犯肺者,加行间;肺阴亏虚者,加膏肓;咳血者,加孔最。

【方义】 内伤咳嗽,肺阴损耗,肺失清肃,取肺俞调理肺气。太渊为肺经原穴,本脏真气所注,取之清肃肺气。三阴交疏肝健脾,化痰止咳。

(二)辨证治疗

1. 风寒袭肺

【治法】 宣肺解表,化痰止咳。取手太阴、阳明经穴为主。毫针浅刺用泻法。

【处方】 列缺、合谷、肺俞、外关。

【方义】 手太阴与手阳明为表里关系,取手太阴经穴列缺,配肺俞宣通肺气,化痰止咳;合谷是手阳明原穴,配外关疏散表邪,宣肺止咳。

2. 风热犯肺

【治法】 疏散风热,清肺化痰。取手太阴、阳明和督脉经穴。毫针

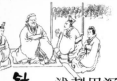

浅刺用泻法。

【处方】 尺泽、肺俞、曲池、大椎。

【方义】 尺泽为手太阴肺经合穴,配肺俞清肺化痰而止咳;大椎是督脉要穴,有解表退热,化痰止咳之功,配曲池增强其疏风清热的作用,使痰火得清,肺气得降,咳嗽则止。

3. 痰湿阻肺

【治法】 健脾燥湿,化痰止咳。取手足太阴、阳明经穴。毫针浅刺平补平泻法,或加灸法。

【处方】 肺俞、脾俞、太渊、太白、丰隆。

【方义】 原穴为本脏真气所输注,故取肺经原穴太渊与脾经原穴太白,配合肺俞、脾俞,以健脾燥湿,理肺降气。因脾为生痰之源,肺为贮痰之器,脾肺同取,乃标本同治。丰隆是足阳明经的络穴,能调理中焦脾胃之气,使气行津布,痰湿得化。

4. 肝火犯肺

【治法】 清肝泻火,润肺化痰。取手太阴、足厥阴经穴为主。针泻足厥阴经穴,平补平泻手太阴经穴。

【处方】 肺俞、尺泽、阳陵泉、太冲。

【方义】 肺俞清肺化痰;尺泽为肺经合穴,泻之清肺热;阳陵泉、太冲清肝胆之火,以免肺受其灼。

5. 阴虚咳嗽

【治法】 滋阴补肾,养血清肺。

【处方】 肾俞、曲池、太溪、肺俞、列缺、三阴交、大椎、足三里。

其他疗法

(1)穴位注射:定喘、大抒、风门、肺俞。用维生素 B_1 注射液,每次取穴一对,每穴注射 0.5 毫升。由上而下,依次轮换取穴。隔日 1 次,20 次为 1 疗程。

(2)穴位埋针:大椎、定喘、肺俞、心俞、膈俞。气喘者取定喘;年老体弱者加膏肓俞、足三里等。一般间隔 1 月埋线 1 次,总次数根据病情决定。

（3）穴位贴敷：取斑蝥粉如米粒大，置于肺俞、脾俞、肝俞上，以胶布固定，约 12～20 小时，揭去胶布，即见小水泡，任其自然吸收。如已溃破，则涂以龙胆紫液，敷以消毒纱布，以防感染。此法适用于慢性咳嗽发作期。

> **成方选录**
> （1）久咳不愈：肺俞、足三里、膻中、乳根、风门、缺盆。
> （2）大杼、肝俞、天突、尺泽、外关、经渠、三阴交。

三、哮喘

哮喘是一种常见的反复发作性疾患，临床以呼吸急促，喉间哮鸣，胸部有紧压感，甚则张口抬肩，不能平卧为主症。"哮"是呼吸急促，喉间有哮鸣音；"喘"是呼吸困难，甚则张口抬肩。临床所见哮必兼喘，喘未必兼哮，两者每同时发作，其病因病机也大致相同，故合并叙述。本病一年四季均可发病，尤以寒冷季节和气候急剧变化时发病较多。男女老幼皆可罹患。

哮喘多见于西医学的支气管哮喘、慢性喘息性支气管炎、肺炎、肺气肿、心源性哮喘、肺结核、矽肺等。临床常见的支气管哮喘常分为外源性、内源性及混合性。外源性哮喘是机体接触抗原性物质（如吸入花粉、真菌孢子，进食鱼、虾、牛奶、蛋类及接触青霉素等）所致，这类患者多为过敏体质。内源性哮喘是指由非抗原性因素引起者，如呼吸道感染、寒冷空气、理化因素等所致。内、外源性哮喘均以支气管平滑肌收缩、血管扩张、黏膜水肿、分泌亢进为主要病理特点。

病因病机

本病的基本病因为痰饮内伏。小儿发病较早，每以反复感受时邪而引起；成年人发病较晚，多因久病咳嗽而成。风寒或风热之邪侵袭于肺，阻遏肺气；或体质偏异，吸入花粉、烟尘、漆气，或其它异物损伤肺气，导致肺失宣降，津液不布，凝结成痰，阻塞气道，发为哮喘。也有因脾胃不和，偏食过咸，或肥甘厚味，或进食鱼虾触动肺经蕴伏之痰，阻塞气道，不能升降，以致呼吸困难。亦有久咳伤肺，肺气不足，无力宣肃，气壅肺胀

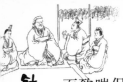

而致喘促。

本病发作期主要为气郁痰壅,阻塞气道,表现为实证;如果反复发作,必致肺阴耗损,累及脾肾,故间歇期多见虚象。

辨 证

(一)实证

一般处于刚发病或哮喘发作期,声高气粗,呼吸深长。若属风寒袭肺者,症见呼吸困难,喉间哮鸣,胸闷如阻,咳嗽,痰稀多沫或痰白而黏,咳吐不利,恶寒无汗,头痛,口不渴,舌苔薄白,脉象浮紧;感受风热或风寒化热者,症见喘促气急,或喉中有痰鸣声,痰粘色黄,咳吐不利,胸高气粗,烦闷不安,汗出口渴,大便秘结不通,舌质红,舌苔黄腻,脉象滑数。

(二)虚证

病程长,反复发作或处于哮喘间歇期。肺气不足者,症见喘促短气,言语无力,咳声低弱,自汗畏风,舌质淡红,脉象细弱;若肺阴虚者,多兼见口干鼻燥,咽喉不利,面红或颧赤,舌质红赤,脉细数;脾虚常兼见面色不华,纳呆,脘闷不适,倦怠,四肢不温,大便溏薄,舌胖嫩,舌苔厚腻,脉象濡弱;若哮喘年久,肾虚不能纳气,则呼多吸少,动则喘甚,气不得续,神疲乏力,汗出肢冷,舌质淡,脉沉细无力。

治 疗

(一)实证

1. 风寒袭肺

【治法】 疏风散寒,宣肺平喘。取手太阴、足太阳经穴。针用泻法,背部穴位可加灸或拔火罐。

【处方】 列缺、尺泽、肺俞、风门。

【方义】 列缺、尺泽宣肃手太阴经气,有宣肺解表,化痰平喘之效;肺俞、风门属足太阳经而位近肺脏,能宣发足太阳经气,有祛风散寒,宣肺平喘的作用。

2. 风热痰遏

【治法】 宣肺清热,化痰平喘。取手太阴、阳明经穴为主。用泻法。

【处方】 合谷、大椎、膻中、中府、孔最。

【配穴】 风热加曲池;痰热加丰隆;喘甚加天突。

【方义】 合谷、大椎疏表散热清肺;中府、孔最宣肺解表,化痰平喘;丰隆调理脾胃,运湿化痰;膻中宽胸降气而平喘。

(二)虚证

【治法】 调补脾肾,益肺平喘。取手太阴、足少阴、任脉及背俞穴为主。用补法,酌情可用灸法。

【处方】 定喘、肺俞、膏肓俞、气海、肾俞、足三里、太渊、太溪。

【配穴】 肺气虚者,加气海;肾气虚者,加阴谷、关元。

【方义】 肺原太渊,肾原太溪,补二穴以达补肺益肾;灸肺俞、膏肓俞补益肺气;肾俞、气海补益肾气,肺肾气充,则上能主而下能纳,气机得以升降,使哮喘得平;取足三里调理脾胃,以资生化之源,使水谷精微上归于肺,肺气充则自能卫外,不受外邪。

其它疗法

(1)穴位敷贴:取穴①肺俞、心俞、天突;②风门、厥阴俞、膻中。白芥子30克、甘遂30克、细辛10克、干姜10克、麻黄10克、延胡索10克,上药共研细末,用鲜姜汁调成糊状,取适量摊于圆形硫酸纸上。硫酸纸面积约为10平方厘米。首次贴敷①组穴,取准穴后,贴上药饼,周围敷以棉花,覆盖消毒纱布,用胶布固定。贴2~3小时,待有灼热或微痛感,除去药饼,如有水泡出现,涂以龙胆紫药水防止感染。每年的暑天在头伏、二伏、三伏天各贴1次,连贴3年。该法主要采用冬病夏治的方法预防哮喘,临床观察疗效确切。

(2)穴位注射:取定喘穴。实证用穿心莲注射液,虚证用当归注射液,每穴注入0.5~1毫升,每日1次,12次为1疗程。每疗程间隔3~5日。也可选取夹脊穴,用胎盘组织液,每次取穴一对,每穴注射0.5~1毫升,由上而下,逐日更换,常用于缓解期。

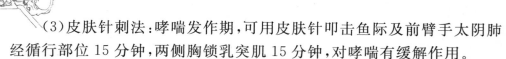
（3）皮肤针刺法：哮喘发作期，可用皮肤针叩击鱼际及前臂手太阴肺经循行部位 15 分钟，两侧胸锁乳突肌 15 分钟，对哮喘有缓解作用。

（4）灸法：肺俞、脾俞、肾俞、大椎、膻中，隔姜灸，每穴 3～5 壮，不发泡，皮肤微红为度，每日 1 次。适用于哮喘缓解期。

> **成方选录**
>
> （1）喘急：天突、璇玑、华盖、膻中、乳根、期门、气海。
>
> （2）璇玑、华盖、膻中、肩井、肩中俞、太渊、足三里。
>
> （3）俞府、天突、膻中、肺俞、足三里、中脘、膏肓、气海、关元、乳根。

 思考题

1. 风寒、风热和暑湿感冒各有哪些临床特点？其辨证治疗如何？
2. 简述咳嗽的辨证治疗。
3. 如何辨别哮喘的虚实？
4. 如何辨证治疗哮喘？

针灸与腧穴 20 讲

上工书房系列

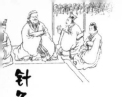

第5讲 内科病症(二)

一、头痛

头痛是一种自觉症状,可见于多种急慢性疾病中,常见的如高血压、感冒、鼻窦炎、神经官能症、颅脑疾患等。本节所讨论的头痛是以头痛为主要症状者。若属某些疾病过程中的兼症,不属本节讨论的范畴。

病因病机

头为诸阳之会,又为髓海所在,五脏精华之血、六腑清阳之气皆上会于头,故外感六淫,上犯巅顶,阻抑清阳;或内伤诸疾,导致气血逆乱,瘀阻经络,脑失所养,均可发生头痛。

(一)外感头痛

多因起居不慎,感受风、寒、湿、热等外邪侵袭经络,上犯巅顶,清阳之气受阻,气血凝滞,阻遏经络,而致头痛。若夹杂寒邪,寒凝血滞,经脉拘急,血瘀于内可致头痛;若夹热邪,火热上炎,侵扰清空,气血逆乱而为头痛;若夹湿邪,蒙蔽清窍,清阳不升,亦可致头痛。

(二)内伤头痛

"脑为髓海"主要依赖肝肾精血濡养及脾胃运化水谷精微,输布气血上充于脑,故内伤头痛与肝脾肾三脏有关。肝失条达,郁而化火,上扰清空;或肝肾阴虚,肝阳上亢,气血上冲,清窍不利;或恣食肥甘,脾虚不运,痰湿内生,阻遏清阳,浊阴不降;或操劳过度,产后、病后体虚,脾胃虚弱,慢性失血等造成气虚血少,不能上荣于脑,均可引起头痛。

此外,久病入络,或跌仆震伤,使气血瘀滞,不通则痛,也可表现为头痛。

辨　证

(一)外感头痛

一般发病较急,痛势较剧,多表现为掣痛、跳痛、灼痛、胀痛、重痛,发无休止,多属实证。外感风寒者,头痛多连项背,恶风寒,口不渴,苔薄白,脉浮紧;外感风热者,头胀痛,甚则头痛如裂,恶风发热,面赤口干,舌苔薄黄,脉浮数;外感风湿者,头痛如裹,肢体沉重,苔白腻,脉濡。

(二)内伤头痛

肝阳头痛者,多兼头痛目眩,心烦易怒,面红目赤,口干苦,夜寐不深,舌红苔黄,脉弦,常因精神紧张或情志所伤而发或加重;气血亏虚者,多兼见头痛而晕,痛势绵绵,遇劳则甚,神疲乏力,心悸,面色不华,唇色淡红,舌质淡,脉细无力;瘀血所致者,头痛经久不愈,痛处固定不移,痛如锥刺,或有头部撞击史,舌有瘀斑,脉细涩;痰湿头痛者,证见头重坠而痛,多伴有肢体怠倦,胸闷不舒,时吐痰涎,舌苔厚腻,脉濡缓。

治　疗

1.外感头痛

【治法】　祛散外邪,通经止痛。取手足少阳、足阳明、足太阳经穴。用泻法。

【处方】　风池、头维、通天、太阳、合谷、外关。

【方义】　本方以近部取穴为主,远部取穴为辅。通天疏散太阳;风池和解少阳;头维、合谷清泄阳明;外关通于阳维脉。上述诸穴共收祛散外邪,清头止痛之效。太阳为经外奇穴,有清头明目之功。本方通调三阳经气,又能使脉络通畅,气血和调,而止头痛。风寒头痛者祛风寒,通络止痛,用平泻法,选用风府、大椎。刺风府、大椎,能祛风寒、清阳而治风寒头痛。

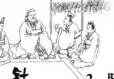
2. 肝阳头痛

【治法】 平肝潜阳,清头明目。取足少阳、厥阴、少阴经穴。用泻法。

【处方】 悬颅、颔厌、太冲、太溪。

【方义】 足厥阴经脉达于巅顶,足少阳经脉布于头之两侧,故取悬颅、颔厌使针感直达病所,有清泻肝胆之热,熄风镇痛作用;远部取太冲平肝潜阳;太溪滋补肾阴,育阴潜阳。

3. 气血亏虚

【治法】 补养气血,填精益髓。取督脉、背俞穴和足阳明、太阴经穴。用补法。

【处方】 上星、血海、足三里、肝俞、脾俞、肾俞。

【方义】 上星调和督脉,和血止痛;足三里、血海健脾益胃,补气养血;肝藏血、脾统血、肾藏精,故取肝、脾、肾的背俞以养血、藏血和填精充髓,使气血充盛,髓海得以充养而头痛可止;针灸足三里、三阴交,可温运脾胃气机;加灸脾俞、肝俞以旺盛血气,血气得充则虚性头痛可愈。

4. 瘀血头痛

【治法】 活血化瘀,行气定痛。取阿是穴和手阳明、足太阴经穴。补泻兼施。

【处方】 阿是穴、合谷、三阴交。

【方义】 取阿是穴主要是疏通经络,活血化瘀,理气止痛。同时选用合谷及三阴交穴,以理气和血止痛。

5. 痰湿头痛

【治法】 通经气,化痰湿。用平补平泻法。

【处方】 丰隆、阴陵泉。

【方义】 刺阴陵泉、丰隆,有健脾渗湿化痰之效。

其他疗法

(1)温针:用较粗毫针刺颈部风府、哑门、风池等穴,每次用1～2穴,温针灸3～5壮,隔1～2日一次,适用于偏于虚寒的头痛。

(2)皮肤针:用皮肤针重叩太阳、印堂及头痛处至出血,加拔火罐。

本法适用于风袭经络、肝阳亢逆引起的头痛。

（3）穴位注射：于肩胛内上角（天髎）找敏感点，向肩胛冈上快速注射10％葡萄糖液 15 毫升，产生明显酸胀感，1～2 日一次。适用于偏头痛。顽固性头痛，用普鲁卡因和咖啡因混合液（0.25％普鲁卡因 3.5 毫升，咖啡因 0.5 毫升）注入风池，每穴 0.5～1 毫升。或在压痛点内注射 0.1 毫升。另：肝阳头痛可用丹参注射液或维生素 B$_1$ 注射液；其他头痛可用当归注射液，每次选 2～3 穴，每穴注入 0.5～1 毫升，每日一次。

> **成方选录**
>
> （1）足三里、三阴交、肝俞、脾俞。用补法，针灸并施。
>
> （2）上星、前顶、百会、阳谷、合谷、关冲、昆仑、侠溪。
>
> （3）风池、太阳、百会、印堂、风府、合谷。风寒型加风门、肩井、昆仑；风热加大椎、曲池、外关；风湿加中脘、足三里、三阴交。
>
> （4）巅顶痛：百会、通天、行间、阿是穴。
>
> （5）前头痛：上星、头维、合谷、阿是穴。
>
> （6）后头痛：后顶、天柱、昆仑、阿是穴。
>
> （7）侧头痛：率谷、太阳，配外关、太阳、阳陵泉。

二、眩晕

眩晕是自觉头晕眼花、视物旋转动摇的一种症状，有经常性与发作性之分。眩是眼花，晕是头晕，二者常同时存在，故统称为"眩晕"，病位主要在脑髓清窍。本病轻者发作短暂，平卧闭目片刻即安；重者头晕眼花，视物反复，旋转不定，难于站立，可伴有恶心、呕吐、汗出，甚至昏倒等症状；或时轻时重，兼见他证而迁延不愈，反复发作。

眩晕见于西医学的高血压、脑动脉硬化、贫血、神经官能症、神经衰弱、耳源性眩晕、晕动病等疾病。

病因病机

眩晕的发生常与素质虚弱、病后体虚、忧思恼怒及饮食肥厚等有关。其致病因素归纳起来有清窍失养、肝阳上扰、痰湿蒙窍三种。

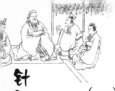
（一）虚证

素体虚弱，或久病不愈，或失血之后，虚而不复，清窍失养；或脾胃虚弱，运化失职，气血生化无源，以致气血两虚。气虚则清阳不展；血虚则脑失所养。或先天不足，或劳伤过度，导致肾精亏耗，生髓不足，不能上充于脑，脑海空虚而致眩晕。

（二）实证

素有阳盛之体，加之急躁恼怒，致使肝阳上亢，气血并冲于上，清窍不利，发为眩晕；或因情志不舒，忧郁恼怒，肝郁化火，使肝阴暗耗，阴不敛阳，阳亢风动，上扰清窍，发为眩晕；或素体肥胖或嗜食肥甘，伤及脾胃，脾失健运，聚湿生痰，痰湿中阻，致清阳不升，浊阴上蒙清窍而发眩晕。

辨 证

本病临证以头晕旋转，两目昏黑，泛泛欲吐，甚则昏眩欲仆为主要表现。气血两虚者，常伴有头晕目眩，两目昏黑，视物旋转，泛泛欲吐，动则加剧，遇劳即发，兼有面色不华，四肢乏力，神疲，心悸失眠，舌质淡，脉沉细；肾精亏虚者常伴有腰膝酸软，遗精或带下清稀，舌淡，脉沉细；肝阳上亢者，常见眩晕耳鸣，头痛目胀，每遇烦劳或恼怒而加重，急躁易怒，面赤口苦，少寐多梦，舌红苔黄，脉弦；痰湿蒙窍者，可兼有头重如裹，肢体困倦，胸脘满闷，恶心，呕吐痰涎，不思饮食，舌苔白腻，脉滑。

治 疗

（一）基本治疗

1. 虚证

【治法】 补气血，益精气。取肾俞、督脉及足少阳、阳明经穴。用补法，可灸。

【处方】 百会、风池、膈俞、肾俞、足三里。

【配穴】 气血两虚者，加气海、脾俞、胃俞；肾精亏虚者，加太溪、悬钟、三阴交。

【方义】 灸百会升清阳,降浊气,以醒头目;针风池以疏泄浮阳而熄内风;膈俞、肾俞补气血,益精气;足三里补中益气,化血生精,使元气精血充盛,则髓海得以充养。

2. 实证

【治法】 平肝潜阳,健脾化痰。取任脉、督脉和足三阴经穴。针宜泻法。

【处方】 中脘、阴陵泉、行间、水泉、印堂。

【配穴】 肝阳上亢者,加侠溪、太溪、阳辅、三阴交;痰湿中阻者,加头维、丰隆、中脘、阴陵泉。伴有侧头痛加太阳;伴耳鸣者,加翳风、听宫、听会。

【方义】 取行间平肝降逆;水泉滋阴潜阳;印堂是经外奇穴,能清头目而止眩晕;取中脘健脾化痰,和胃止呕;阴陵泉健脾化湿,湿除痰自化,清阳得升,浊阴得降。

(二)辨证治疗

1. 肝阳上亢

【治法】 平肝潜阳。取肝胆两经为主。用泻法。

【处方】 风池、肝俞、肾俞、行间、侠溪。

【加减】 头晕耳鸣加络缺;头晕面赤加攒竹、合谷、风池。

【方义】 风池能疏泄浮阳,配行间、侠溪清泻肝胆上亢之虚阳,是急则治其标之法。取肾俞调补肝肾,以治其本。

2. 痰湿中阻

【治法】 健脾化痰。用泻法。

【处方】 中脘、内关、丰隆、解溪。

【加减】 呕吐重者加刺风府;呕而烦满加神庭、承光;头晕目沉加外关、大敦、肝俞、百会。

【方义】 取中脘、丰隆可化痰浊;内关清心火而和胃止呕;解溪降胃火、化痰浊而治眩晕。

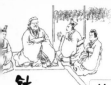

其它疗法

（1）头针法：选顶中线，沿头皮刺入，快速捻转，每日一次，每次留针30分钟。

（2）穴位注射：合谷、太冲、内关、风池、四渎，每次选取2～3穴，每穴注入5％的葡萄糖注射液3～5毫升；或维生素 B_{12} 注射液0.5毫升，隔日一次，5～7次一疗程。

成方选录

（1）目窗、百会、申脉、至阴。

（2）虚证：风池、印堂、翳风、天柱、肾俞、百会、足三里、大溪、三阴交。

（3）实证：风池、行间、鱼际、曲池、内关、丰隆、合谷、三阴交。

思考题

1. 外感头痛与内伤头痛的特点各是什么？

2. 肝阳头痛、气血虚头痛、瘀血头痛的针灸治法、处方及方义是什么？

3. 如何根据头痛部位分经选穴？

4. 如何辨别眩晕证的虚实？

5. 眩晕证的针灸治法、处方和方义各是什么？

针灸与腧穴 20 讲

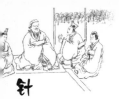

第6讲　内科病症(三)

一、失眠

失眠是经常性不能获得正常睡眠,不易入睡,或睡眠不深、时睡时醒、醒后不易再睡,严重者彻夜不眠。常伴有头晕、神疲、健忘、心悸等症。

本病可见于西医的神经衰弱,是由于长期过度或紧张脑力劳动、强烈的思想情绪波动、久病后体质虚弱等,大脑皮层兴奋与抑制相互失衡,导致大脑皮层功能活动紊乱而致。也可见于神经官能症或更年期综合症。

病因病机

本病多因劳倦思虑太过,伤及心脾,导致气血化源不足,心神失养,神不守舍;或因久病耗伤肾精、房劳伤肾,肾阴不足,不能上奉于心,水火不济,心火亢胜,扰及神明;或情志抑郁,郁而化火,扰乱心神;或饮食不节,脾胃不和,宿食停滞,酿成痰热,胃不和则卧不安。上述因素最终导致邪气扰动心神或心神失于濡养、温煦,心神不安而出现失眠。

辨　证

本病以经常不易入睡,或寐而易醒,甚则彻夜不眠为主症。

若情志波动,急躁易怒,头晕头痛,胸胁胀满,口苦口干,舌红,脉弦,为肝阳上亢;多梦易醒,心悸健忘,面色无华、头晕神疲,易汗出,纳差倦怠,舌淡,脉细弱,为心脾亏虚;头晕耳鸣,腰膝酸软,五心烦热,遗精盗汗,舌红,脉细数,为心肾不交;心悸多梦,善惊恐,多疑善虑,舌淡、脉弦细,为心胆气虚;脘闷嗳气,心烦口苦,苔厚腻,脉滑数,为脾胃不和。

治 疗

(一)基本治疗

◎ 方法1

【治法】 调理跷脉,安神利眠。以相应八脉交会穴、手少阴经及督脉穴为主。

【处方】 照海、申脉、神门、印堂、四神聪、安眠。

【配穴】 肝火扰心者,加行间、侠溪;痰热内扰者,加丰隆、内庭、曲池;心脾两虚者,加心俞、脾俞、足三里;心肾不交者,加太溪、水泉、心俞、脾俞;心胆气虚者,加丘墟、心俞、内关;脾胃不和者,加太白、公孙、内关、足三里。

【操作】 神门、印堂、四神聪,用平补平泻法;对于较重的失眠者,四神聪可留针过夜;照海用补法,申脉用泻法。配穴按照虚补实泻法操作。

【方义】 心藏神,神门为心经原穴;脑为入神之府,印堂可调理脑神,两穴相配可安神利眠。四神聪、安眠穴镇静安神;照海、申脉为八脉交会穴,分别于阴跷脉、阳跷脉相通,阴、阳跷脉主睡眠,若阳跷脉功能亢盛则失眠,故补阴泻阳使阴、阳跷脉功能协调,不眠自愈。

◎ 方法2

【治法】 镇静安神。根据辨证选取该经原穴或背俞穴,针用补法或平补平泻法,或针灸并用。

【处方】 神门、三阴交。

【辨证取穴】 心脾两虚加心俞、厥阴俞、脾俞;肾虚加心俞、肾俞、太溪;心胆气虚加心俞、胆俞、大陵、丘墟;肝阳上亢加肝俞、间使、太冲;脾胃不和加胃俞、足三里。

【配穴】 多梦加魄户;健忘灸志室、百会;耳鸣加听宫、翳风;遗精加

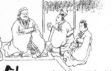

志室；懊恼呕恶加内关；头晕加印堂、合谷；目赤加太阳、阳溪。

【方义】 取心经原穴以宁心安神为主，配三阴交协调足三阴经阴阳的不平衡。

（二）辨证治疗

1. 心脾两虚

【治法】 补益心脾，养血安神。取手少阴、足太阴经穴和背俞为主。补法或针灸并用。

【处方】 脾俞、心俞、神门、三阴交、气海、膈俞。

【方义】 脾俞、三阴交健脾益气，养血安神；心俞、神门养心安神，使心能藏神，神志安宁，夜易入寐；气海、膈俞补益气血。

2. 阴虚火旺

【治法】 滋阴降火安神。取手足少阴、厥阴经穴。补泻兼施。

【处方】 大陵、太溪、神门、太冲。

【方义】 大陵降心火，太溪滋肾阴，二穴相配交通心肾，以收宁心定志之效；太冲泻肝火、平肝阳；神门镇心安神。

3. 胃中不和

【治法】 和胃安神。取任脉、足阳明、足太阴经穴。用泻法。

【处方】 中脘、丰隆、厉兑、隐白。

【方义】 因胃不和而不能入寐，故取胃募中脘和络穴丰隆，以理脾和胃，化痰安神；阳明根于厉兑、太阴根于隐白，二穴同用，主治多梦失眠。

4. 肝火上扰

【治法】 疏肝泻火，潜阳安神。取足少阳、足厥阴、手少阴经穴。用泻法。

【处方】 行间、足窍阴、风池、神门。

【方义】 行间疏肝潜阳；足窍阴清泻肝胆之火；风池主治头痛头晕；神门宁心安神。

其它疗法

（1）皮肤针法：自项至腰部督脉和足太阳经背部第1侧线，用梅花针自上而下叩刺，至皮肤潮红为度，每日一次。

（2）电针法：选四神聪、太阳。接通电针仪，用较低频率，每次刺激30分钟。

（3）拔罐法：自项至腹部足太阳经背部侧线，用火罐自上而下走罐，以背部潮红为度。

成方选录

（1）神门、三阴交、太溪。

（2）百会、身柱、肝俞。用灸法。

（3）照海、申脉。补阴泻阳。

（4）健忘：百会、印堂、心俞、脾俞、肾俞、照海、悬钟、足三里。针用补法。

二、心悸

心悸是指患者自觉心悸不宁，善惊易恐，坐卧不安，甚则不能自主的一种证候，每因精神刺激、惊恐或劳累而诱发。

西医学的心脏病、冠心病、肺源性心脏病、神经官能症、甲状腺机能亢进、贫血等出现的心悸可参考本节内容行辨证治疗。

病因病机

心悸的形成常因平素体质虚弱，突受惊恐，以致心惊神摇，不能自主，渐渐导致惊慌而心悸不已；或因久病体虚、失血过多、劳伤心脾，导致气血虚弱，心神失养，以致惊恐不定；或因脾虚不运，痰湿内生郁而化热，扰动心神；或因情志刺激，五志化火，灼津成痰，痰火扰心；或因肾水不足，水火不济，虚火妄动，上扰于心；或因心阳不振，血液运行迟缓，瘀血阻滞，心神失养等。

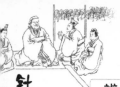
辨　证

气虚者常伴有善惊易恐,不能自主,夜寐不宁易惊醒,气短神疲;血虚者伴有头晕目眩,面色无华,倦怠无力;心阴虚者伴有心中烦热,少寐多梦;痰火扰心兼见烦躁不宁,少寐多梦,头晕胸闷,舌苔黄腻;瘀血者兼有胸闷不适,动则气喘,心痛时作;心阳不振兼见咳喘不能平卧,肢凉怕冷。

治　疗

(一)基本治疗

【治法】　安神定惊。取手少阴、厥阴经为主,佐以背俞穴。用平补平泻法。

【处方】　间使、神门、心俞、巨阙。

【配穴】　心血不足加膈俞、脾俞、足三里;阴虚火旺加厥阴俞、肾俞、太溪;水饮内停加脾俞、三焦俞、气海俞;痰火上扰加肺俞、尺泽、丰隆。

【方义】　本方以安神定惊为主,故以心经原穴神门及心俞为主,配心经募穴巨阙、心包经经穴间使,四穴并用,协调心经气机而收镇静安神之功。心血不足取膈俞、脾俞、足三里以补后天不足;阴虚火旺,主要为肾阴不足故取厥阴俞、肾俞、太溪滋水养阴;水饮内停用脾俞、三焦俞、气海俞调畅气机;痰热上扰取肺俞、尺泽、丰隆化痰清热。

(二)辨证治疗

1. 气虚心悸

【治法】　补益心气,宁心安神。取手少阴、厥阴经穴及俞募穴。用补法。

【处方】　心俞、巨阙、间使、神门。

【方义】　心俞、巨阙为俞募配穴法,二穴合用能补益心气;间使、神门宁心安神,主治心悸、心痛。

2. 血虚心悸

【治法】　补血养心,益气安神。取手少阴、足阳明经穴及背俞。针用补法,或加灸。

【处方】 膈俞、脾俞、通里、神堂、足三里。

【方义】 血会膈俞配神堂补血养心,配通里安神定悸。取脾俞、足三里健脾益气,以生气血,养心定悸。

3. 痰火心悸

【治法】 清化痰热,安神定悸。取手三阴经穴及足阳明经穴。针用泻法。

【处方】 灵道、郄门、肺俞、尺泽、丰隆。

【方义】 灵道、郄门安神定悸;尺泽、肺俞泻肺清火;丰隆和中化痰,使痰火得出,则咳喘心悸自平。

4. 瘀血心悸

【治法】 活血化瘀,理气行气。取手少阴、厥阴、足太阴及任脉经穴。平补平泻。

【处方】 曲泽、少海、气海(灸)、血海。

【方义】 心包是心的外卫,故取二经的合穴曲泽和少海,益心定悸止痛;心气虚衰则血运不畅,气血瘀滞,导致心脉郁阻,心阳不振,故灸气海助阳益气,针血海活血化瘀。

成方选录

(1)内关、百会、神门。

(2)内关、神门、少海。

(3)内关、阴郄、心俞、通里。

(4)内关、心俞、神门、膻中、巨阙、厥阴俞。

思考题

1. 何谓失眠?病因病机如何?

2. 失眠的辨证治疗如何?

3. 简述心悸的辨证取穴。

针灸与腧穴20讲

上工书房系列

第7讲 内科病症(四)

一、中风

中风是以突然晕倒、不省人事,伴口角歪斜、语言不利、半身不遂,或仅以口歪、半身不遂为临床主症的疾病。其发生原因多由肝阳偏亢,气血上逆所致,故临床常有眩晕、肢麻等先兆症状。因发病急骤,症见多端,病情变化迅速,与风之善行数变类似,故名中风。本证多发于中老年,其发病率和死亡率极高,常留有后遗症,近年来其发病年龄逐渐趋向年轻化,成为威胁人类生命和生活质量的重大疾患。

西医学的急性脑血管病,如脑梗塞、脑出血、脑栓塞、蛛网膜下腔出血等引起的中风均属本病范畴。西医学将本病主要划分为出血性和缺血性两类。高血压、动脉硬化、脑血管畸形、脑动脉瘤常可导致出血性中风;风湿性心脏病、心房颤动、细菌性心内膜炎常形成缺血性中风。另外高血糖、高血脂、血液流变学异常及情绪的异常波动与本病发生密切相关。头颅CT、核磁共振检查可确诊。

病因病机

中风的发生是多种因素所导致的复杂的病理过程,风、火、痰、瘀是其主要病因。脑府为其病位。

正气不足,脉络空虚,营卫失和;或房劳不节,劳伤过度,耗伤肾阴,肝阳偏亢;或多食肥甘,体肥痰盛,气血不调;或五志过极;或心火亢盛;或暴怒伤肝等,复因外风、忧思、恼怒和酗酒等诱因,可导致经络脏腑功能失调,阴阳偏颇,气血逆乱而发生中风。

73

肢体筋脉失于濡养或拘急,病位较浅,病情较轻者,属中经络;病位较深,病情较重,突然昏仆者,属中脏腑。中经络者,如反复发作,病位可由浅入深,病情由轻转重,可发展成中脏腑;中脏腑者,经救治脱险,病情缓和,由重转轻,多遗留口眼歪斜,半身不遂,语言不利等中经络证候。

辨　证

(一)中经络

病在经络,病情较轻而缓,可见半身不遂,肌肤不仁,口眼歪斜,舌蹇语涩,神志尚清等症。兼见面红目赤,眩晕头痛,心烦易怒,口苦咽干,便秘尿黄,舌红或绛,苔黄或燥,脉弦有力,为肝阳暴亢;肢体麻木或手足拘急,头晕目眩,苔白腻或黄腻,脉弦滑,为风痰阻络;口粘痰多,腹胀便秘,舌红,苔黄腻或灰黑,脉弦滑大,为痰热腑实;肢体软弱,半身麻木,手足肿胀,面色淡白,气短乏力,心悸自汗,舌暗,苔白腻,脉细涩,为气虚血瘀;肢体麻木,心烦失眠,眩晕耳鸣,手足拘挛或蠕动,舌红,苔少,脉细数,为阴虚风动。

(二)中脏腑

病变深入脏腑,病情危重,证见猝然昏倒,神志不清,半身瘫痪,舌强失语,口眼歪斜。根据临床症状表现,又分闭证与脱证。

1. 闭证

多因肝阳上亢,气火冲逆,血瘀于上,肝阳暴张,肝风内动,痰浊壅盛,阻闭清窍所致。症见突然昏倒,神志不清,牙关紧闭,口嘴不开,两手紧握,肢体强痉,大小便闭。兼见面赤气粗,口臭身热,躁动不安,唇舌红,苔黄腻,脉弦滑而数,属阳闭;若兼见面白唇暗,痰涎壅盛,静而不烦,四肢欠温,舌苔白腻,脉沉滑缓,属阴闭。

2. 脱证

证属重危,真气衰微,阳气将脱,阴阳有离决之势。证见神志昏沉,目合口开,手撒肢冷,鼻鼾(脑出血危候)息微,四肢逆冷,汗多不止,肢体软瘫,二便自遗,脉细弱,或沉伏欲绝;如伴见汗出如油,面赤如妆,脉微欲绝,或浮大无根,属元气衰微,真阳外越之危候。

治 疗

(一)中经络

1. 基本治疗

【治法】 醒脑开窍,滋补肝肾,疏通经络。以手厥阴经、督脉及足太阴经穴为主。

【处方】 内关、水沟、三阴交、极泉、尺泽、委中。

【配穴】 肝阳暴亢者,加太冲、太溪;风痰阻络,加丰隆、合谷;痰热腑实者,加曲池、内庭、丰隆;气虚血瘀者,加足三里、气海;阴虚风动者,加太溪、风池;头晕者,加风池、完骨、天柱;足内翻者,加丘墟、照海;便秘者,加水道、归来、丰隆、支沟;复视者,加风池、天柱、睛明、球后;尿失禁、尿潴留者,加中极、曲骨、关元。

【手法】 内关用泻法;水沟用雀啄法,以眼球湿润为佳;刺三阴交时,沿胫骨内侧缘与皮肤成45°,使针尖刺到三阴交穴,用提插补法;刺极泉时,在原穴位置下2寸心经上取穴,避开腋毛,直刺进针,用提插泻法,以患者上肢有麻胀和抽动感为度;尺泽、委中直刺,用提插泻法,使肢体有抽动感。余穴按虚补实泻法操作。

【方义】 心主血脉藏神,内关为心包经络穴,可调理心神,疏通气血。脑为元神之府,督脉入络脑,水沟为督脉穴,可醒脑开窍,调神导气。三阴交为足三阴经交会穴,可滋补肝肾。极泉、尺泽、委中,疏通肢体经络。

2. 辨证治疗

(1)半身不遂

【治法】 取手足阳明经穴为主,辅以太阳、少阳经穴。初病可单刺患侧,久病可刺双侧,先刺健侧,后刺患侧。

【处方】 上肢:肩髃、曲池、外关、手三里、大陵、合谷。

下肢:环跳、阳陵泉、阴陵泉、风市、解溪、昆仑、脊中、髀关、伏兔。

【配穴】 半身不遂,上肢还可轮取肩髎、阳池、后溪等穴;下肢轮取风市、阴市、悬钟等穴。病程日久，上肢宜配大椎、肩外俞，下肢宜配腰阳关、白环俞；肘部强紧加曲泽；腕部强紧加大陵；膝部强紧加曲泽；踝部强紧加太溪；手指强紧加八邪；足趾强紧加八风；肌肤麻木可用皮肤针轻叩患部。

【方义】 风为阳邪，病多在阳经，阳主动，肢体活动障碍其病在阳，故本方取手足三阳经穴，又阳明为多气多血之经，故以阳明经穴为主。阳明经气血通畅，肢体活动功能易于恢复。半身不遂迁延日久，患侧肢体容易出现筋肉萎缩或强直拘紧，根据经脉循行路线的不同，分取手足阳明经的穴位，目的在于调和经脉，疏通气血。

（2）口角歪斜

【治法】 取手足阳明、太阳经穴。初起单取患侧，病久可取双侧。

【处方】 口歪：地仓、颊车、合谷、内庭。

　　　　　眼斜：阳白、攒竹、承泣、昆仑、养老。

【配穴】 病程日久口眼歪斜还可轮取迎香、颧髎、瞳子髎、下关等穴；流涎加承浆；善怒加太冲；多愁加内关；语言蹇涩加廉泉、通里。

【方义】 因手足阳明经脉分布于口面部，足太阳经筋为目上网，足阳明经筋为目下网。口眼歪斜是经脉瘀滞，气血不通，筋脉失养所致。故取地仓、颊车、攒竹、阳白、承泣等穴，直达病所，以舒筋活络，调和气血；远取合谷、内庭、养老、昆仑，以调和本经的经气，使气血得以通畅，濡养筋脉。按病位不同，还可酌取牵正、水沟（用雀啄法，以眼球湿润为佳）、阳白、下关等穴，为局部取穴之意。

（二）中脏腑

1. 闭证

【治法】 取督脉和十二井穴为主，辅以手足厥阴、足阳明三经穴位。用泻法，或点刺井穴放血。

【处方】 人中、十二井穴、太冲、丰隆、劳宫。

【配穴】 若神志渐醒，可减十二井、人中，以避免强烈刺激和损伤气血，配加百会、印堂、风市和三阴交等穴；牙关紧闭者，酌情加颊车、地仓、合谷等穴；语言不利加哑门、廉泉、通里、关冲；吞咽困难加照海、天突。

【方义】 本方配穴有平肝熄风,清泻火热,豁痰开窍之功。闭证乃因肝阳暴张,气血上冲,挟杂痰火,闭阻清窍所致。取十二井穴点刺放血,以清心泻热,豁痰开窍。人中是督脉的要穴,有调和督脉气血,启闭开窍之功;肝脉上达巅顶,泻肝经的原穴太冲,以镇肝降逆,潜阳熄风;脾胃失和,运化失职,痰浊内生,取阳明经的别络丰隆穴,以调理脾胃,清化痰浊;"荥主身热",取手厥阴心包之荥穴劳宫,泻之以清心泻热。

2. 脱证

【治法】 取任脉经穴为主,用大艾炷灸之。

【处方】 关元、气海、神阙(隔盐灸)。

【配穴】 虚汗不尽者加阴郄,鼾睡不醒者加申脉;小便失禁者加水道、三阴交、足三里;虚阳浮越,面白颧赤,脉浮大无根者,可重灸命门、气海俞、肾俞、涌泉等穴。

【方义】 任脉为阴脉之海。脱证为阳气衰微之证,根据阴阳互根的原理,元阳外脱,应从阴救阳。关元是任脉与足三阴经之会穴,为三焦元气所出,联系命门真阳,是阴中有阳的穴位;神阙位于脐中,为真气所系,故用大艾炷重灸二穴,以救将绝之阳,配合气海可益气固本,回阳固脱。

二、面瘫

面瘫,即面神经麻痹。临床以周围性面瘫多见,可发生在任何年龄,以 20~40 岁多见,男性略多。临床以面颊肌肉弛缓、口眼歪斜为主要表现,无半身不遂、神志不清等症状。

本病相当于西医学的周围性面神经麻痹,最常见于贝尔麻痹,因风寒导致面神经血管痉挛,局部缺血、水肿,使面神经受压,神经营养缺乏,甚至引起神经变性而发病。另外,亦有因疱疹病毒等引起非化脓性炎症所致,如亨特面瘫。本病应与中枢性面瘫(中风)相鉴别。糖尿病患者也可出现面神经麻痹,也应注意鉴别。

病因病机

本病多以卫阳不固,脉络空虚,风寒或风热之邪侵袭面部经脉,以致经络不和,气血阻滞,肌肉迟缓不收而发病。

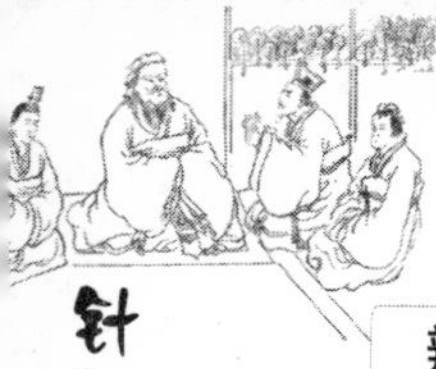

辨　证

起病突然，每在睡眠醒来时，出现一侧面部板滞、麻木、瘫痪、不能作蹙额、皱眉、露齿、鼓腮等动作，口角向健侧歪斜，口唇闭合不全，饮水时常由患侧流出。露睛流泪，若强令闭眼，则眼珠上翻，露出白睛。患侧额纹、鼻唇沟变浅或消失。少数患者初起时有耳后、耳下及面部疼痛。严重时还可出现患侧舌前2/3部位味觉减退或消失，听觉过敏，嗅觉异常等症。亦有兼外感表证或继发于感冒者。部分患者病程迁延日久，可因瘫痪肌肉出现挛缩，口角反牵向患侧，甚则出现面肌痉挛，形成“倒错”现象。

风寒犯络者，常突然发病，但无全身症状。证见患侧额纹消失，不能作皱眉活动，眼睑闭合不全，鼻唇沟变浅，口角下垂，歪向健侧，不能作吹哨活动，食物滞留颊内，饮水流液，舌苔薄白，脉象浮或细数。

血瘀阻滞者，多伴有全身或局部症状，起病较缓慢。如因脑炎或脑血管意外引起者（核上性），只出现面下部的瘫痪，患者额纹、闭目正常，可作皱眉活动，但鼻唇沟变浅，口角下垂并歪向健侧；如继发于乳突炎或乳突术后创伤的，则有既往病史可查；如因肿瘤所致（桥脑或听神经肿瘤），面瘫则是渐进性的。

治　疗

（一）基本治疗

【治法】　祛风通络，疏调经筋。以手足阳明和手足太阳经穴为主。

【处方】　攒竹、鱼腰、阳白、四白、颧髎、颊车、地仓、合谷、昆仑。

【配穴】　风寒加风池；风热加曲池；恢复期加足三里；人中沟歪斜者，加水沟；鼻唇沟浅者，加迎香；颏唇沟歪斜加承浆；乳突部疼痛加翳风；舌麻味觉减退或消失者加廉泉。

【操作】　面部腧穴均行平补平泻法，恢复期可加灸法。在急性期，面部穴位手法不宜过重，针刺不宜过深，取穴不宜过多，肢体远端的腧穴行泻法且手法宜重；在恢复期，肢体远端的足三里施行补法，合谷、昆仑行平补平泻法。余穴均用泻法。

【方义】 面部腧穴可疏调局部经络气血,活血通络。合谷、昆仑为循经远端取穴,急性期用泻法可祛除阳明、太阳经络邪气,祛风通络;恢复期,加足三里用补法,可补益气血,濡养经筋。

(二)辨证治疗

1. 风寒犯络

【治法】 祛风、散寒、通络。用补法,针灸并施。

【处方】 合谷、颊车、足三里、翳风。

2. 瘀血阻络

【治法】 活血通络。用平补平泻法。

【处方】 合谷、曲池、风池、太冲、足三里。

【配穴】 眼睑闭合不全配太阳、鱼腰、四白;面肌松弛配下关、颧髎、迎香;口角下垂加地仓、承浆,并可用艾条温灸风门、肝俞、大椎、脾俞、膈俞、足三里等穴(每次选 2～3 穴,温灸 15～20 分钟),或用梅花针在患侧眼、面部轻叩刺。

【方义】 补刺合谷、足三里,能旺盛阳明经气血而祛风寒;刺颊车、翳风,能疏通面部经络;平泻曲池能活血;刺风池、太冲,能调和肝胆经气血;温灸风门、大椎,能温散风邪与清阳;灸肝俞、脾俞、膈俞、足三里,能补血益气;随症局部配穴及患处梅花针叩刺,属循经近部取穴,有疏通患部经络气血,加速病变部功能康复的作用。

其他疗法

(1)电针:选取面部穴针刺后,通电 5～10 分钟,以瘫痪肌肉出现收缩表现为好,每日或隔日一次。

(2)皮肤针:用皮肤针叩刺阳白、太阳、四白、牵正等穴,使局部微红或轻微出血为度,用小罐吸拔 5～10 分钟,隔天一次,十次为一疗程,此法宜用于病变初期或面部有板滞感等面瘫后遗症。

(3)穴位敷贴:将马钱子锉成粉,约一、二分,撒于膏药或胶布上,贴在患侧的下关穴,隔 2～3 日更换一张,一般须 4～5 次。

(4)穴位注射:维生素 B_1 或 B_{12} 注射液注射翳风、牵正等穴,每穴

0.5～1毫升,每日或隔日一次。

> **成方选录**
>
> (1)风池、阳白、攒竹、四白、地仓、合谷、太冲。
> (2)地仓、颊车、合谷、阳白、四白。
> (3)颊车、水沟、列缺、太渊、合谷、二间、地仓、丝竹空。
> (4)温溜、偏历、二间、内庭。

三、痿证

痿证是指肢体筋脉弛缓,痿软无力,日久不能随意活动,或伴有肢体麻木、肌肉萎缩的一类病证。临床上以下肢痿弱无力较为多见,故又称"痿躄"。

西医学的感染性多发性神经根炎、急性脊髓炎、进行性肌肉萎缩、周期性麻痹、癔病性瘫痪、多发性末梢神经炎、运动神经元病、重症肌无力、肌营养不良及周围神经损伤等引起的肢体瘫痪属于痿证范畴。

病因病机

外感风热,侵袭于肺,肺津耗伤,筋脉失润;湿热之邪蕴蒸阳明,阳明受病则宗筋迟缓,不能束利关节;久病体虚、房劳过度,致肝肾亏虚,筋脉失养;高热不退,或病后余热燔灼,伤津耗气,使肺热叶焦,不能输布津液;坐卧湿地或冒雨涉水,湿邪浸淫,郁而化热,湿热阻闭经络;饮食不节,脾胃虚弱,气血津液生化不足等,均可使经络阻滞,筋脉功能失调,筋肉失于气血津液的濡养而成痿证。

辨　证

本病以肢体软弱无力,动作不灵活、无疼痛,筋脉弛缓,甚则肌肉萎缩或瘫痪卧床不起为主要症状。

痿证的治疗首先应辨清虚实,一般来说,初起邪热未尽和湿热浸淫者多属实证,但须辨明实中有虚;脾胃虚弱和肝肾亏虚属虚证,但往往兼有湿热之证。肺热伤津者,常兼见发热多汗,热退后突然出现肢体软弱无力,心烦口渴,小便短黄,舌红,苔黄,脉细数;湿热浸淫者,常伴有肢体逐渐痿软无力,下肢沉重,微肿而麻木不仁,或足胫有微热感,小便赤涩,舌红,苔黄腻,脉细数;脾胃虚弱者,多伴随肢体痿软无力,食少纳呆,腹胀便溏,面浮不华,神疲乏力;若属肝肾亏虚者,常起病缓慢,下肢痿软无力,腰背酸软,不能久立,或伴有眩晕耳鸣,甚至步履全废,腿胫肌肉萎缩,舌红少苔,脉沉细数。

治 疗

(一)治痿三原则

(1)"治痿独取阳明"。

(2)以上带下、以主带次,上部取肩部、上肢上端为主,适用于痿证的早、中、晚期。

(3)辨痿痹之经而取(补)之,适应于痿证的后期。取穴以阳明经为主,上肢取手阳明、下肢取足阳明经穴为主。

(二)基本治疗

【治法】 祛邪通络,濡养筋脉。以手足阳明经穴和夹脊穴为主。主穴中足三里、三阴交用补法,余穴用泻法或平补平泻法,夹脊穴用平补平泻法。配穴按虚补实泻法操作。

【处方】 上肢:肩髃、曲池、合谷、大杼
　　　　　颈胸部夹脊穴
　　　　　腰部夹脊穴
　　　　　下肢:髀关、伏兔、足三里、阳陵泉、三阴交

(三)辨证配穴

肺热伤津加尺泽、肺俞、二间;湿热袭络加阴陵泉、脾俞、大椎、内庭;脾胃虚弱加太白、中脘、胃俞、关元;肝肾亏损加太溪、肾俞、肝俞、悬钟、阳陵泉。上肢肌肉萎缩加手阳明经排刺;下肢肌肉萎缩加足阳明经排刺。肩垂加肩髃、肩井;垂腕加阳池、外关、曲池;垂踝加解溪;足内翻加绝骨、昆仑、丘墟;足外翻加照海、三阴交、阳陵泉、太溪;失语配哑门、人中;咽部麻痹配廉泉、翳风、风池。

【方义】 阳明经多血多气,选上、下肢阳明经穴位,可疏通经络,调理气血;夹脊穴为督脉之旁络,又与膀胱经第1侧线的脏腑背俞相通,可调脏腑阴阳,行气血;三阴交健脾益肾,濡养经脉;筋会阳陵泉,可疏调经筋。大杼为"骨"之会穴,阳陵泉为"筋"之会穴,肾主骨生髓,悬钟为髓之会穴,三穴相配可强骨健筋。尺泽、肺俞清肺热生津液;阴陵泉、脾俞清湿热,因肺主治节,脾主运化,清上源、健中州,使肺清津生,脾运湿化;取中脘、足三里、胃俞调理脾胃、增加食欲,润宗筋,利关节,充血脉以养肌肉。

其它疗法

(1)皮肤针法:用皮肤针反复叩刺背部肺俞、脾俞、胃俞、膈俞和手足阳明经线。隔日一次。

(2)电针法:在瘫痪肌肉处选取穴位,针刺后加脉冲电刺激,以患者能耐受为度。每次20分钟。

成方选录

(1)脚弱无力:公孙、足三里、绝骨、申脉、昆仑、阳辅。

(2)手足麻痹:足临泣、太冲、曲池、大陵、合谷、三里、中渚。

(3)足麻痹:环跳、阴陵泉、阳陵泉、阳辅、太溪、至阴。

(4)上肢痿弱:肩髃、曲池、手三里、合谷,大椎为主,配肩井、肩髎、秉风、天宗、尺泽、列缺、支沟、外关、阳池、天井等。

(5)下肢痿弱:足三里、内庭、陷骨、环跳、阳陵泉、申脉、悬钟、三阴交、肾俞为主,配梁丘、血海、丰隆、上廉、昆仑、太溪、丘墟、风市、气海俞、行间。

思考题

1. 如何鉴别中经络和中脏腑,闭证与脱证?

2. 试述面瘫的针灸治法、处方和方义。

3. 面瘫的随证选穴有哪些?

4. 简述痿证的处方选穴及方义。

针灸与腧穴 20 讲

上工书房系列　 第 8 讲　内科病症（五）

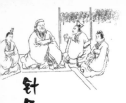
第8讲 内科病症(五)

一、颈椎病

颈椎病指颈椎间盘退行性病变及颈椎骨质增生,刺激或压迫了邻近的脊髓、神经根、血管及交感神经,并由此产生颈、肩、上肢一系列表现的疾病。临床以中年男性多见。该病可归属于中医学的"颈项痛"、"骨痹"范畴。

病因病机

中医理论认为,感受外邪、跌仆损伤、动作失度,可使颈项部经络气血运行不畅,故见颈部疼痛、僵硬、酸胀。肝肾不足,气血亏损,督脉空虚,筋骨失养,气血不能养益脑窍而现头痛、头晕、耳鸣、耳聋;经络受阻、气血运行不畅,导致上肢疼痛麻木等症状。颈椎病主要与督脉和手、足太阳经密切相关。

辨 证

颈肩疼痛并放射至臂部或手指,颈部活动受限,重者可伴有手指发麻无力及头晕耳鸣等。若属劳伤筋骨者,以疼痛、颈部活动受限为主;若属风寒外袭者,可伴有颈肩部恶寒怕冷,受寒疼痛加甚;若属肝肾精亏者,常伴有头晕、耳鸣耳聋等症。

治 疗

【治法】 活血通经。以颈夹脊及手足太阳、足少阳经穴为主。用毫针泻法或平补平泻法。

【处方】 大椎、风池、颈夹脊、天柱、肩井、后溪、合谷、外关。

【操作】 夹脊穴的刺入方法:取 28～30 号 1.5～2 寸毫针,向夹脊方向成 75 度角刺入或旁开夹脊穴 0.5 寸成 45 度角刺入,至针尖有抵触感时退针 5 分,采用提插结合捻转法尽量促使针感传导。疼痛重者用紧提慢插法,肢体麻凉明显者紧插慢提。留针 20 分钟,每 5 分钟运针一次。

【配穴】 劳伤筋骨者,加膈俞、肩髃、养老;肝肾精亏者,加肝俞、肾俞、阳陵泉;风寒外袭者,加风门、风池、外关。

其他疗法

(1)穴位注射:维生素 B_1 注射液 0.5 毫升注射大杼、肩中俞。

(2)挑刺阿是穴:在颈肩部寻找圆形、椭圆形皮损改变(豆粒大小,边缘整齐,边缘颜色稍深),每次挑选 2～3 个部位,常规消毒后用 2% 的普鲁卡因局部麻醉,用细三棱针挑破表皮,再挑断浅表皮肤纤维丝。挑断时针尖宜贴皮平刺,先平行向前滑动,再轻轻把针向上抬起,将纤维丝挑断挑净,5 日一次,5 次一疗程。每次选挑刺点时,其中一个一定要在颈椎上。

(3)电针疗法:根据颈椎病变部位选取病变椎体节段上下夹脊穴,针刺得气后接通电麻仪,用连续波治疗,治疗期间用颈围护颈制动。

(4)针刺配合刮痧疗法:取风池、颈夹脊、合谷、后溪,随证配合天宗、肩髃、合谷、臂臑等穴加减,以督脉经及病变经脉为主进行刮痧治疗。

成方选录

(1)颈椎夹脊穴、大椎、曲池、合谷。

(2)颈夹脊、大椎、手三里、外关、后溪。

(3)天柱、大椎、风池、列缺、后溪、天鼎、缺盆、肩井。

(4)神经根型:肩井、曲池、合谷、后溪、养老。

(5)椎动脉型:百会、太阳、三阴交、太溪、行间。

(6)颈型颈椎病:百会、心俞、太冲、足三里、太阳、外关、委中、阳陵泉。

二、落枕

落沈是指急性单纯性单侧颈项强痛,活动受限,俯仰摇头均感困难,患处有明显压痛,患侧肌肉紧张的一种病证,系颈部伤筋。轻者4～5日自愈,重者可延至数周不愈。

病因病机

颈项侧部主要由手三阳和足少阳经所主,因此,手三阳和足少阳筋络受损,气血阻滞,为本病的主要病机。睡眠姿势不正,或枕头高低不适,使颈项肌群受到过度伸展造成肌肉局部痉挛;或因负重颈部过度扭转,使颈部脉络受损;或夜晚颈项外露,感受风寒侵袭等均可导致颈部筋脉失和,气血运行不畅,不通而痛。

辨 证

晨起后颈项强痛、活动受限,头向患侧倾斜,俯仰摇头均感困难,患处有明显压痛,患侧肌肉紧张,严重时项背牵拉痛并向同侧肩部和上臂放射。

偏于风寒者,兼见恶风畏寒,掣痛明显;湿邪为患者,伴有酸困乏力,肢体困倦;颈部受伤者为气滞血瘀。

治 疗

【治法】 疏风祛寒、温通经络、舒筋活血、解痉止痛。以局部阿是穴及手太阳、足少阳经穴为主。

【处方】 外劳宫、阿是穴、肩井、后溪、悬钟。

【操作】 毫针泻法。先刺远端后溪、悬钟穴,持续捻转,嘱患者慢慢活动颈项,一般疼痛可立即缓解;再针局部的腧穴,可加艾灸或点刺出血。

【配穴】 风寒袭络者,加风池、合谷、肝俞;湿盛者配委中、脾俞;气血瘀滞者,加内关及局部阿是穴;肩痛者,加肩髃、外关、阳陵泉;背痛者,加天宗。

【方义】 外劳宫是治疗本病的经验穴。手太阳、足少阳循行于颈项侧部,后溪、悬钟分属两经腧穴,与局部阿是穴合用,远近相配,可疏调颈项部经络气血,舒筋通络止痛。平泻风池能疏风解表;悬钟为足三阳之大络,平补平泻能通调项背经气而去痛;大杼可强健筋骨;针灸项背痛点能直接散风寒;取肝俞能活血通络;刺委中、脾俞有化湿健脾之功;外关可通肩项之经气,阳陵泉为筋之会穴,两穴合用有通络活筋的作用。

其他疗法

(1)拔罐法:在患侧项背部行闪罐法,应顺着肌肉走行进行拔罐。

(2)穴位注射:当归注射液或1%普鲁卡因注射液,每穴注入0.5~1毫升,每日一次。

(3)推拿按摩:局部采用揉、捏、擦、摩、按、点、提、拿等方法施治。

成方选录

(1)风池、悬钟、大杼。平补平泻法,针灸并施。

(2)大椎、天柱、肩外俞、绝骨、后溪。针用泻法,针后加灸。

(3)风府、大椎、天柱、后溪、昆仑、风池、外关、阳陵泉。

三、三叉神经痛

三叉神经痛是指三叉神经分布区反复出现的阵发性短暂剧烈的疼痛。它的临床表现为:突然发作闪电样短暂的剧痛,性质如刀割样、钻刺样、火灼样或撕裂样。发作常无先兆,且严格限制在三叉神经感觉支配区内。疼痛持续数秒钟至1~2分钟。疼痛多为一侧性,常因面部非常动作或触碰面部某一点(称"扳机点")而诱发。

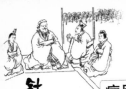

病因病机

　　三叉神经痛的发病与三叉神经非化脓性感染或病毒感染有关,受寒、劳倦或情绪过激往往是诱发本病的原因。本病属中医学"头风"、"眉棱骨痛"、"面痛"等范畴,认为多因寒邪侵袭经络或痰湿闭络,致气血流通受阻所致。

辨　证

　　三叉神经痛的主要症状以面部三叉神经分布区发生短暂的闪电样或烧灼样剧痛为特点。寒邪侵袭者疼痛剧烈,每次发作时间较短,间歇期症状可完全缓解,一天可反复发生数次,同时可伴随有恶风寒,每当洗面、饮冷饮、咀嚼食物、情绪激动时诱发;痰湿阻滞者表现为间歇阵发性刺痛或酸痛,时轻时重,伴有神疲体倦,胸闷不适等症状。

治　疗

（一）基本治疗

【治法】　以分部近取与循经远取相结合。针用泻法,持续捻转。

【处方】　第一支:攒竹、阳白、鱼腰、合谷、三间、内庭。

　　　　　第二支:四白、巨髎、颧髎、下关、合谷、三间、内庭。

　　　　　第三支:夹承浆、颊车、下关、合谷、三间、内庭。

【操作】　鱼腰斜向下方刺入,待有针感传至眼及前额时,提插20～50次;四白斜向上方约45°刺入,待有针感传至上唇或上牙时,提插20～50次。

【方义】　分部取穴,具有疏通患部经气,以达"通则不痛"之目的。远部循经取穴,以通调经气。

（二）辨证治疗

1. 寒邪入络

【治法】 温通经络、行气止痛。平泻法、久留针、配合灸法。

【处方】 合谷、太冲、翳风、迎香、阳白、痛点（扳机点）。

2. 痰湿阻滞

【治法】 通络、行气、化湿。平补平泻法。

【处方】 合谷、足三里、下关、痛点（扳机点）。

【配穴】 眼支配太阳、鱼腰、攒竹；上颌支配颧髎、四白；下颌支配颊车、地仓、承浆。

【方义】 泻合谷、太冲能调和阳明、厥阴经络气机而止痛；刺足三里、下关能旺盛阳明气血而化痰湿；按病所循经取穴，可直接疏通经络而驱邪。

其他疗法

穴位注射：辨证取穴，用 0.25%普鲁卡因注射液，或维生素 B_1 注射液 100 毫克，每穴注射 0.5~1 毫升，每日一次。

四、坐骨神经痛

坐骨神经痛是一种综合征。临床表现为坐骨神经通路及其分布区内（即臀部、大腿后侧、小腿后外侧和足背部小趾侧）的疼痛。其病因可分为原发性和继发性两类。原发性坐骨神经痛（坐骨神经炎）多与风湿、受寒、感染、挫伤有关。继发性坐骨神经痛，为神经通路的邻近组织病变产生机械性压迫或粘连所引起，如腰骶椎间盘突出、腰椎肥大性病变和椎管内肿瘤压迫、骶髂关节炎、髋关节炎、臀部肌肉病变或肿块压迫等。此外，怀孕、糖尿病等也可引起坐骨神经痛。

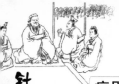

病因病机

中医认为腰部闪挫、劳损、外伤等原因,均可损伤筋脉,导致气血瘀滞,不通则痛;或因久居湿地、涉水冒雨、汗出当风、衣着单薄等,导致风寒湿邪入侵,痹阻腰腿部经脉;或湿热邪气侵淫、湿浊郁久化热、机体内蕴湿热,下注膀胱经者,均可导致腰腿痛。

辨 证

本病以腰或臀、大腿后侧、小腿后外侧及足外侧的放射性、电击样、烧灼样疼痛为主症,夜间痛甚,常在咳嗽、打喷嚏、大便用力时疼痛加重。本病多发于青壮年,疼痛多为阵发性或持续性,多见于单侧。劳累和受凉后疼痛常加剧。其病变主要属足太阳、足少阳经脉和经筋病证。

由于病邪偏盛不同,侵犯部位不一,故临床上也表现出不同的症状。如疼痛沿下肢后侧放射者为病在足太阳;沿髋关节后和下肢外侧放射者为病在足少阳经。

寒邪偏盛者,病多新犯,起病较急,呈阵发性疼痛,疼痛明显,夜间尤甚,沿坐骨神经通路有明显压痛;湿邪偏盛者,起病较缓,以酸痹胀痛为主,坐骨神经通路有轻微压痛,常伴有肢体倦怠等症。

治 疗

（一）基本治疗

【治法】.取足太阳、足少阳经穴为主。一般用泻法,也可配合灸法或拔罐。

【处方】 肾俞、大肠俞、腰3～5夹脊、秩边、环跳、殷门、委中、承山、阳陵泉、绝骨。

【操作】 环跳、阳陵泉为每次必取穴位。环跳穴宜深刺,大幅度捻转结合提插,使针感放射至足底或足趾,一旦得气即可留针。阳陵泉也需深刺,以同样手法使针感到达足背。

【方义】 病邪留滞于腰脊、臀部、腿部,所以选取肾俞、大肠俞、腰3～5夹脊、秩边、环跳,并可适当深刺夹脊穴使针感下传,以除深远邪痹;按照疼痛放散部位,分别选取殷门、委中、承山、阳陵泉、绝骨等穴,均用泻法。

(二)辨证治疗

1. 寒邪偏盛

【治法】 温通经络、行气祛寒。用泻法、久留、多灸。

【处方】 肝俞、膈俞、八髎、足三里。温灸。

【配穴】 足太阳型:秩边、承扶、委中、昆仑;足少阳型:环跳、阳陵泉、绝骨。

【随症配穴】 腰痛配三焦俞;大腿牵引痛配殷门、风市;小腿痛配承山。腰椎旁点加腰阳关、大肠俞;骶髂点加秩边、殷门;臀点加居髎、承扶;腘点加委阳、承山;腓点加阳陵泉、悬钟;踝点加申脉、昆仑;

【方义】 泻足太阳膀胱经穴秩边、承扶、委中、昆仑,加灸肝俞、膈俞、八髎,可温通经络,旺盛血行以驱寒邪。平补平泻环跳、阳陵泉、绝骨可调和经气。随症配殷门、风市、承山属循经邻近取穴。

2. 湿邪偏盛

【治法】 通经活络、行气化湿。平补平泻,针灸并施。

【处方】 脾俞、大肠俞、膀胱俞。温灸。

【取穴】 足太阳型:秩边、承扶、委中、昆仑;足少阳型:环跳、阳陵泉、绝骨。

【方义】 平补平泻环跳、阳陵泉、绝骨(悬钟),配灸脾俞、大肠俞、膀胱俞可调和经气、健运脾肾而化湿邪,使经络气血得通。

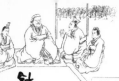

其他疗法

(1)穴位注射：取腰 2～4 夹脊、秩边、阿是穴、环跳等。用当归注射液，每穴 1～2 毫升，每日一次；10％葡萄糖注射液，每穴注射 1～2 毫升；维生素 B$_1$ 注射液 2 毫升加 0.5％普鲁卡因注射液 10 毫升，每穴 4～6 毫升。注射时，宜轻轻提插寻找，待产生触电感，将针头退出 1～2 分，推注药液，切不可乱刺、猛刺。

(2)梅花针及拔火罐：在腰、臀及下肢肌肉丰厚处，先用梅花针点刺，随后拔火罐。

(3)电针：根性坐骨神经痛取腰 4～5 夹脊、阳陵泉、委中；干性坐骨神经痛取秩边、环跳、阳陵泉、委中。用较强高频脉冲电刺激 5～10 分钟。

思考题

1. 简述颈椎病的主治取穴及分型配穴。

2. 简述落枕治疗的主穴、配穴及方义。

3. 简述三叉神经痛的辨证分型、取穴及分支选穴。

4. 简述坐骨神经痛的分经取穴、辨证取穴、随症取穴。

针灸与腧穴20讲

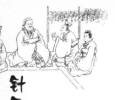
第9讲　内科病症（六）

一、痹证

"痹"是闭阻不通之意，是指外邪侵入人体，使经络闭阻，气血运行不畅引起肌肉、关节、筋骨等酸痛、麻木、重着、屈伸不利，甚或关节肿大灼热等为主要临床表现的一类病证。

本证包括现代医学的风湿性关节炎、风湿热、类风湿性关节炎、骨关节炎、纤维组织炎或神经痛等。

病因病机

本病多因卫外不固，腠理疏松，营卫不调，外邪乘虚而入。或久居潮湿之地、寒冷地带；或被凉水长期浸泡；或产后遭受风寒；或劳累之后，汗出当风，以致风寒湿邪侵袭人体，导致气血痹阻，发为风寒湿痹。或因阳盛之体，复受风寒湿邪，郁而发热；或感受热邪，发为热痹。

由于素体不同，感受风寒湿邪各有所异。偏于风胜者，为风痹（行痹）；偏于寒胜者，为寒痹（痛痹）；偏于湿盛者，为湿痹（着痹）。若阳盛之体，内有蕴热，感受风寒湿邪郁而化热，流注经脉，则为热痹；或行痹、寒痹、湿痹经久不愈，邪留经络郁久化热，转为热痹。同时，痹证迁延日久，病邪由浅入深，由经络侵入脏腑，还可引起脏腑的病变。

辨　证

（一）风寒湿痹

以关节酸痛、麻木、沉重、肿胀，关节周围发凉，屈伸不利等为主要表现。

1. 行痹

风性善行数变,症见肢体关节游走性疼痛痛无定处,关节屈伸不利,有时兼有恶寒,发热,苔薄白,脉浮。

2. 痛痹

寒性凝滞收引,症见肢体关节冷痛,痛有定处,遇寒则重,得温则减,舌苔白,脉弦紧。

3. 着痹

湿邪黏滞不爽,症见肢体关节酸痛,重着不移,肌肤麻木,阴雨寒冷每可促其发作,苔白腻,脉濡缓。

(二)热痹

症见关节酸痛,局部红肿灼热,痛不可触,关节活动障碍,可涉及单关节或多个关节发病,并兼有发热,口渴,苔黄燥,脉滑数。

治 疗

(一)风寒湿痹

【治法】 温经散寒,祛风通络,除湿止痛。取疼痛近处或患部以循经取穴为主,也可采用阿是穴。痛在皮肤肌肉者,用毫针泻法浅刺,并可用皮肤针叩刺;痛痹多灸,深刺留针,如疼痛剧烈可配以隔姜灸;病在筋骨采用深刺留针;着痹针灸并施,或兼用温针、拔罐。

【处方】 阿是穴、局部经穴。

【方义】 针阿是穴可明显止痛;循经取穴可疏通经络气血,使营卫和调,邪无所依。

【配穴】 腕部:阳池、外关、阳溪、腕骨。
　　　　背脊:水沟、身柱、腰阳关。
　　　　髀部:环跳、居髎、悬钟、承扶。
　　　　股部:秩边、承扶、阳陵泉、风市。
　　　　膝部:犊鼻、梁丘、阳陵泉、膝阳关、足三里、委中、公孙。

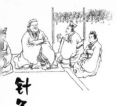

踝部：申脉、照海、昆仑、丘墟、太溪。

肘部：曲池、合谷、天井、外关、尺泽。

行痹：加膈俞、血海、风市、大椎。

痛痹：加肾俞、关元、气海。

着痹：加足三里、商丘、脾俞、三阴交、阴陵泉。

（二）热痹

【治法】 祛风清热，通经止痛。用泻法。还可刺络放血。

【处方】 上肢：合谷、曲池、肩髃、大杼。

下肢：足三里、血海、风市、环跳、太冲。

【方义】 本证由于局部关节肿痛，不宜直接局部取穴，可选病区循经所过的邻近或远隔穴位，以祛风通络。肿热明显者配合膈俞、肾俞能行气血而消关节肿热。

其他疗法

（1）穴位注射：热痹可按照上述辨证取穴，用1％普鲁卡因注射液每穴注射0.5～1毫升。风寒湿痹可选用当归注射液，每穴注射0.5～1毫升。注意切勿注入关节腔。

（2）拔罐：风寒湿痹可用皮肤针重叩背脊两侧或关节局部，使叩处出血少许，加拔火罐，3日一次，5次一疗程。

（3）电针：按照分部取穴，针刺得气后，用连续波5分钟，再用疏密波15～20分钟。

成方选录

（1）阳辅、阳关、委中、天井、尺泽、少海。

（2）环跳、阳陵泉、足三里。

（3）四肢疼痛：公孙、曲池、风市、外关、阳陵泉、三阴交、手三里。

（4）红肿疼痛：膝关、委中、足三里、阴市。

（5）腕部：阳池、阳溪、外关、腕骨、后溪、支沟、合谷。

（6）肘部：曲池、曲泽、天井、手三里、支沟、合谷。

（7）髋部：巨髎、环跳、殷门、承扶、秩边、委中、髀关、伏兔、风市、阳陵泉。

（8）膝部：梁丘、犊鼻、血海、鹤顶、足三里、阳陵泉、阴陵泉、内外膝眼、三阴交。

（9）踝部：公孙、昆仑、绝骨、解溪、申脉、三阴交、承山、太溪。

二、肩周炎

肩周炎是以肩部长期固定疼痛，活动受限为主症的疾病。早期单侧肩部酸痛，偶见两侧同时受累。其痛可向颈部和上臂放散，或呈弥散性疼痛。静止痛为本病的特征，表现为日轻夜重，晚间常可痛醒，晨起肩关节稍活动后疼痛可减轻。由于风寒是本病的重要诱因，故常称为"漏肩风"。又因本病多发于 50 岁左右的成人，女性多发，俗称"五十肩"。因患肩局部常畏寒怕冷，尤其后期常出现肩关节的粘连，肩部呈现固结状，活动明显受限，故也称"肩凝症"、"冻结肩"等。

西医学认为本病是软组织退行性、炎症性病变，与肩部受凉、慢性劳损、外伤等有关。

病因病机

风寒侵袭，阻滞经脉，致气血运行不畅；或劳力过度、外伤等伤及筋脉，气滞血瘀；或气血亏虚，筋骨失养等，皆可导致肩部脉络气血不利，不通则痛。

辨　证

临床以肩关节疼痛为主，多表现为静止痛、夜间痛、弥散痛并向颈及上臂放射，肩前、后及外侧均有压痛；常伴随有肩关节外展、后伸、上举等功能障碍，表现为晨起不能穿衣、梳头、叉腰；若伴随关节粘连则功能障碍更加明显；后期可出现肌肉萎缩；部分患者可自行痊愈。

风寒侵袭经脉常伴有畏风恶寒，遇寒痛甚，得温痛减；气滞血瘀多见于肩部有外伤或劳作过度史，且疼痛明显、拒按；气血虚弱者表现为肩

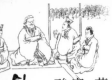

酸痛,劳累加重,或伴见头晕目眩,四肢乏力。

分经辨证:肩后部压痛明显者,多属手太阳经;肩前部压痛明显者,多属手阳明经;肩外侧部压痛明显者,多属手少阳经。

治 疗

【治法】 通经活络、温经养血、舒筋止痛。以局部阿是穴及手阳明、手少阳、手太阳经穴为主。用泻法。先刺远端配穴,做较长时间的手法,行针后鼓励患者运动肩关节。肩部穴位要求有强烈的针感。可加灸法。

【处方】 肩髃、肩髎、肩贞、肩前、阳陵泉、天宗、阿是穴。

【配穴】 手太阳经证者,加后溪;手阳明经证者,加合谷;手少阳经证者,加外关。风寒侵袭者,加合谷、风池;气滞血瘀者,加内关、膈俞;气血虚弱者,加足三里、气海,用补法;体虚可温灸肝俞、膈俞、脾俞;气虚可温灸气海、肾俞、膀胱俞。

【方义】 肩髃、肩髎、肩贞分别为手三阳经穴,加阿是穴和奇穴肩前为局部取穴,均取疏通肩部经络气血,活血祛风止痛之功。阳陵泉为筋之会穴;条口透承山为临床经验取穴。大杼为骨之会穴,有调和筋骨气血的作用。刺曲池、肩髃、足三里,能旺盛阳明气血而行气通络、祛湿止痛;温灸有关背俞和气海可补益气血。

其他疗法

(1)药物外敷:生半夏10克、生南星10克、生川乌10克、生草乌10克、白芷30克、细辛10克、红花15克、乳香15克、没药15克,生姜10克,白酒适量。布包外敷。

(2)穴位注射:10%葡萄糖液穴位注射。每次选2~3穴,每穴0.5毫升。当归注射液注射阿是穴,每处5毫升,隔日一次,10次一疗程。

(3)刺络拔罐法:三棱针在肩部压痛点点刺,使少量出血,加拔火罐;或用皮肤针叩刺肩部压痛点,使少量出血,加拔火罐。

(4)物理疗法:针刺配合红外线、超声波、磁疗等。

成方选录

(1) 肩髃透极泉、条口透承山、天宗。

(2) 肩髃、肩贞、曲池、尺泽、肩井、外关。

(3) 肩髃、肩髎、秉风、大杼、手三里。

(4) 肩髃、臂臑、曲池、手三里、外关、肩贞、肩井、极泉、天宗、合谷。

(5) 肩髎、肩髃、臑会、条口透承山。

三、腰痛

腰痛为临床常见证候之一，是以自觉腰部疼痛不适为主症的一类病证。其疼痛部位或在背中、或在一侧、或两侧俱痛。

本证候常见于西医学的腰部软组织损伤、肌肉风湿、腰椎病变等。

病因病机

感受寒湿之邪、或久卧湿地、或汗出当风，经络之气运行阻滞，血运不畅；负重闪挫、劳伤过度，伤损腰部，气血阻滞，经络受阻；年老体衰、久病体弱、劳欲过度，肾精亏虚等均可导致腰腑失养而痛。

辨证

寒湿腰痛，多发于感受风寒湿邪之后，表现为重痛，转侧不利，拘急不可仰俯，痛连腰脊、臀、腿部，常遇气候变化而加重；劳损腰痛，多有陈旧外伤，转侧不利，痛有定处，劳累加重；肾虚腰痛，起病缓慢，痛势绵绵，腰膝酸软乏力，常伴有神疲肢冷或潮热等症状。

治疗

【治法】 据病因采用驱寒湿、通经络、补肾等法。取足太阳、督脉经穴为主。根据证候虚实采用毫针补泻，或平补平泻，或针灸并用。

【处方】 肾俞、委中、阿是穴。

【配穴】 寒湿者，加风府、腰阳关（加灸）；劳伤者，加膈俞、次髎（加拔罐）；肾虚者，加命门、志室、太溪。

【方义】 腰为肾之府，取肾俞补益精气，加灸可温散寒湿，通经活

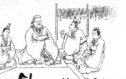

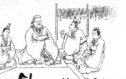

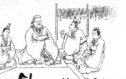

络;循经远取委中,以疏通太阳经脉之气,为治疗腰脊疼痛的要穴;局部阿是穴有通经活络止痛之效;风府、腰阳关同属督脉经穴,可祛风散寒,通利阳气;膈俞为血之会穴,配次髎可通利膀胱经气,活血化瘀;命门、志室可填补肾中真阳,太溪为足少阴经原穴,为脏病取原之意。

其它疗法

穴位注射:地塞米松5毫升和0.1%普鲁卡因2毫升混合,消毒后刺入痛点,每穴0.5～1毫升,每日或隔日一次。

成方选录

（1）肾俞、腰俞、气海俞、命门、大杼、大椎、身柱、殷门、风市、委中

（2）肩井、环跳、阴市、足三里、委中、承山、阳辅、昆仑。

（3）劳伤:尺泽、曲池、合谷、手三里、阴陵泉、三阴交、行间、足三里。

（4）肾虚:足临泣、肾俞、脊中、委中。

（5）委中三棱针放血,并可加拔火罐。

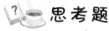 **思考题**

1. 临床上如何辨别行痹、痛痹、着痹、热痹?

2. 痹证易发生在哪些部位? 各部的常用穴位如何?

3. 简述肩周炎的分经取穴及辨证取穴。

4. 腰痛如何辨证取穴。

针灸与腧穴20讲

上工书房系列　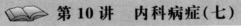 第10讲　内科病症（七）

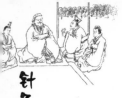

第10讲　内科病症（七）

一、胃痛

胃痛又称胃脘痛，以上腹胃脘反复性发作性疼痛为主要临床症状，由于疼痛近心窝部，古人又称"心痛"、"胃心痛"、"心腹痛"、"心下痛"等。

胃痛多见于西医学的急慢性胃炎、消化性溃疡、胃肠神经官能症、胃粘膜脱垂等病，是各种原因导致胃粘膜刺激、受损或胃平滑肌痉挛所出现的症状。

病因病机

胃痛发生的常见原因有寒邪客胃、饮食伤胃、肝气犯胃和脾胃虚弱等。胃主受纳、腐熟水谷，若寒邪客于胃中，寒凝不散，阻滞气机，可致胃气不和而疼痛；肝对脾胃气机有疏泄作用，若因恼怒抑郁，气郁伤肝，肝失条达，横逆犯胃，亦可发生胃痛；劳倦内伤，久病脾胃虚弱或禀赋不足，中阳亏虚，胃失温养，虚寒内生而痛；亦有气郁日久，瘀血内结，气滞血瘀，阻碍中焦气机，而致胃痛发作；脾胃阴虚多由肝气郁久化火伤阴，或因热病耗伤津液，或过食辛辣烈酒，或害于燥烈药物，灼伤阴液，克伐胃腑，以致胃阴枯燥；阳明火郁型，常因平素过食辛辣烈酒，或情志不遂，肝气郁久化火，或燥烈药物害胃，或邪热内犯胃腑，久而积成胃中火热炽盛；中焦寒凝型，多因寒邪侵袭胃腹，或过食生冷，阴寒积于中焦，阳气被遏，寒性凝滞收引而痛；脾胃食积型，常由饮食不节，暴饮暴食，饥饱无常，损伤脾胃，或宿食积滞而成；湿浊中阻型，多因脾虚而不能化湿，外因水湿邪气侵犯中焦，或因过食生冷，脾胃阳气被遏，造成湿浊停滞中焦。

总之，胃痛发生的病机分为虚实两端，实证为气机阻滞，不通则痛；虚证为胃腑失于温煦或濡养，失养则痛。

辨　证

胃痛以胃脘部反复发作性疼痛为主要症状，临床按照其病因病机的不同可划分为虚实两类加以辨证。

（一）实证

本证以胃脘部暴痛，痛势较剧，痛处拒按，饥时痛减，纳后痛甚为辨证要点。

寒邪客胃者，症见胃痛暴作，恶寒喜暖，泛吐清水，口不渴喜热饮，或伴恶寒，苔薄白，脉弦紧；若为饮食所伤，症见胃脘胀满疼痛，嗳腐吞酸，呕吐不消化食物，吐后或矢气后痛减，大便不爽，苔厚腻，脉滑；若为肝气犯胃，症见胃脘胀痛，攻窜连胁，嗳气频频，心烦易怒，善叹息，大便不畅，每因情志因素而诱发，苔薄白，脉弦；若胃痛拒按，痛有定处，食后痛甚，或见呕血便黑，舌质紫暗甚或有瘀斑点，脉细涩，为瘀血停滞；阳明火瘀型，症见胃脘灼热疼痛，痛势急剧，口臭，牙眼肿痛，口干口苦，喜食冷饮，嘈杂泛酸，大便秘结，舌苔黄厚粗糙，脉象弦数滑大；中焦寒凝型，多见胃痛暴作，痛势急剧，甚如刀绞，畏寒肢冷，喜暖热饮，得温痛减，遇寒则剧，泛吐清水，便溏尿清，舌淡苔白，脉弦紧或弦迟；脾胃食积型，症见脘痛胀满，胸腹拒按，嗳腐吞酸，呕恶厌食，便溏而滞，矢气频作，舌苔厚浊，脉象弦滑；湿浊中阻型，症见脘痛胀满，口淡无味，不思饮食，肢体沉重，怠惰嗜卧，大便溏滞，舌苔白腻，脉象濡缓。

（二）虚证

本证以胃脘部疼痛隐隐，痛处喜按、空腹痛甚、纳后痛减为辨证要点。

虚证多见于脾胃虚弱，症见胃痛隐隐，泛吐清水，喜温喜按，纳差神疲，甚或手足不温，大便溏薄，苔薄白，脉虚弱或迟缓；若胃脘部灼热隐痛，饥不欲食，大便干结，频频干呕，舌红少津，少苔或光剥，脉弦细或细

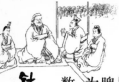

数,为脾胃阴虚。

治 疗

(一)基本治疗

1. 实证

【治法】 散寒止痛、疏肝理气、消食导滞。取胃之募穴、合穴,手足厥阴、足太阴穴。用泻法,寒证可灸。

【处方】 中脘、足三里、内关、公孙。

【配穴】 寒邪犯胃者,加胃俞;饮食停滞者,加下脘、梁门;肝气犯胃者,加太冲;气滞血瘀者,加膈俞。

【方义】 中脘配足三里具有调和胃气,导滞止痛之功。内关、公孙是八脉交会配穴法,能宽胸解郁,善治胃痛。

2. 虚证

【治法】 健脾和胃为主,阳虚者温中散寒,阴虚者养阴益胃。取俞、募穴及足太阴、阳明经穴为主。针用补法,阳虚可加灸。

【处方】 脾俞、胃俞、中脘、章门、足三里、内关、三阴交。

【配穴】 脾胃虚寒者,加气海、关元、脾俞、胃俞;胃阴不足者,加三阴交、内庭。

【方义】 用脾胃的俞、募穴配足三里、三阴交、内关用补法可补脾健中、养胃,用灸法可温中散寒,健脾和胃。

(二)辨证治疗

1. 饮食不节

【治法】 和胃消滞。补法,或平补平泻。

【处方】 内关、中脘、足三里、公孙。

【方义】 中脘为胃经募穴,善调胃气;内关为手厥阴经之络穴并通于阴维脉,以宽胸解郁;足三里是足阳明胃经的合穴,可和胃止痛。此三穴可用于各类胃痛,且作为治疗胃脘痛之基本方。

2. 肝气犯胃

【治法】 疏肝和胃。期门、太冲宜用泻法。期门穴不可深刺,以防损伤内脏。

【处方】 内关、足三里、中脘、期门、太冲。

【配穴】 肝气郁结化火,胃热甚者加内庭、行间;胃痛甚加梁丘;胁痛者加丘墟。

3. 脾胃虚寒

【治法】 温中散寒。补法,或平补平泻。宜加灸。

【处方】 内关、足三里、中脘、章门、脾俞、胃俞。

【配穴】 胃体下垂,加百会、承满;贫血加身柱、至阳。针刺宜补法与温灸。

4. 脾胃阴虚

【治法】 养阴益胃,润燥止痛。针刺手法宜平补为主。

【处方】 足三里、三阴交、三焦俞、脾俞、关元、身柱。

【配穴】 纳呆干呕,加内关、巨阙、建里;便秘不通,加大肠俞、上巨虚、水道;手足心热,加通里、涌泉、厥阴俞。

5. 阳明火瘀

【治法】 清胃泄浊,通腑止痛。针刺宜强度泻法,委中则须放血。

【处方】 公孙、内庭、厉兑、合谷、曲池、膈俞、委中。

【配穴】 口渴甚者,加然谷、鱼际;小便黄赤者,加阴陵泉、小肠俞、膀胱俞;心烦易怒,加太冲、侠白、厥阴俞。

6. 中焦寒凝

【治法】 温中通阳,散寒止痛。针刺宜补法与温灸结合,神阙、中脘、大椎宜隔姜灸,其它穴位温针灸 3～5 壮,每壮前再以补法捻动。

【处方】 中脘、足三里、内关、大椎、膏肓俞、脾俞、胃俞。

【配穴】 泛吐清水加膻中;大便溏泄加关元、天枢、神阙。

7. 气滞血瘀

【治法】 行气化瘀,宁络止痛。针刺宜泻法。足三里、百会、血愁、血病宜隔姜灸,3～5 壮为度,其它穴位针刺后留针 30 分钟。

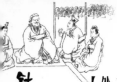

【处方】 内关、侠白、太冲、阳陵泉、胆俞、足临泣、膈俞、期门。

【配穴】 大便隐血加足三里、百会、血愁（经外奇穴,位置在第十四椎骨上）;吐血加内庭、灸血病（经外奇穴,位置在第三椎骨之上脊骨高处）。

8. 胃脘食积

【治法】 消导化积,和中止痛。足三里、脾胃俞、内关等用针刺补法,其它穴位均可用中等泻法。

【处方】 足三里、公孙、内关、建里、脾俞、胃俞、食关（经外奇穴,位置在建里穴旁开一寸）。

【配穴】 大便水泄加梁门、日月、通关（经外奇穴,位置在中脘穴旁开五分）;大便不畅加大肠俞、天枢、上巨虚;脘腹胀满加大巨、水道、气海;脾胃虚弱加不容、支沟。

9. 湿浊中阻

【治法】 行气化湿,和中止痛。平补平泻

【处方】 足三里、上脘、建里、脾俞。

【配穴】 气虚甚者加百会、承满、气海;湿浊重者加阳纲、至阳、水道;湿已化热者加曲池、大抒;挟食加内关、公孙;挟痰加肺俞、尺泽;脾胃虚弱,胃呆不纳,加不容、梁门、气海、足三里、百会。

其它疗法

（1）穴位注射:取胃俞、脾俞、中脘、内关、足三里。用红花、当归注射液,或黄芪注射液,每次取 2～3 穴,每穴注射 2～4 毫升,隔日一次,10 次一疗程。

（2）穴位埋线疗法:脾俞透胃俞（用于控制症状）,中脘透上脘（用于愈合溃疡）,此法用羊肠线穴位埋藏,适于溃疡性胃病。

（3）虚寒久痛不愈者可行"五炷灸",在中脘和中脘上、下、左、右各一寸处,各灸五壮,每日一次。

（4）拔罐:选上腹部和背部穴位拔火罐,适用于虚寒型胃痛。

成方选录

（1）膈俞、脾俞、胃俞、内关、阳辅、商丘。用灸法。

（2）太渊、鱼际、三里、两乳下各一寸、膈俞、胃俞、肾俞。用灸法。

（3）中脘、上脘、足三里。

（4）内庭、中脘、气海、公孙。用于虚寒型胃痛。

二、呕吐

呕吐是由于胃失和降，胃气上逆所引起的临床常见病症，既可单独为患，亦可见于多种疾病。以有声有物谓之呕，有物无声谓之吐，有声无物谓之干呕。因两者常同时出现，故称呕吐。

呕吐可见于西医学的急慢性胃炎、胃扩张、贲门痉挛、幽门痉挛、胃神经官能症、胆囊炎、胰腺炎等。

病因病机

胃主受纳，腐熟水谷，主通降，以降为和。风、寒、暑、湿之邪，以及秽浊之气，侵犯胃腑，均可致胃失和降，水谷随气逆而上；暴饮暴食，或恣食生冷、肥甘厚腻，导致食积不化，损伤胃气，食随气逆；情志不畅，所愿不遂，肝失条达，横逆犯胃，致胃失和降；脾胃虚弱或久病中阳不振，运化失常，湿浊内生，停痰留饮，积于胃中等诸多原因均可使胃气上逆，引发呕吐。

辨 证

本病以呕吐为主要临床表现，临证应结合相兼症状以辨虚实。

（一）实证

一般发病急，呕吐物量多，吐出物多有酸臭味。寒邪客胃常兼见呕吐清水或痰涎，大便溏薄或腹泻，头身疼痛，胸脘痞闷，喜暖畏寒或恶寒发热，苔白，脉迟；热邪内蕴多食入即吐，呕吐频繁，呕吐酸苦热臭，大便燥结，口干而渴，发热微恶风寒，苔黄，脉数；饮食所伤多呕吐酸腐，脘腹胀满，疼痛拒按，嗳气厌食，得食更甚，吐后舒畅，大便或溏或秘，舌苔厚腻,脉滑实;痰饮内阻则呕吐清水痰涎,脘闷纳差,头晕心悸,苔白腻,脉滑;肝气犯胃常在精神受刺激时发作,吞酸,嗳气频频,平时多烦善怒,苔薄白,脉弦。

(二)虚证

一般病程较长,发病较缓,时作时止,吐出物不多,腐臭味不甚。兼见饮食稍有不慎,呕吐即易发作,时作时止,纳差便溏,面色苍白无华,倦怠乏力,舌淡苔薄,脉弱无力。

治 疗

(一)基本治疗

【治法】 和胃降逆,理气止呕。以手厥阴、足阳明经穴及相应募穴为主。足三里平补平泻法,内关、中脘用泻法。配穴按虚补实泻法操作;虚寒者,可加用艾灸。呕吐发作时,可在内关穴行强刺激并持续运针1~3分钟。

【选穴】 内关、足三里、中脘。

【配穴】 寒吐者,加上脘、胃俞;热吐者,加合谷,并可在金津、玉液点刺出血;食滞者,加梁门、天枢;痰饮者,加膻中、丰隆;肝气犯胃者,加阳陵泉、太冲;脾胃虚寒者,加脾俞、胃俞;腹胀者,加天枢;肠鸣者,加脾俞、大肠俞;泛酸干呕者,加公孙。

【方义】 内关为手厥阴经络穴,宽胸利气,降逆止呕;足三里为足阳明经合穴,疏理胃肠气机,通降胃气;中脘为胃经募穴,理气和胃止呕。

(二)辨证治疗

1. 寒邪客胃

【治法】 温中散寒,调和胃气,取太阳、太阴、厥阴经穴,多用灸法。

【处方】 支正、中脘、三阴交、太冲。

【方义】 取手太阳络穴支正解表散寒;中脘、三阴交调理脾胃,和中止呕;太冲有平肝抑木,安胃止呕之效。

2. 热邪犯胃

【治法】 泻热和胃。取少阳、阳明经穴,多用针法。

【处方】 大椎、外关、合谷、内庭。

【方义】 取督脉要穴大椎与外关同用,可疏散风热,和解少阳;合谷、内庭清泄阳明,和胃止呕。

3. 饮食所伤

【治法】 消食导滞,和胃降逆。取任脉、足阳明经穴,针用泻法。

【处方】 下脘、璇玑、足三里、腹结。

【方义】 下脘、璇玑行气导滞而消宿食;足三里和胃降逆;腹结除脘腹胀满,亦治大便不调。

4. 肝气犯胃

【治法】 疏肝和胃,降逆止呕。取足厥阴、少阳、阳明经穴为主。针用泻法。

【处方】 上脘、阳陵泉、太冲、梁丘、神门。

【方义】 上脘宽胸和胃,配梁丘降逆止呕;太冲平肝降火,配阳陵泉疏肝理气,解郁和胃;神门安神定志,以助情志平稳。

5. 脾胃虚弱

【治法】 健脾化浊,和胃止呕。取足太阴、足阳明经穴,针灸并用。

【处方】 章门、公孙、中脘、丰隆。

【方义】 脾经募穴章门配公孙健脾化浊;胃经募穴中脘配丰隆健运脾胃之气,化浊止呕。

其它疗法

穴位注射:内关、足三里、中脘,用维生素 B_1 或维生素 B_{12} 注射液,每穴注射 0.5～1 毫升,每日或隔日一次。

成方选录

　　腕横纹正中直下 15 毫米处,用毫针呈 15°～30°向中指方向进针,大幅度捻转强刺激,留针 10 分钟。

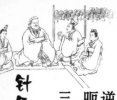

三、呃逆

呃逆是胸膈气逆上冲,喉间呃呃连声,声短而频,令人不能自制,甚至妨碍谈话、咀嚼、呼吸、睡眠等。呃逆有的偶然发作,症状轻微,持续数分钟或数小时,可以自愈;有的是继发于其他急、慢性疾病的过程,持续不断或间歇发作,需治疗才能渐平。

西医学又称膈肌痉挛,是膈肌不自主的间歇性收缩运动所呈现的一种症状。本症常见于胃肠神经官能症、胃、肠、纵隔、食道等疾病。

病因病机

呃逆的发生是由多种原因引起的胃气上逆所致。胃气以通为顺、以降为和,若饮食不节,过食生冷或寒凉药物克伐胃气,胃阳被遏,则致腑气不通,胃气不降;过食辛辣或温燥药物伤胃,燥热内盛,阳明腑实;或情志抑郁,郁而化火,肝阳上亢,肝火犯胃,胃失和降;或年老体弱,脾胃阳虚,痰浊中阻,清气不升,浊气不降;或热病伤阴、汗吐下太过,耗伤胃阴,虚火上炎等均可导致胃气上逆,气机逆乱,发为呃逆。

辨 证

(一)实证

多为呃逆初起,呃声响亮有力。胃寒者,声沉缓有力,伴有胃脘冷胀,喜食热饮,手足不温,大便溏薄,舌苔白滑;胃热者,呃声响亮,连续有力,胃脘灼热,喜食冷饮,口臭口干,面赤心烦,小便短黄,大便干燥,舌苔黄少津;肝气犯胃者,常因情志变化而症状加重,伴有胸胁胀痛,嗳气频频,情绪波动加重,大便不调,舌苔薄白。

(二)虚证

多为久病体弱,呃声低怯无力,形体消瘦。脾胃阳虚者,呃声低弱,气短乏力,形体消瘦,面色不华,手足不温,不思饮食,或泛吐痰涎,大便溏薄,舌质淡胖;胃阴不足者,呃声断续而急促,口干咽燥,烦渴消瘦,饥不欲食,舌红苔少或光剥无苔。

治　疗

（一）基本治疗

【治法】　和胃降逆。寒证宜温阳，多用灸；热证多用针以清热；气滞则疏肝理气；阳虚则温中益气；阴虚则益胃生津。

【处方】　中脘、内关、足三里、膈俞。

【配穴】　胃寒加灸梁门；胃热针泻陷谷；阳虚加灸气海；阴虚针补太溪；肝气横逆针泻期门、太冲。

【方义】　中脘是胃经募穴，足三里是胃经合穴，两穴同用，泻之能清胃降气，补之能益气温中；膈俞利膈镇逆，内关解郁和中，阳虚者灸之，阴虚者针之。本方通治一切原因导致的呃逆，为通治呃逆之要穴。

（二）辨证治疗

1. 寒证

【治法】　温化降逆，补中益气。

【处方】　上脘、膻中、章门、脾俞、内关。

2. 热证

【治法】　清热降火，行气宽中。

【处方】　内关、曲池、合谷、膈俞、膻中、列缺、足三里。

3. 实证

【治法】　通气降逆，和胃止呕。

【处方】　中脘、少商、脾俞、足三里、内关、膈俞、太冲。

4. 虚证

【治法】　补气降逆，疏肝健脾。

【处方】　中脘、期门、气海、脾俞、胃俞、足三里。

> **成方选录**
>
> （1）天突、中脘、膻中、上脘、下脘、脾俞、胃俞、大陵、足三里、中魁。

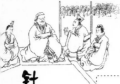

（2）实证：巨阙、膈俞、膻中、足三里。用泻法。

（3）虚证：关元、中脘、气海、足三里。用补法。

（4）胃火上炎：解溪、内庭、胃俞。用泻法。

（5）肝气犯胃：行间（泻）、肝俞（泻）、脾俞（补）、胃俞（补）。

（6）食积胃脘：天枢（泻）、梁门（泻）、脾俞（补）、公孙（补）。

 思考题

1. 胃痛的实证和虚证的针灸治法、处方和方义如何？

2. 胃痛的随证选穴及注意事项如何？

3. 简述呕吐的辨证、治法、处方及方义。

4. 如何辨别呃逆的虚、实、寒、热？其治法、处方各如何？

针灸与腧穴 20 讲

上工书房系列

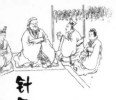

第 11 讲 内科病症(八)

一、腹痛

腹痛是指胃脘以下,耻骨毛际以上的部位发生以疼痛为主要症状的病症。腹痛在临床上极为常见,涉及范围也很广。腹内脏腑、经络受到外邪侵害或内伤等,均可产生腹痛。本节主要讨论有关内科常见的腹痛,至于急腹症、妇科疾病、痢疾所致的腹痛等均不属本节讨论内容。

病因病机

疼痛发生的主要病机为不通则痛或不荣则痛。寒湿暑热之邪侵入腹中,导致脾胃运化功能失调,邪滞于中,气机阻滞,不通则痛;过食生冷,或寒邪直中,寒凝气滞,肠胃气机阻滞,或脐腹暴受外寒,侵入厥阴经,导致寒邪内积,寒主收引,拘急作痛;平素脾阳不振,运化失司,再加寒湿阻滞,或脾虚不能运化水谷精微,气血亏虚,不能温养脏腑、经脉而致不荣则痛;情志抑郁,肝气郁结,气机失于条达,气血郁滞,导致不通则痛;暴饮暴食,饮食停滞,或过食膏粱厚味,损伤肠胃,致食积不化,传导失职,阻滞气机不通则痛。

辨 证

本病以胃脘以下,耻骨毛际以上的部位发生疼痛为主要临床表现。

寒邪侵犯常表现为腹痛急暴,得温痛减,遇寒加甚,口不渴,大便溏薄或泄泻,腹中肠鸣,小便清长,舌苔白腻,脉沉紧;若兼表寒,则兼有恶寒发热。食积肠胃表现为脘腹胀痛,痛处拒按,纳呆恶心,嗳腐吞酸,或痛而欲泻,泻后痛减,舌苔腻,脉滑;若化热,则大便秘结,口渴,小便短赤,苔黄腻,脉滑数或洪数。脾胃阳虚则为腹痛绵绵,遇劳加重,时痛时止,喜温喜按,神疲肢困,畏寒肢冷,面黄唇淡,大便溏薄,舌苔薄白,脉沉细。肝郁客犯则脘腹胀痛,攻窜不定,或痛引少腹,胸胁胀满,嗳气频频,常因情志所伤而发或加重,烦躁易怒,舌苔薄白,脉沉弦。

治 疗

(一)基本治疗

【治法】 通调腑气,缓急止痛。以足阳明、足太阴、足厥阴经及任脉穴为主。太冲用泻法,其余主穴用平补平泻法,配穴按虚补实泻法操作。寒证可用艾灸。腹痛发作时,持续强刺激足三里1～3分钟。

【处方】 足三里、中脘、天枢、三阴交、太冲。

【配穴】 寒邪内积者,加神阙、公孙;湿热壅滞者,加阴陵泉、内庭;气滞血瘀者,加曲泉、血海;脾阳不振者,加脾俞、胃俞、章门。

【方义】 足三里为胃之下合穴;中脘乃腑会、胃之募穴;天枢位于腹部,三穴可通调腑气。三阴交调理足三阴经之气血;肝经原穴太冲,疏肝而通调气机,通则不痛。

(二)辨证治疗

1. 寒邪腹痛

【治法】 温中散寒,理气止痛。取任脉和足太阴、阳明经穴为主。用泻法,配合隔盐灸神阙。

【处方】 中脘、神阙、关元、足三里、公孙。

【方义】 中脘温中散寒,升清降浊,调理胃肠之腑气,配合足三里、公孙健脾和胃,理气止痛;灸神阙、关元温暖下元,以祛寒止痛。

2. 食滞腹痛

【治法】 消食导滞,调理肠胃。取任脉、足阳明经穴为主。用泻法,并可加灸。

【处方】 中脘、天枢、气海、足三里、内庭。

【方义】 中脘调理脾胃,消食导滞;天枢、足三里以通腑理气,消食导滞;气海行气止痛;内庭为治疗伤食的经验穴。

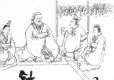

3. 脾肾阳虚

【治法】 温肾助阳,健脾益气。取背俞、任脉经穴为主。用补法,并灸。

【处方】 脾俞、肾俞、胃俞、中脘、气海、章门、足三里。

【方义】 脾俞、胃俞配腑会中脘、脾募章门健脾温中,益气生血,血主濡之,气主煦之,经脉通利,其痛可止;肾俞益肾壮阳,温里散寒;气海、足三里调理肠胃,以助消谷运化之功能。

4. 肝郁腹痛

【治法】 疏肝解郁,理气止痛。取手足厥阴、任脉经穴为主。用泻法。

【处方】 膻中、太冲、内关、阳陵泉。

【方义】 气会膻中,配太冲能疏肝解郁,理气止痛;内关属手厥阴经,通阴维脉,配阳陵泉能解郁除烦,使肝气和畅,情志怡悦,则腹痛可止。

其它疗法

穴位注射:天枢、足三里。用异丙嗪和阿托品各50毫克,混合。每穴注射0.5毫升,每日一次。

成方选录

(1)内关、足三里、阴谷、阳陵泉、复溜、太溪、昆仑、陷谷、行间、太白、中脘、气海、膈俞、脾俞、肾俞。

(2)脐周痛:水分、天枢、三阴交、足三里。用灸法。

(3)天枢、公孙、足三里。

二、泄泻

泄泻是指排便次数增多,粪便稀薄,甚至如水样。古人将大便溏薄称为"泄",大便如水样称为"泻"。本证的病理变化主要在脾胃和大小肠,亦可涉及到肾。

现代医学中的急、慢性肠炎、肠结核、胃肠神经功能紊乱、过敏性肠炎和溃疡性结肠炎等引起的腹泻,均可参考本节辨证施治。

病因病机

泄泻病变的脏腑主要在脾、胃和大小肠。其致病原因有感受外邪、饮食不节、情志所伤及脏腑虚弱等,脾虚、湿盛是导致本病发生的主要因素,两者互为影响,互为因果。

根据本证的病理变化和临床表现可分为急性和慢性两类。急性泄泻多由饮食生冷或不洁之物,或兼受寒湿暑热之邪,损伤于脾,扰于肠胃,导致运化传导功能失常,清浊不分,水谷相兼而下,而发生泄泻;慢性泄泻多因脾胃素虚,或久病气虚,脾阳不振,健运失职,清浊不分,混杂而下;或肝郁气滞,横逆犯胃,运化失常;或肾阳不振,命门火衰,不能温煦脾胃,致使胃的腐熟运化功能失常,出现完谷不化,水湿积滞,泛滥于肠而致泄泻。

辨 证

(一)急性泄泻

发病较急,病程短,排便次数显著增多。

偏于寒湿者,伴有大便清稀,水谷相杂,肠鸣腹痛,口不渴,身寒喜温,舌苔白腻,脉濡缓;偏于湿热者,多见大便色黄而臭,泻下急迫,便稀有粘液,肛门灼热,心烦口渴,小便短赤,或伴有身热不扬,舌苔黄腻,脉濡数;饮食停滞者,常有腹痛肠鸣,大便恶臭,伴有未消化食物,泻后痛减,嗳腐吞酸,不思饮食,舌苔厚腻,脉象滑。

(二)慢性泄泻

发病势缓,病程较长,多由急性泄泻迁延不愈发展而来,便泻次数较少。

脾虚者,兼见大便溏薄常伴有完谷不化,反复发作,稍进油腻食物则大便次数增多,面色萎黄,神疲肢软,不思饮食,喜暖畏寒,舌淡苔白,脉濡缓无力;肝郁乘脾者,平素多有胸胁胀闷,嗳气食少,每因抑郁恼怒或情绪紧张时发生腹痛泄泻,舌淡红、脉弦;脾肾阳虚者,多在黎明之前腹部作痛,肠鸣即泻,泻后痛减,常伴有形寒肢冷、腰膝酸软、形体消瘦、面色黧黑、舌淡苔白、脉沉细等。

治 疗

(一)急性泄泻

【治法】 以化湿导滞,调理脾胃为主。取手足阳明和足太阴经穴为主。偏寒者可留针,并用艾条或隔姜灸;偏热者用泻法。

【处方】 合谷、中脘、天枢、上巨墟、足三里、阴陵泉、水分。

【配穴】 寒湿者,加神阙;湿热者,加内庭;食滞者,加中脘。

【方义】 合谷是大肠之原,中脘为胃募,天枢为大肠募,取三穴以调理胃肠运化与传导功能;上巨墟为大肠的下合穴,可运化湿滞,取"合治内腑"之意;足阳明合穴足三里,可通降胃腑气机,脾与胃相表里,故取阴陵泉调理脾经经气,使脾气健运,水精四布,小便通利,湿浊得化,可达止泻的目的;水分可利小便实大便。

(二)慢性泄泻

【治法】 健脾温肾,固本止泻。以任脉及足阳明、足太阴经穴为主。神阙用灸法;天枢用平补平泻法;足三里、公孙用补法,配穴按虚补实泻法操作。

【处方】 神阙、天枢、足三里、公孙、中脘。

【配穴】 脾虚者,加脾俞、太白、章门、关元俞;肝郁者,加肝俞、太冲、行间;肾虚者,加关元、肾俞、命门。

【方义】 灸神阙可温补元阳,固本止泻;天枢为大肠募穴,能调理肠胃气机;中脘、足三里、公孙健脾益胃。

其它疗法

(1)穴位注射:天枢、上巨墟。黄连素注射液,或维生素 B_1 注射液,每穴每次注射 0.5～1 毫升,每日或隔日一次。

(2)拔火罐:天枢、关元俞、大肠俞。用于虚寒型泄泻。

成方选录

(1)灸法:百会、关元、天枢、气海、命门。用于虚寒型泄泻。

(2)脐中四边穴,用毫针上下左右为序进针,针刺0.3～0.5寸,虚寒型采用缓刺捻转 30 秒左右,实热性患者采用急刺捻转10 秒左右。

三、痢疾

痢疾为常见的肠道传染性疾病,多发于夏秋季节,临床以腹痛、里急后重、下痢赤白脓血便为主要症状。

病因病机

本病常因饮食生冷不洁、或感受湿热疫毒,损伤脾胃及肠腑而致。外邪与食积损伤脾胃,肠道传导功能失职,郁而化热;或湿热蕴蒸、疫毒内侵,均可导滞气血阻滞,脉络受损,化为脓血。由于湿热偏胜的不同,又有赤多白少的湿热痢和白多赤少的寒湿痢;如果热毒炽盛,邪热内陷,动风动血,则发展成危重的疫毒痢;湿热犯胃,胃气不降,呕恶不能饮食,则成噤口痢;痢疾迁延日久,中焦虚寒,下元火衰,正虚邪恋,常因受凉或饮食不当反复发作,则成休息痢。

辨 证

湿热痢:下痢脓血,里急后重,肛门灼热,伴有身热,小便短赤。

寒湿痢:下痢赤白,白多赤少,腹痛绵绵,喜温喜按,神疲倦怠。

疫毒痢:发病急骤,高热烦躁,腹痛剧烈,下痢紫红色脓血,甚则神昏谵语,四肢惊厥。

噤口痢:下痢赤白,腹痛绵绵,不思饮食,食则呕恶,神疲倦怠。

休息痢:下痢时作时止,或轻或重,经久不愈,常伴有面色不华、四肢不温或潮热盗汗等症。

治 疗

【治法】 清热化湿解毒,辅以调气和血导滞。取手足阳明经穴为主。针用泻法,偏寒加灸法。久痢体虚兼顾脾胃。

【处方】 合谷、天枢、上巨虚、足三里、关元、下脘。

【配穴】 湿热痢,加曲池、内庭;寒湿痢,加中脘、气海;疫毒痢,加大椎、太冲、十宣;噤口痢,加内关、中脘;休息痢,加脾俞、关元、胃俞、肾俞;久痢脱肛,加百会、长强。

【方义】 合谷为手阳明原穴,天枢为大肠经募穴,上巨虚为大肠经和穴,三穴通调大肠腑气,使气调湿化滞行;下脘为任脉与足太阴交会穴,关元为小肠募穴,二穴可疏调肠腑气机,理气化滞。

其它疗法

穴位注射:黄连素注射液或维生素 B_1 注射液,每穴注射 $0.5 \sim 1$ 毫

119

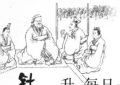

升,每日一次。

四、便秘

便秘是指患者大便秘结不通,粪质干燥、坚硬,排便坚涩难下或大便秘结不通,排便时间延长,常常数日一行,甚至非用泻药、栓剂或灌肠不能排便,或虽有便意而排便困难,称为便秘。

病因病机

便秘主要为大肠传导功能失常,粪便在肠内停留时间过久,水液被吸收,致使粪便干燥难解。本证的发生与脾胃及肾脏关系密切,临床可分为实证和虚证两类。

实证便秘,多由素体阳盛,或嗜食辛辣厚味,以致胃肠积热;或邪热内盛,津液灼伤,肠燥腑气不通,大便干结;或因情志不畅,气机郁滞,疏泄失职,津不输布,致使肠腑传导失常;或久坐少动,肺气不降,肠道气机郁滞,通降失常,糟粕内停。

虚证便秘,多由病后、产后,气血耗伤未复;或年迈体弱,气血亏虚,气虚推动无力,血虚肠失润下;或下焦阳气不足,温煦失权,无力化气布津,导致阴寒凝结,糟粕不行。

辨 证

本病以大便秘结不下,排便艰涩难解为其主要症状。

热秘:大便干结,小便短赤,腹胀腹痛。常伴有面红身热,口干口臭,心烦,舌苔黄燥,脉滑数。

气秘:大便秘而不甚干结,欲便不得,腹胀腹痛,遇情志不舒则便秘加重。伴有嗳气频作,纳呆食少,胸胁痞满,舌苔薄腻,脉弦。

虚秘:虽有便意,临厕努挣乏力。常兼汗出气短,面色无华,神疲气怯,头晕心悸,舌淡嫩,苔薄,脉细无力。

寒秘:大便艰涩,排出困难。伴有腹中冷痛,面色无华,四肢不温,畏寒喜暖,或腰膝有冷感,小便清长,舌淡苔白,脉沉迟。

治 疗

【治法】 调理肠胃,通便导滞。以足阳明、手少阳经穴为主。实证用泻法,虚证用补法,寒证可加灸。

【处方】 天枢、支沟、水道、归来、丰隆、大肠俞、上巨墟。

【配穴】 热秘者加合谷、内庭、曲池;气秘者,加太冲、中脘、行间;气虚者,加脾俞、胃俞、气海;血虚者,加足三里、三阴交;寒秘者,加神阙、关元、气海。

【方义】 天枢为大肠募穴,疏通大肠腑气,腑气通则大肠传导功能复常。支沟宣通三焦气机,三焦之气通畅,则肠腑通调。曲池、合谷通大肠腑气,以泻其热;泻行间以疏肝理气;补脾俞、胃俞健脾益胃,扶助中气,化生气血;灸神阙、气海温通三焦,以助阳化寒;水道、归来、丰隆,可调理脾胃,行滞通腑。

其它疗法

用生理盐水或维生素 B_1、维生素 B_{12} 注射液,每穴注射 $0.5 \sim 1$ 毫升,每日或隔日一次。

成方选录

(1)章门、太白、照海。先补后泻。
(2)实证:长强、大敦、阳陵泉、支沟、足三里。
(3)虚证:内关、照海、百会、支沟。

思考题

1. 试述便秘的辨证取穴及方义。
2. 如何辨别腹痛的寒、热、虚、实及相互关系?
3. 简述急、慢性泄泻的针灸治法。
4. 简述痢疾的辨证与治疗。

针灸与腧穴 20 讲

上工书房系列

第12讲　内科病症(九)

一、癫狂

癫狂是精神失常性疾病,常以精神刺激、忧思恼怒为诱因,多发于青壮年,与家族遗传有关。癫证如以沉默痴呆,表情淡漠,喃喃自语,语无伦次,静而多笑为特征,属阴证;若狂证以妄言失志,喧扰不宁,打人毁物,动而多怒为特征,则属阳证。二者在症状上有时不能截然分开,而且又能相互转化,故癫狂并称。

癫狂包括了现代医学的精神分裂症(狂是狂躁性精神病,癫是抑郁性精神病)和反应性精神病,其确切的发病机理目前尚不太清。脑部器质性疾病所引起的精神障碍症状,可参考本证治疗。

病因病机

(一)癫证

癫证主要病机为痰气郁结,多由所愿不随、思虑太过、忧郁伤肝,致使肝气郁结,横犯脾土,导致脾失健运,痰浊内生,蒙蔽神窍,引发精神抑郁,沉默痴呆;或由思虑过度,暗耗心血,久则神失所养,神无所主而见喃喃自语;或脾虚气血化源不足,心神失养,而致语无伦次,颠倒错乱。

(二)狂证

狂证病机主要是痰火上扰所致,多由恼怒悲愤,肝失调达,郁而化火,灼津为痰,痰热互结,上扰心窍,以致神明逆乱,狂躁不宁。

123

癫证痰气郁而化火,可转为狂证;狂证郁火得泄,痰气郁滞,亦能转为癫证。

辨 证

(一)癫证

本证发病较缓,主要表现为精神抑郁,表情淡漠,沉默痴呆,喃喃自语,语无伦次;或时悲时喜,哭笑无常,多疑善惊;或视、听、嗅方面的幻觉和妄想。

肝气郁结者,常兼见善怒易哭,叹息频频,胸胁胀满,舌淡,苔薄白,脉弦;痰气郁结者,常伴有喜怒无常,秽浊不分,舌红,苔白腻,脉弦滑;心脾两虚者,多有郁郁寡欢,神思恍惚,心悸善惊、多愁善感,体倦纳差,脉沉细无力。

(二)狂证

本证以喧闹不宁,躁言妄动,妄言失志,登高而歌,打人毁物,弃衣而走,不避亲疏等为主要临床表现。

痰火扰神者,常伴有面红目赤,怒目圆睁,力气超常,舌红苔黄,脉滑数;久病伤阴者,多伴有多言善惊,烦躁不宁,形瘦面红,舌红少苔,脉细数;气滞血瘀者,可见躁扰不宁,善怒多言,面色晦暗,舌有瘀点,脉象细涩。

治 疗

(一)癫证

【治法】 疏肝理气,化痰开窍。以背俞穴为主,配以原穴、络穴。平补平泻法,人中穴用雀啄手法以眼球湿润或流泪为佳。

【处方】 内关、丰隆、人中、心俞、肝俞、脾俞、神门、后溪。

【配穴】 肝郁气滞者,加行间、膻中;痰气郁结者,加中脘、阴陵泉;心脾两虚者,加脾俞;哭笑无常者,加间使、百会;纳呆者,加足三里、三阴交。

【方义】 刺内关能清心调气;丰隆化痰降浊;脾俞健运脾气;人中清阳通窍;心俞清心开窍;肝俞疏肝理气;神门养心安神。后溪为八脉交会穴之一,可通调督脉,安神定志。

（二）狂证

【治法】 清心泻火,豁痰安神。取督脉为主,配以足阳明及手厥阴经穴。针用泻法。

【处方】 大椎、风府、水沟、内关、丰隆、太冲、中冲(点刺放血)。

【配穴】 狂躁明显者,加涌泉、大陵;幻听加听宫、听会;幻视加睛明;幻觉加百会;不语加廉泉、心俞;头痛加风池;痰火扰神者,加内庭、曲池、丰隆;火盛伤阴者,加行间、太溪(用补法)、三阴交(用补法);气血瘀滞者,加血海、膈俞。

【方义】 大椎、人中二穴并用能清泄阳邪,醒脑开窍;风府是髓海之下俞,取此有醒脑的作用;内关配丰隆,健脾和胃,清心豁痰,使心神得宁而狂躁自止;太冲能和肝清火而化瘀;中冲清泻心经之火。

其他疗法

（1）穴位注射:心俞、膈俞、间使、足三里、三阴交。狂证用氯丙嗪注射液20～50毫克注射;癫证用维生素类注射液,每日1次,每次选用1～2穴,各穴交替使用。

（2）电针疗法:百会、人中、通里、丰隆;或大椎、风府透哑门。针后在四肢穴位通以脉冲电流15～30分钟。癫证用断续波进行时间较短的强刺激;狂证用连续波进行时间较长的刺激。

（3）三棱针点刺放血:孙真人十三鬼穴,每次选用3～5穴,三棱针点刺放血,隔日1次。

成方选录

（1）癫证:上星、百会、风池、曲池、尺泽、阳溪、腕骨、解溪、申脉、昆仑、商丘、然谷、通谷、承山。用点刺法。

（2）狂证:神门、后溪、冲阳。

（3）狂证:巨阙、内关、少冲、心俞、中脘、十宣。

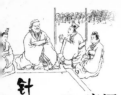

二、痫证

痫证，即癫痫，因其发作时有类似羊叫声，故又称"羊角风"，是一种发作性精神异常疾病。癫指僵仆抽风；痫是指间歇发作，而癫痫是以突然仆倒，昏不知人，口吐涎沫，双目上视，四肢抽搐，或口中如作猪羊叫声，醒后如常为其特征，具有突然性、短暂性、反复性发作的特点。本病与先天性因素或家族遗传史有关。

现代医学分原发性癫痫和继发性癫痫。原发性与先天因素或遗传有关，病因不明；继发性主要见于脑外伤、脑血管病、脑肿瘤等脑部疾患引起。

病因病机

本病的发生多与情志因素、脑部外伤、先天因素、饮食失宜及外感六淫之邪等有关。母体妊娠期剧烈受惊、高热不退、服药不慎或分娩胎儿头部受伤；或惊恐伤及肝肾；或肝肾阴虚，虚热内生，烁津成痰；或饮食不节，脾失健运，湿浊痰积；或情志刺激，肝气郁结等造成肝、脾、肾脏腑失调等，是痫证发病的内在基础，复因情志所伤；或劳累过度等触动积痰，则骤然阳升风动，痰气上壅，扰乱清窍神明，心窍痹阻，发为癫痫。

辨　证

本病时发时止、或一日数发、或半月至数月一发、或一年一发，发作时间长短不定。

（一）大发作

以突发性的短暂脑功能障碍，引起猝然仆到，意识模糊，肢体阵发性强直抽搐，目睛上吊，牙关噤闭，口吐白沫，醒后如常人（但常感头痛、困倦）为临床表现。

（二）小发作

表现为一般的意识障碍或丧失，病人突然中断活动，手中物件突然落下；或头突然向前倾下，或眼睛上翻，呆木不动，呼之不应，经数秒钟或数十秒钟后即可恢复,事后对发作情况完全不知。

(三)间歇期

痰火扰神常兼见急躁易怒,心烦失眠,咯痰不爽,口苦咽干,目赤,舌红,苔黄腻,脉滑数;风痰闭阻者,发作前多见眩晕,胸闷,痰多,舌红,苔白腻,脉弦滑有力;痫病日久伴见神疲乏力,面色苍白,体瘦,纳呆,大便溏薄,舌淡,苔白腻,脉沉弱,为心脾两虚;若痫病日久见有神志恍惚,面色晦暗,头晕目眩,两目干涩,健忘失眠,腰膝酸软,舌红,苔薄黄,脉细数者为肝肾阴虚;中风或脑外伤后出现癫痫者,为瘀阻脑络。

治　疗

(一)基本治疗

【治法】　涤痰熄风,开窍定痫。取任脉、督脉穴为主。发作时针用泻法,平时根据病情而定。

【处方】　鸠尾、大椎、腰奇、间使、丰隆。发作时加人中等穴。

【方义】　鸠尾为任脉之络穴,大椎为六阳经之交会穴,两穴并用具有协调阴阳,降气解郁的功能。取丰隆调理脾胃,促进运化,豁其痰浊,以消生痰之源。间使疏通心包经气,以开窍醒神。腰奇为治痫证有效的经验穴,与鸠尾配用,效果较好。人中开窍醒脑,为急救三要穴之一。

(二)分期治疗

1. 大发作期（多属风痰夹火型）

【治法】　清火、熄风、化痰。用泻法。

【处方】　涌泉、太冲、人中、百会、后溪。

【方义】　涌泉、太冲潜阳,平肝熄风止痉;人中、百会为督脉要穴,后溪通督脉,督脉入络脑,针刺可通窍醒脑。

2. 小发作期（多属痰阻清窍型）

【治法】　化痰、通络、清心。平补平泻法。

【处方】　内关、足三里、百会。

第12讲　内科病症(九)

127

【配穴】 痰多加丰隆；牙关噤闭加合谷、颊车；头痛加风池、太阳；发作后针灸心俞、肝俞、脾俞、肾俞。

【方义】 刺内关清心化痰；足三里旺盛气血而通痰阻；百会清脑；

3. 间歇期

【治法】 化痰熄风。以督脉、任脉及手足厥阴经穴为主。主穴用毫针泻法。配穴按虚补实泻法操作。

【处方】 印堂、鸠尾、间使、太冲、丰隆。

【配穴】 痰火扰神者，加曲池、神门、内庭；风痰闭阻者，加合谷、阴陵泉、风池；心脾两虚者，加心俞、脾俞、足三里；肝肾阴虚者者，加肝俞、肾俞、太溪、三阴交；瘀阻脑络者，加膈俞、内关。

【方义】 印堂可调神开窍；鸠尾为任脉络穴，任脉为阴脉之海，可调理阴阳，平抑风阳；间使为心包经穴，可调心神、理气血；太冲平熄肝风；丰隆为豁痰化浊的要穴。

其他疗法

(1)穴位注射：间使、丰隆、太冲、鸠尾、大椎、足三里、内关、风池。用维生素 B_1 和维生素 B_{12} 注射液，每穴注射 0.5～1 毫升，每次选 2～3 穴，每日一次。

(2)穴位埋针：大椎、腰奇、鸠尾、翳明、神门。每次选用 2～3 穴，埋入医用羊肠线，隔 20 天一次。

(3)指针疗法：当病人大发作而无针具时，用拇指甲前端按压人中、太冲、涌泉穴。

成方选录

(1)攒竹、天井、小海、神门、金门、商丘、行间、通谷、心俞、后溪。

(2)涌泉、心俞、三里、鸠尾、中脘、少商、巨阙。

(3)鸠尾、后溪、涌泉、心俞、阴交、三里、太冲、间使、上脘。

(4)内关、水沟、百会、后溪、涌泉。

(5)鸠尾、大椎、腰奇、间使、丰隆。

三、郁证

郁证是由于情志不舒，气机郁滞所引起的以心情抑郁，情绪不宁，胸部满闷，胁肋胀满；或易怒易哭；或咽中如有异物梗塞等为主症的一类内科常见病证。近年来随着工业化社会进程加快，生活、升学、就业、精神等压力的增大，其发病率呈现不断上升趋势。有临床资料显示类似郁证的病人在综合性医院约占门诊量的 10％左右。

本病主要见于西医学的神经官能症、癔病及焦虑症等，也可见于围绝经期综合征等。

病因病机

本病主要与情志不畅和脏腑虚弱有关。情志不畅，肝失条达，气机不畅，肝气郁结，而成气郁；思虑过度，精神紧张，或情志不畅，肝失条达，木克脾土，脾失健运，聚湿生痰，痰气结于咽喉，自觉咽喉中有异物梗阻，发为梅核气；郁证日久，心情抑郁，肝郁抑脾，脾虚不能化生气血，气血津液不足，不能奉养心神，导致神失所藏；或情志过极，损伤心神，心神失守；病变日久，损及肝肾心脾，使心脾两虚，或肝肾不足，心失所养，神无所主等均可导致心神不宁，哭笑无常。总之，当肝失疏泄，脾失健运，脏腑阴阳气血失调，而使心神失养或被扰，气机失畅均可出现郁证。

辨证

本病以精神抑郁善忧，情绪不宁，哭笑无常等为主要临床表现。

肝气郁结者，常伴有胸胁胀满，脘腹满闷，嗳气频频，不思饮食，大便不调，脉弦；气郁日久化火者，常伴有性情急躁易怒，口苦而干，或头痛、目赤、耳鸣，或胃中嘈杂，翻吐酸水，大便秘结，舌红，苔黄，脉弦数；若兼见咽中不适如有物阻，吞之不下或下之即上，咯之不出，但吞咽并无障碍，胸中窒闷，或兼胁肋胀痛，情绪抑郁，多疑善虑，善太息，舌苔白腻，脉象弦滑者为梅核气；若兼见情绪不稳，有时失常，时时悲泣，喜怒无常，每因精神激惹而发或加重，胸胁胀闷，舌苔薄白，脉沉弦者为脏躁；若兼脘闷纳呆，心悸失眠，头晕乏力，面色不华，舌质淡，脉细弱者，为心脾两虚；若兼眩晕耳鸣，颧色泛红，五心烦热，腰酸膝软，失眠健忘，舌质红赤，苔

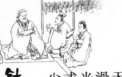

少或光滑无苔,脉细数,为肝肾阴虚之证。

治 疗

(一)基本治疗

【治法】 疏肝解郁,清神醒脑。针用泻法。

【处方】 人中、太冲、涌泉。

【配穴】 哭闹不休加神门、内关;失明加睛明、鱼腰;失语加廉泉、哑门;听力障碍加听宫、听会、翳风;失音加廉泉、通里;瘫痪加曲池、环跳、足三里;尿闭加归来、阴陵泉;呼吸障碍加肺俞、列缺;呕吐加中脘、足三里;震颤、痉挛加阳陵泉、行间;肝气郁结者,加曲泉、膻中、期门;气郁化火者,加行间、侠溪、外关;痰气郁结(梅核气)者,加丰隆、阴陵泉、天突、廉泉;心神惑乱(脏躁)者,加通里、心俞、三阴交、太溪;心脾两虚者,加心俞、脾俞、足三里、三阴交;肝肾亏虚者,加太溪、三阴交、肝俞、肾俞。

【方义】 刺人中能清神醒脑;补涌泉、泻太冲有调和肝肾的作用;取内关、神门可清心安神。

(二)梅核气的治疗

【治法】 疏肝理气,解郁化痰。取任脉,足厥阴、阳明,手太阴、少阴经穴。针用补泻兼施。

【处方】 太冲、膻中、丰隆、鱼际、神门。

【方义】 太冲、膻中疏肝理气为主;鱼际、丰隆理气化痰利咽喉,又因情志之郁总有心神不宁,故取心经原穴神门以宁心安神。

(三)脏躁的治疗

【治法】 滋阴益气,养心安神。取背俞、手厥阴、足太阴经穴。针用补法。

【处方】 膈俞、肾俞、心俞、内关、三阴交。

【方义】 取膈俞、心俞、内关补养气血,宁心安神;三阴交健脾益心;肾俞滋肾水抑心火。

其它疗法

（1）穴位注射：取风池、心俞、内关。用丹参注射液，每穴每次0.3～0.5毫升，每日一次。

（2）电针法：取水沟、百会、内关，备用合谷、足三里、少商、丰隆。针刺得气后，采用高频率、强电流刺激，刺激时间10～20秒，如症状不能控制，可继续重复三次，之后改为低频率、弱电流持续刺激15分钟左右。

成方选录

（1）哭笑无常：百会、水沟。

（2）梅核气：间使、三阴交。

（3）脏燥：大椎、心俞、间使、足三里、三阴交、鸠尾、丰隆。

思考题

1. 癫证与狂证的特征是什么？

2. 癫证的治法、处方及方义各是什么？

3. 狂证的治法、处方及方义各是什么？

4. 痫证的发作期及间歇期的治法、处方如何？

5. 郁证的主要病因、病机以及梅核气、脏躁的临床特点是什么？

6. 梅核气的治法，处方及方义各是什么？

7. 脏躁的治法、处方及方义各是什么？

针灸与腧穴 20 讲

上工书房系列

第13讲 内科病症（十）

一、癃闭

癃闭是以排尿困难，甚则小便闭塞不通为主要临床表现的疾患。其中又以小便不畅，点滴而下，病势较缓者为癃；小便闭塞，点滴不出，病势较急者为闭。二者在临床上虽有一定的区别，但难以截然分开，故统称为癃闭。

本节讨论的内容主要指各种原因引起的尿潴留。因肾功能衰竭等所引起的无尿症，是水液不能下输膀胱，水泉枯涸，与膀胱有尿而不能排出的癃闭截然不同，自当分别论治，不能混为一谈。

病因病机

癃闭多由年老体弱，肾阳亏虚，命门火衰，导致膀胱气化无权，尿液不能自行排出；或久病体弱，致中气下陷，清阳不升，浊阴不降，小便不利，尿液潴留于膀胱而致癃闭，此属虚证。若膀胱湿热互结，导致气化不利；或若肺热壅盛，通调水道失职，水液输布障碍；或肝郁气滞，疏泄失职，影响三焦及膀胱气化，致使水道通调受阻；或跌打损伤，下腹部手术等引起瘀血凝滞，影响膀胱气化；或肿块、砂石压迫阻塞尿路，导致小便难以排出，因而形成癃闭等，均属实证。

辨 证

（一）实证

以发病急，小便闭塞不通，小腹部胀满疼痛为主要临床表现。伴有尿道涩滞不畅，尿赤灼热，烦躁不安，口苦而粘，舌苔黄腻，舌质红赤，脉

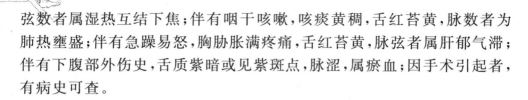

弦数者属湿热互结下焦;伴有咽干咳嗽,咳痰黄稠,舌红苔黄,脉数者为肺热壅盛;伴有急躁易怒,胸胁胀满疼痛,舌红苔黄,脉弦者属肝郁气滞;伴有下腹部外伤史,舌质紫暗或见紫斑点,脉涩,属瘀血;因手术引起者,有病史可查。

(二)虚证

发病缓,小便滴沥不净,排尿无力,尿等待,舌质淡,脉沉细为其临床特点。伴有腰膝酸软,畏寒肢冷,脉象沉迟无力者为肾阳亏虚,气化失职;伴有排尿无力,欲小便而不得出,神疲乏力,面色无华,气短声低,脘闷不适,纳呆溏薄,肛门下坠,舌质淡白,脉沉细而弱者为脾气虚弱。

治 疗

1. 虚证

【治法】 温补脾肾,通利小便。取足少阳、太阳、背俞和任脉经穴。针用补法,或用灸。秩边深刺 2.5～3 寸,以针感向会阴部放射为度。

【处方】 秩边、关元、阴谷、肾俞、三焦俞、气海、委阳、脾俞。

【配穴】 中气不足者,加气海、足三里;肾气亏虚者,加太溪、复溜;无尿意或无力排尿者,加气海、曲骨。

【方义】 关元为任脉与足三阴经交会穴,能温补下元阳气,鼓舞膀胱气化;秩边为膀胱经经穴,可疏导膀胱经气。肾阳不足,命门火衰,脾胃虚弱,中气不足,治当温补脾肾,益气助阳,故取肾经合穴阴谷,配肾俞、脾俞以补益脾肾之气,启闭利尿。又因脾肾气虚导致三焦决渎无权,或肝郁气滞,疏泄不及,影响三焦水液的运行及膀胱的气化功能,通调受阻,故取三焦俞及其下合穴委阳以通调三焦,化气行水,通利小便。复灸任脉经穴气海温补下焦元气,以助膀胱气化,启闭通尿。

2. 实证

【治法】 清热利湿,行气活血,通利小便。取足太阴,太阳、任脉经穴为主,针用泻法。

【处方】 三阴交、阴陵泉、膀胱俞、中极。

【配穴】 湿热内结者,加委阳;邪热壅肺者,加尺泽;肝郁气滞者,加太冲、大敦;瘀血阻滞者,加曲骨、次髎、血海。

【方义】 本证多因湿热下注,交阻尿道,故取足太阴合穴阴陵泉配三阴交疏通足三阴的经气;膀胱为洲都之官,所以在分利湿热的同时取膀胱俞、中极,俞募相配,疏通下焦气化而通利小便。

3. 外伤

【治法】 通调膀胱气机。针灸酌情使用。

【处方】 中极、三阴交。

【方义】 外伤或手术致使膀胱气机阻滞,故取膀胱募穴中极配足三阴经之会三阴交,通调下焦气机以利小便。

其它疗法

(1)穴位敷贴:用葱白、冰片或鲜青苗、甘草、甘遂等份混合,捣烂后敷于神阙穴,外用纱布固定,加热敷;或用大蒜一头,栀子三枚,盐少许,捣烂摊于纸上贴神阙穴;或食盐半斤炒热,布包熨小腹。

(2)针双侧维道,沿皮刺,针尖向曲骨透刺,约二寸。加针灸治疗仪,低频、低电流,持续 15～30 分钟。

成方选录

(1)气海、大陵。

(2)阴陵泉、气海、三阴交。

(3)三焦俞、小肠俞、三阴交、中极、中封、太冲、至阴。

二、前列腺炎

慢性前列腺炎是成年男性最常见的病症之一。其主要表现为尿频、尿急、尿滴沥、尿分叉等排尿不畅之症,常伴有尿道滴出白色分泌物、会阴坠胀,或引起遗精、早泄、阳痿,或伴有头晕、乏力等全身症状。慢性前列腺炎的症状,相当于中医学中的"尿精"、"白浊"等。

【处方】 前列腺穴(会阴穴至肛门连线的中点)、会阴(在会阴部,男性当阴囊根部与肛门连线的中点)、肾俞。

【配穴】 气海、中极、关元、秩边。

【操作】 前列腺穴用 28～30 号 3 寸毫针,直刺 1.5～2.5 寸,留针 20 分钟,留针期间隙行提插捻转手法,以增强针感;会阴穴用 4 寸毫针,直刺 2～3 寸,至出现腰胀后,行提插结合小幅度捻转手法反复行 3～5

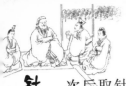

次后取针；肾俞，用 28 号 2 寸针，斜向脊柱刺入 1～1.5 寸，待局部酸胀后取针；气海、关元、中极，直刺 1.2～1.5 寸，使针感直达尿道，提插捻转 1～2 分钟去针；秩边用 3.5～4 寸，斜向内侧进针 3～3.5 寸，使针感向会阴或尿道放射，提插捻转 1 分钟即去针。每日或隔日一次，10 次为一疗程，疗程间隔 3～5 日。

三、阳痿

阳痿指青壮年时期阳事不举，或举而不坚，性交困难。

西医学的性神经衰弱或某些慢性疾病表现为阳痿症状者可参考本节治疗。

病因病机

本病多因房劳过度，手淫过度导致耗伤肾精，命门火衰，下焦虚寒；或因忧思焦虑，伤及心脾，气血化源不足，宗筋失养而成；也可因下焦湿热，宗筋弛缓不利而致。

辨　证

本病以阴茎勃起困难，不能进行正常性生活为主症。

肾阳亏虚、下元虚寒者，常伴有腰膝酸软、畏寒肢冷、小便清长、遗精滑精、神疲乏力等症；心脾两虚者，常因劳神过度，暗耗心血导致，多伴有心悸气怯、神疲乏力、失眠多梦、头晕健忘、遗精滑泻等症；湿热下注者，多有阴囊潮湿、小便黄臭、早泄等症。

治　疗

【治法】　补肾填精。以任脉、督脉、足太阴、足太阳经穴为主，辅以背俞穴。

【处方】　关元、三阴交、肾俞、命门。

【配穴】　肾阳亏虚加命门；肾阴亏虚加太溪、复溜；心脾两虚加心俞、脾俞、足三里；惊恐伤肾加志室、胆俞；湿热下注加会阴、阴陵泉；气滞血瘀加太冲、血海、膈俞；失眠多梦加内关、神门、心俞；腰膝酸软加命门、阳陵泉。

【方义】　关元为足三阴经与任脉交会穴，取之振奋肾中阳气；三阴交为足三阴经交会穴，取之补益肝肾；肾俞、命门补肾气。

其它疗法

穴位注射:取关元、中极。用当归注射液或维生素 B_1 注射液、维生素 B_{12} 注射液,每穴注射 0.5 毫升,隔日一次。

成方选录

(1)命门(灸)、肾俞、气海、然谷。

(2)关元、三阴交、命门、肾俞。

(3)肾俞、关元、中极、三阴交、阴谷、血海、命门、然谷、水泉、足三里、气海、次髎、神门、劳宫。

(4)肾俞、命门、关元、中极、三阴交。

(5)心俞、脾俞、气海、足三里。

(6)肾俞、次髎、神门、三阴交。

(7)膀胱俞、中极、曲骨、太冲、阴陵泉。

四、遗精

遗精是不因性生活而精液自行遗泄的一种病症。梦中精液遗出为"梦遗";无梦或醒时精液遗出为"滑精"。成年未婚男子,或两地分居者偶有遗精属正常生理现象。

病因病机

本病多因劳神过度、多思妄想,致使心阴暗耗,心火偏亢,不能下交与肾,虚热扰动精室;或因房劳无度、屡犯手淫,肾阴亏耗,相火妄动,扰及精室,导致精关不固,精液自遗;或过食肥甘厚味,蕴湿生热,湿热下注,扰动精室而致。

辨　证

以每周两次以上,或一日数次精液自遗为主要临床病状。

心肾不交者,常伴有失眠多梦、精神不振、体倦乏力、头晕健忘,心烦不宁,阳强易举等症;肾精亏虚,精关不固者,多伴有遗精频作、头晕目眩、失眠健忘、畏寒肢冷或潮热盗汗、阳痿早泄;湿热下注者,常伴有小便混浊不清、大便溏薄、粘滞不爽。

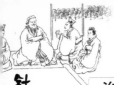

治 疗

【治法】 补益肾精、益气固摄。以任脉、背俞、手足少阴经穴为主。

【处方】 关元、大赫、志室、肾俞、三阴交。

【配穴】 心肾不交加心俞、神门、太溪；肾精亏虚加肾俞、太溪；心脾两虚加神门、厉兑、百会；湿热下注加阴陵泉；阳虚自汗、畏寒肢冷加阴郄、足三里；神疲气怯加肺俞；梦遗加心俞、神门、内关；滑精加肾俞、太溪、足三里。

【方义】 关元为足三阴经与任脉交会穴，为人体元气之根本，配志室、大赫共凑补肾滋阴、固摄精关之功。梦遗加心俞、神门、内关以清心安神，交通心肾；滑精加肾俞、太溪以滋补肾阴，配足三里调理脾胃，助生化之源，并可兼清化湿热。

其它疗法

穴位注射：关元、中极。用维生素 B_1 注射液或当归注射液，每穴注射 0.5 毫升，隔日一次。

> **成方选录**
> (1)曲泉、中封、太冲、至阴、膈俞、脾俞、三阴交。
> (2)心俞、肾俞、关元、命门、白环俞、三阴交。
> (3)心俞、志室、中极、神门、三阴交。
> (4)肾俞、关元、次髎、太溪、足三里。
> (5)膀胱俞、中极、曲泉、行间。
> (6)心俞、内关、神门、复溜、志室、三阴交、肝俞。
> (7)关元、肾俞、中极、气海、三阴交、足三里、阴陵泉、地机。

思考题

1. 何谓癃闭？主要病因是什么？
2. 癃闭的针灸治法、处方及方义各什么？
3. 简述阳痿的取穴治法。
4. 简述遗精的一般治法及辨证取穴。

针灸与腧穴 20 讲

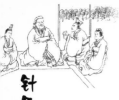
第14讲　儿科病症

一、小儿惊风

小儿惊风又称惊厥，是小儿常见的危急重症，多发于三周岁以下的小儿。临床以四肢抽搐，口噤不开，甚则角弓反张，意识不清为特征。其发病急骤，变化迅速，病情凶险，列为中医儿科四大急症之一。临床好发于1～5岁小儿，年龄越小，发病率越高。根据其临床表现可分为急惊风与慢惊风两类，急惊风发病急暴，临床表现多为实证；慢惊风多由久病而来，也可由急惊风转变而来，临床多表现为虚证。

西医学中因高热、脑膜炎、脑炎、血钙过低、中毒性菌痢、癫痫等所致的抽搐属此范畴。

病因病机

（一）急惊风

急惊风的主要病因为外感时邪、内蕴痰热积滞，或暴受惊吓。痰、热、风、惊为急惊风的四大病理表现，病变部位在心、肝两脏。

1. 外感疫邪

小儿脏腑娇嫩，形体未充，肌肤薄弱，腠理不固，极易感受时邪疫气，且小儿"稚阴未长"，所以邪易从火化。小儿肝常有余，所以火热之邪，最易引动肝风内动，风火相煽，临证见神昏、抽搐、项强等症。

2. 痰火食积

乳食不节，积滞胃肠，气机阻塞，气有余便是火，火能生痰生风，痰火积滞,亦可酿成本病。

3. 暴受惊恐

小儿神气怯弱,元气未充,尤多痰热,如乍见异物、乍闻怪声,或不慎跌扑等,暴受惊恐,恐则气下,惊则气乱,神无所依;或痰热上扰,蒙蔽清窍,均可引起惊厥的发生。

(二)慢惊风

慢惊风是惊风的一种类型。临床以发病缓慢,无发热,抽搐时发时止,缓而无力为特点。大多出现在大病、久病之后,也有因小儿体弱,发展为成慢惊风。其病机多为大吐大泻之后,或脾胃素弱,饮食停滞,或过服寒凉及攻伐的药物,损伤脾胃,化源不足,肝木失去荣养,虚风内动;或热病伤阴,肾阴不足,肝血亏损,木失濡养,虚风内动。

辨　证

本病以全身肌肉强直性或阵发性痉挛,可伴有神志不清为主要临床表现。

(一)急惊风

病性属实、属热,病势凶猛,发作前常有壮热面赤,烦躁不宁,摇头弄舌,睡中易惊,或昏沉嗜睡等先兆。随即出现神志昏迷,两目上视,牙关紧闭,颈项强直,角弓反张,四肢抽搐等动风之象。

外感惊风,常伴有发热,头痛,咳嗽,咽红,或恶心呕吐,或口渴烦躁;痰热惊风,多兼见发热,腹胀腹痛,纳呆呕吐,喉间痰鸣,便闭或大便腥臭,挟有脓血;惊恐惊风,常见四肢欠温,夜卧不宁,或昏睡不醒,醒后哭啼易惊。

(二)慢惊风

病性属虚,起病缓慢,多见面黄肌瘦,形神疲惫,四肢倦怠或厥冷,呼吸微弱,囟门凹陷,昏睡露睛,时有抽搐。

脾阳虚弱者,兼见大便稀薄,色青带绿,足跗和面部浮肿,脉象沉迟

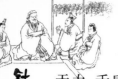

无力,舌质淡白;肝肾阴亏者,兼见神疲虚烦,面色潮红,舌光少苔或无苔,脉沉细而数。

治 疗

(一)基本治疗

1. 急惊风

【治法】 醒脑开窍,熄风镇惊。以督脉及足厥阴经穴为主。用泻法。大椎、十宣点刺出血。

【处方】 水沟、印堂、合谷、太冲。

【配穴】 热盛者,加大椎、十宣;痰多者,加丰隆;惊恐者,加神门;口噤者,加颊车。

【方义】 水沟、印堂能醒脑开窍。合谷、太冲相配,谓开四关,擅长熄风镇惊。

2. 慢惊风

【治法】 健脾益肾,镇惊熄风。以督脉、任脉及足阳明经穴为主。水沟、印堂、太冲用毫针泻法,气海、足三里用补法。配穴用补法。可施以温和灸或隔盐灸或隔附子饼灸。小儿不合作者可不留针。

【处方】 水沟、印堂、气海、足三里、太冲。

【配穴】 脾肾阳虚者,加神阙、关元、肾俞;肝肾阴虚者,加太溪、肝俞。

【方义】 水沟、印堂可醒脑开窍;气海能益气培元;足三里补脾健胃;太冲平肝熄风。

(二)辨证论治

◎ 急惊风

1. 外感惊风

【治法】 清热祛邪,开窍熄风。取督脉和手阳明经穴为主,辅以足厥阴经穴。用泻法。

【处方】 水沟、大椎、合谷、太冲、阳陵泉、十二井穴。

【方义】 水沟通调督脉，开窍醒脑；诸阳之会大椎清泻热邪；刺十二井穴出血，既可泄热，又有开窍醒神之效；太冲配合谷，古称"四关"，有清热镇惊，平肝熄风的功效；取筋会阳陵泉以舒筋止疼。

2. 痰热惊风

【治法】 清热豁痰，开窍熄风。取督脉和足阳明经穴为主，辅以足厥阴经穴。用泻法。

【处方】 水沟、颅息、中脘、丰隆、神门、太冲。

【方义】 水沟属督脉通于脑，有醒脑开窍之功；颅息属三焦经，可镇惊止痉；中脘、丰隆导滞化痰；神门为心经原穴，太冲为肝经原穴，二穴相配可清心泻肝，镇惊熄风。

3. 惊恐惊风

【治法】 镇惊安神。取督脉和手少阴经穴为主，辅以足厥阴经穴。用泻法，酌用灸法。

【处方】 前顶、印堂、神门、太冲、涌泉。

【方义】 前顶属督脉，印堂为奇穴，二穴有镇惊的作用，善治惊风；神门为心经原穴，有宁心安神的作用；太冲为肝经原穴，合肾经井穴涌泉，平肝熄风以止惊厥。

◎ 慢惊风

1. 脾阳虚弱

【治法】 温补脾胃，扶元固本为主，佐以平肝熄风。取任脉、足阳明经穴为主。用补法，并灸。

【处方】 脾俞、胃俞、中脘、章门、气海、足三里、太冲。

【方义】 脾俞、胃俞、中脘、章门健脾益胃，资助运化；足三里、气海是强壮要穴，功能培补脾胃，扶正固本；太冲平肝熄风。

2. 肝肾阴亏

【治法】 育阴潜阳，养肝熄风。取任脉和足三阴经为主。用补法。

【处方】 百会、颅息、关元、三阴交、曲泉、涌泉。

【方义】 百会、颅息平肝潜阳，镇惊熄风；关元是任脉和足三阴经的交会穴，有培元益气的作用；三阴交是足三阴经的交会穴，既能调阴柔肝,又可健脾以益生血之源;曲泉为肝经合穴,涌泉为肾经井穴,二穴相配有养肝熄风的作用。

其它疗法

穴位注射:耳门、听宫、听会、肝俞(双)、大抒(双)。维生素 B_1 注入肝俞、大抒,每穴 0.5 毫升;其余各穴注射鲁米那,每穴 0.5 毫升。

成方选录

(1)本神、前顶、囟会、天柱、临泣。

(2)前顶、攒竹、人中。用灸法。

(3)神庭、囟会。

(4)百会、风府、人中、大椎、身柱、合谷、太冲、间使、后溪、劳宫、涌泉、十宣。

(5)合谷、内关、涌泉、百会、印堂、水沟、下巨墟。

(6)百会、大椎、涌泉、内廷、后溪、申脉、尺泽(放血)、十宣(放血)、太冲(重泻)。

(7)水沟、大椎、合谷、十宣、阳陵泉、太冲。用泻法,或三棱针放血。

(8)慢惊风:尺泽、印堂。用灸法。

(9)中脘、章门、气海、天枢、足三里、行间。用补法,加灸。

二、小儿遗尿

遗尿是指睡眠中不自觉的排尿,多见于儿童。凡三周岁以上者,在睡眠中不能控制尿液的排泄而自遗均属本节讨论范畴。

病因病机

尿液的排泄取决于肾和膀胱的气化功能。若肾气亏虚,膀胱气化功能失职,下元失于固摄,关门失约,则致小便自遗。

辨　证

遗尿之证多属于肾气亏虚,患者常伴随有发育的迟缓,骨骼不健,行走较迟,步态不稳等病史。本病的治疗应与家长密切配合,让患者养成一个良好的夜间定时排尿习惯。

治 疗

【治法】 补肾填精。以任脉经穴和膀胱经背俞穴为主,用补法,可灸。

【处方】 关元、中极、三阴交、肾俞、膀胱俞。

【方义】 本病主要由于肾气亏虚,气化功能失职。取关元、肾俞可补益肾气,固摄下元;配三阴交以调理三阴经经气;病变部位在膀胱,故取膀胱俞与中极俞募相配,以振奋膀胱气化功能。

其它疗法

(1)穴位注射:0.1%普鲁卡因注射液注射次髎或三阴交,每穴1毫升。两穴交替使用,隔日一次。选用当归注射液、维生素 B_1 注射液、维生素 B_{12} 注射液、硝酸士的宁注射液等,选取中极、膀胱俞、气海、肾俞、关元、关元俞等穴。每次选取两穴,每穴注射2毫升,隔日一次。

(2)穴位照射:选取中极、膀胱俞、三阴交穴。用氦氖激光仪照射,每穴5分钟,每日一次。

三、疰腮

疰腮是以发病急、耳下腮部肿胀疼痛为特征的一种急性传染性疾病。

现代医学称之为"流行性腮腺炎",多见于5~9岁儿童,一年四季皆可发病,以冬春季节较多。

病因病机

风热疫毒自口鼻而入,挟痰火之邪上壅于少阳经络,结于腮颊部而致。少阳经与厥阴经相表里,足厥阴之脉绕阴器,故感邪较重可内传厥阴经见睾丸红肿疼痛;若邪毒内陷心包,则可发生惊厥昏迷。

辨 证

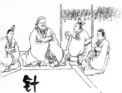

（一）轻证

耳下腮部疼痛肿胀，咀嚼不利，可伴有恶寒发热、肢体酸困、舌苔黄、脉浮数。

（二）重证

腮部红肿疼痛，咀嚼困难，高热头痛，烦躁口渴，小便短赤，大便干结，可伴有睾丸肿痛，神昏惊厥，舌苔黄，脉滑数。

治　疗

（一）基本治疗

【治法】　清热解毒，消肿止痛。取手少阳经穴为主。用泻法。

【处方】　翳风、外关、液门、颊车、合谷、丰隆、足三里、角孙、耳尖、关冲。

【配穴】　热盛加曲池、外关；睾丸肿大加太冲、曲泉。

【方义】　翳风为少阳经会穴，可宣散局部气血瘀滞；关冲可疏解少阳经邪热；手足阳明经上循面颊，取合谷、颊车以清邪热、解热毒；足三里导阳明经热邪下行；丰隆清降痰火；外关、液门利三焦气机；耳尖为经外奇穴，配角孙清热解毒，止颊痛。

（二）分型论治

1. 轻证

【治法】　疏风散热，清热解毒。取手少阳经、阳明经穴为主。用泻法。

【处方】　颊车、翳风、外关、合谷、关冲。

【方义】　少阳经之会翳风配阳明经穴颊车，宣散局部气血之壅滞；外关为手少阳经穴，又为阳维脉交会穴，配阳明经穴合谷，即可散风解表，又可疏解热邪。

2. 重证

【治法】 清热解毒。取手少阳、阳明经穴为主。用泻法。

【处方】 外关、关冲、合谷、和髎、曲池、少商、丰隆。

【配穴】 热盛加曲池;睾丸肿大加太冲、曲泉。

【方义】 和髎为少阳经穴,可疏通少阳经络,消除局部肿痛;外关、关冲可疏解少阳经邪热;合谷、曲池属阳明经,配少阴肺经井穴少商,共凑清热解毒之功;丰隆为足阳明经络穴,可清痰热、消肿痛。

其他疗法

灯芯灸法:取角孙穴。用灯芯草蘸麻油点燃灸之出现爆竹样声音为止。

成方选录

(1)合谷、列缺、地仓、颊车、承浆、三里、金津、玉液。

(2)侠溪、和髎、少商。

(3)凤池、大杼、曲池、天井、外关、合谷、液门。

四、小儿多动症

指小儿智力正常或接近正常,出现不同程度的学习困难、自我控制能力弱、小动作过多、注意力不集中、情绪不稳定或行为异常等症状。本病由多生物因素、心理因素及社会因素等原因所致,多发生于 4～16 岁儿童,男孩多于女孩。

病因病机

本病多由肾精亏虚,累及肝阴,致肝肾阴虚,阴不制阳,虚风内动;或因先天禀赋不足,肾精亏虚,精不化髓,髓海失养,神无所主;或由心脾两虚,气血化源不足,心神失养而致。

辨 证

本病以行为异常,多动少安,注意力不集中为主要临床表现。

阴不制阳,虚风内动者,多伴有烦躁不安、多动善言、舌红脉细;心脾两虚者,多伴有纳呆便溏、精神不振、面色萎黄、舌淡苔白。

治 疗

【治法】 育阴潜阳、熄风止惊、安神定志。取督脉、足少阴、足厥阴、足少阳经穴为主。

【处方】 百会、印堂、风池、太溪、太冲、神门

【配穴】 肝肾阴虚加侠溪、三阴交；心脾两虚加心俞、脾俞；兼有痰热加丰隆、大陵；烦躁不安加照海、神庭；纳呆加中脘、足三里。

【方义】 百会、印堂安神定志，益智健脑；太溪为足少阴肾经原穴，育阴潜阳，熄风止惊；太冲、风池镇肝熄风；神门安神定志。

思考题

1. 如何区分急、慢惊风？
2. 简述急、慢惊风的针灸治法。
3. 简述遗尿的处方、取穴。
4. 简述痄腮的分型配穴。
5. 简述小儿多动症的论治。

针灸与腧穴 20 讲

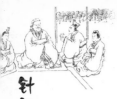

第15讲　五官科病症

一、耳鸣　耳聋

　　耳聋、耳鸣是指听觉异常的两种症状。耳鸣是以自觉耳内鸣响为主症；耳聋则以听力减退或听力丧失为主症，耳聋往往由耳鸣发展而来。两者在病因病机及针灸治疗方面大致相同。

　　西医学认为内耳疾病、某些药物导致听神经等损伤或先天听觉障碍可导致耳聋，而内耳的血管痉挛是耳鸣发生的重要原因。亦有因突然暴响震伤耳窍引起者，常为鼓膜受损，不在本节讨论范畴，应积极到医院检查，并作相应治疗。

病因病机

　　本病可分虚实两类，原因又有内、外二因。

（一）实证

　　内因多由恼怒，惊恐，肝胆火旺、痰热郁结，致使少阳经气闭阻；或因外感风热侵袭，壅遏清窍。

（二）虚证

　　肾精不足，肝肾亏虚，精气不能上荣于耳而成。

辨　证

　　本病以突然出现耳内鸣响，或听力下降，甚则听力丧失为主要临床表现。

（一）实证

以暴病耳聋，或耳中觉胀，鸣声不断，声响如蝉鸣或海潮之声，按之不减为主症。若兼见面赤，头胀，咽干，烦躁善怒，脉弦，为肝胆火盛；兼见胸闷痰多，脉滑数为痰热郁结；伴有畏寒，发热，脉浮，为外感风热之邪。

（二）虚证

多为久病耳聋，以耳中如蝉鸣，声细调低，时作时止，劳累则加剧，按之鸣声减弱为主症。若兼见头晕，腰膝酸软，乏力，遗精，带下，脉虚细者，为肾气亏虚；兼有五心烦热，遗精盗汗，舌红少津，脉细数，为肝肾亏虚；伴有纳呆食少，神疲乏力，面色无华者，多为中气亏虚，气血化源不足，不能上荣于耳窍。

由于实证多由肝胆火旺而致，虚证多由肾精亏虚为主，故有实证治肝，虚证治肾之说。

治 疗

（一）基本治疗

1. 实证

【治法】 清肝泻火，疏通耳窍。以手足少阳经穴为主。毫针泻法。

【处方】 翳风、听会、侠溪、中渚。

【配穴】 肝胆火盛者，加太冲、丘墟；痰热互结加丰隆、劳宫；外感风热者，加外关、合谷。

【方义】 手、足少阳两经经脉均入于耳中，因此取手少阳之中渚、翳风，足少阳之听会、侠溪，疏通少阳经络，清肝泻火。

2. 虚证

【治法】 益肾养窍。以足少阴、手太阳经穴为主。毫针补法，肾气虚可用小艾炷灸患处。

【处方】 太溪、照海、听宫、翳风、听会、肾俞、太溪、关元。

【配穴】 肾气不足者,加气海;肝肾亏虚者,加肝俞;中气不足者,加脾俞、胃俞、气海。

【方义】 肾开窍于耳,肾气和肾精的充足是耳之听聪的基础,耳鸣、耳聋之虚证责之于肾。太溪、照海可补益肾精、肾气;听宫为局部选穴,可疏通耳部经络气血;取手少阳翳风、足少阳听会,以疏利少阳经气;取足少阴经原穴太溪,以填精补肾;取肾俞、关元以培补先天之本,调补肾经元气,促使精气上输于耳。

(二)辨证治疗

1. 风热上扰
【治法】 疏风清热,宣通耳窍。用泻法。

【处方】 风池、听会、中渚、侠溪、行间。

2. 肝胆火盛
【治法】 清肝泻火。用泻法。

【处方】 翳风、听会、侠溪、中渚、太冲、丘墟。

3. 痰热互结
【治法】 豁痰开窍。用泻法。

【处方】 耳门、翳风、外关、丰隆、内庭。

4. 肾精亏虚
【治法】 益肾填精。用补法,针灸并施。

【处方】 肾俞、肝俞、关元、三阴交、听宫。

5. 中气不足
【治法】 补中益气,上荣耳窍。用补法,针灸并施。

【处方】 脾俞、胃俞、气海、足三里、百会、耳门。

其它疗法

穴位注射:听宫、翳风、完骨、瘈脉。用654-2注射液,每次两侧各选一穴每穴注射5毫克;或用维生素B_1、或用维生素B_{12}注射液,每穴注射0.2~0.5毫升。

成方选录

（1）百会、听宫、耳门、络却、阳溪、阳谷、后溪、腕骨、中渚。

（2）耳门、翳风、风池、侠溪、听会、听宫。

（3）听宫、肾俞、外关、偏历、合谷、上星（灸）、翳风（灸）。

（4）听宫、听会、翳风、合谷、外关、肾俞、太溪、行间、液门、中渚、命门、百会。

（5）太冲、外关、肾俞、肝俞。

（6）太冲、阳陵泉、肝俞、肾俞。

二、牙痛

牙痛是指牙齿因各种原因引起的疼痛，为口腔疾患中常见的症状之一。

西医学的龋齿、牙髓炎、根尖周围炎和牙本质过敏等属于中医"牙痛"的范畴。

病因病机

牙痛主要与手足阳明经和肾经有关。凡虚火上炎，或胃火、风火循经上扰阳明，皆可致牙痛。牙痛可分为虚实两类，实证牙痛多因平素过食辛辣、饮酒，致使胃肠蕴热，胃火循经上扰；或风邪袭表，郁于阳明化火，火邪循经上炎；虚证多因肾阴亏损，虚火上炎而引起。

辨　证

本病以牙齿疼痛主要临床症状要临床表现。若证见压痛剧烈，齿龈肿痛，遇冷则舒，心烦口苦，小便黄赤，大便秘结，舌红苔黄，脉洪数者为胃火牙痛；伴有头痛，身热恶寒，咽痛，脉浮数者为风火牙痛；证见压痛隐隐，时轻时重，或日轻夜重，并伴有神疲体倦，咽干口淡，舌红，脉细数者为阴虚牙痛。

治　疗

（一）**基本治疗**

【治法】　祛风泻火，通络止痛。以手足阳明经穴为主。

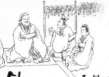
【处方】　合谷、颊车、下关。

【配穴】　风热上扰配外关、风池;胃热炽盛加内庭、二间;阴虚火旺加太溪、行间。

【方义】　合谷清阳明经之热,并有祛风热之用,为治疗牙痛的要穴;颊车、下关疏泄阳明经气。

(二)辨证治疗

1. 风火牙痛

【治法】　祛风泻火,通络止痛。以手足阳明经穴为主。用泻法。

【处方】　合谷、颊车、下关、外关、风池。

【方义】　合谷为远端取穴,可疏通阳明经络,并兼有祛风作用,为治疗牙痛的要穴;风池、外关疏散表邪;下关、颊车疏通足阳明经气血。

2. 胃火牙痛

【治法】　清泻胃火。以手足阳明经穴为主。用泻法。

【处方】　合谷、颊车、下关、内庭、劳宫。

【方义】　内庭清泻胃火;劳宫清泻心火。

3. 阴虚牙痛

【治法】　滋阴降火。平补平泻法。

【处方】　合谷、太冲(平泻)、太溪(平补)、行间。

【方义】　太溪滋肾阴,制相火;肾阴亏虚,每致木火上升,故泻肝经荥穴行间,有滋水涵木之意;刺太冲泻肝火。

其它疗法

(1)指压法:前三齿上牙痛取迎香、人中,下牙痛取承浆;后五齿上牙痛取下关、颧突凹陷处,下牙痛取耳垂与下颌角连线中点、颊车、大迎。用力以指切压 15～20 分钟。

(2)穴位注射:用 0.5% 的普鲁卡因注射液注入合谷或患侧下关,每穴 0.5 毫升。

成方选录

 (1)合谷、内庭、浮白、阳白、三间。

 (2)风池、少海、阳谷、阳溪、二间、液门、颊车、内庭。

 (3)上关、下关、颊车、承浆、合谷、鱼际、外关、手三里、风池、翳风、太溪、内庭、金门。

 (4)上牙痛:下关、内庭;下牙痛:颊车、合谷。

 (5)风火痛:风池、合谷、颊车、下关、昆仑。

 (6)胃火痛:合谷、内庭、劳宫、下关、颊车。

 (7)虚火痛:下关、颊车、合谷、太溪、行间。

三、鼻炎(鼻窦炎)

 鼻炎(鼻窦炎)是以鼻塞、流腥臭脓涕、嗅觉丧失等为主症的疾病,中医学中又称"鼻渊"。

【病因病机】

 鼻为肺之外窍,鼻渊的发生与肺经受邪有关。外感风寒袭肺,蕴而化热,肺气失宣,客邪上干清窍而致鼻塞。风邪解后,郁热未清,酿为浊液,窒于鼻窍,则发为鼻渊。亦可因肝胆火盛,影响清窍引起鼻渊。

【辨 证】

 本病以鼻塞、流腥臭脓涕、不闻香臭等为主要临床表现。

 风寒袭肺,郁而化热者,常伴有恶寒发热,头痛鼻塞,多涕,咳嗽痰多,舌质红,苔薄白,脉浮数;肝胆火盛者,经久不愈,反复发作,多伴有鼻塞流涕,涕多黄稠,气味腥臭难闻,头痛目眩,眉额胀痛,记忆力衰退,舌质红苔黄,脉弦数。

【治 疗】

(一)基本治疗

【治法】 清热宣肺、利鼻通窍。取手少阴、手阳明经穴为主。用泻法。

【处方】 列缺、迎香、鼻通、印堂、合谷。

【配穴】 风热犯肺加少商;湿热阻窍加曲池、阴陵泉。

【方义】 列缺宣肺气,祛风邪;合谷、迎香疏通阳明经经气,清泻肺热;印堂、鼻通属局部取穴,通鼻窍泻邪热。

(二)辨证治疗

1. 风寒化热

【治法】 祛风散邪,宣肺开窍。取手太阴经、手阳明经穴为主。用泻法。

【处方】 列缺、合谷、印堂、迎香。

【配穴】 肺经风热,加少商;湿热阻窍,加曲池、阴陵泉。

【方义】 手太阴肺经列缺是八脉交会穴,又是肺经之络穴,有宣泄肺热和祛风作用;合谷系手阳明大肠经原穴,有通经活络、疏风解表的作用,手阳明与手太阴互为表里,其脉上挟鼻孔,故二穴合用,有疏调手阳明经气之功;印堂位在督脉而近鼻部,有通鼻窍和清邪热的作用,迎香治鼻塞、不闻香臭最为有效。

2. 肝胆火盛

【治法】 清肝热,泻胆火,通鼻窍。取手阳明、足厥阴、足少阳经穴为主。用泻法。

【处方】 迎香、印堂、太冲、风池。

【方义】 迎香、印堂穴近鼻部,有通窍、清热的作用;太冲是肝经的原穴,有舒肝理气,活血通络的作用;风池为胆经与阳维脉之会穴,有疏风清热,清头开窍的作用,四穴合用有清肝热、泻胆火、通鼻窍之功。

其它疗法

穴位注射:迎香、合谷。用复合维生素 B 注射液 0.2～0.5 毫升,每次选用一穴,隔日注射一次。

附 过敏性鼻炎

过敏性鼻炎的主要症状是发作性连续打喷嚏、鼻痒和流清涕。其病因多与过敏体质或接触粉尘等致敏源有关。中医学认为其病因与肾、督脉虚损有关，常伴有神疲乏力，耳鸣腰酸、夜尿增多等症。由于正气亏虚，故感受风寒之邪即可诱发。

【治法】 通络调气，益督养元。用补法，针灸并施。

【处方】 合谷、迎香、印堂、肾俞（灸）。

【配穴】 神疲头晕灸百会、大椎；腰酸尿频灸命门、关元；体质虚弱配脾俞、足三里。

【方义】 刺合谷能通阳明而调气；取迎香、印堂能清鼻窍；取大椎、肾俞与百会能益督养肾元兼扶正气；配关元、命门，能振奋肾阳；取脾俞、足三里，能旺盛脾胃而固本。

四、目赤肿痛

目赤肿痛为多种眼科疾患中的一个急性症状。现代医学的急性结膜炎、流行性角膜炎等疾病均可出现此症状。

病因病机

外感风热邪气侵袭目窍，导致经气不利，郁而化火；或肝胆火盛，火

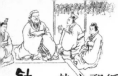

热之邪循经上扰,致使经脉闭阻,血壅气滞。

临床以目睛红赤、畏光流泪,眼涩难睁为主要表现。

外感风热邪气,常伴有头痛发热;肝胆火盛者,常可见烦热口苦,大便不爽。

治　疗

【治法】　清泻风热、消肿止痛。取手阳明、足太阳经穴。用泻法。

【处方】　合谷、太冲、睛明、太阳。

【配穴】　外感风热加少商、上星;肝胆火盛加行间、侠溪。

【方义】　取合谷调阳明经气,疏泄风热;太冲疏导厥阴经气,以降火;睛明为足太阳、足阳明交会穴,宣泄患部郁热,通络明目;太阳为经外奇穴,疏泄风热,消肿止痛。

其它疗法

挑刺法:在肩胛间按压,寻找敏感点,选点挑刺;或选大椎穴及旁开0.5寸处选点挑刺;也可在太阳、印堂、眼睑等处选点挑刺。

成方选录

(1)神庭、上星、囟会、前顶、百会、光明。

(2)睛明、合谷、足三里、太阳。

(3)风池、太阳、合谷、少商。

(4)太阳、上星、少商、丝竹空。

(5)少商、风池、太溪、侠溪。

五、近视

近视是以近看清楚、远看模糊为主症的眼病。

病因病机

不良用眼习惯,如看书姿势不正确、用眼时间过长、光线不适当等,均可导致目络郁阻;心、肝、肾等精气血亏虚,目窍失养也可导致本病发生。

辨 证

兼见眼涩、失眠健忘、腰膝酸软者,为肝肾亏虚;兼见神疲乏力、头晕心悸、纳呆便溏者,为心脾两虚。

治 疗

【治法】 清肝明目,活血通络。以眼局部穴位为主。用平补平泻法。

【处方】 睛明、攒竹、承泣、光明、风池。

【配穴】 肝肾不足者,加肝俞、肾俞;心脾两虚者,加心俞、脾俞、足三里。

【方义】 本方用穴均为治疗近视的常用穴。风池为手、足少阳与阳维脉的交会穴,有通经活络、养血明目的作用;光明为足少阳络穴,有调肝明目作用;睛明、承泣、攒竹为局部取穴,可疏通眼部经脉。

其它疗法

梅花针点刺:取眼睛周围穴位及风池穴,用梅花针点刺,每日一次,十次一疗程。

成方选录

(1)臂臑、光明、足三里、鬓角透太阳。

(2)睛明、四白、阳白、风池、肝俞。

(3)球后、攒竹、肾俞、翳风。

(4)四白、风池、目窗、光明、太冲。

(5)四白透睛明、鱼腰透攒竹。

(6)睛明、球后、翳风、合谷。

(7)睛明、四白、攒竹、神门、心俞。

(8)风池、丝竹空、肝俞、肾俞、光明。

(9)攒竹、阳白、四白、瞳子髎、大椎、肝俞、胆俞、肾俞。

第15讲

五官科病症

159

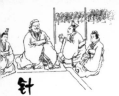

 思考题

1. 如何辨别耳鸣耳聋的虚实,各自的治法、处方、方义如何?
2. 简述牙痛的分型论治。
3. 简述鼻炎的辨证治疗。
4. 简述目赤肿痛的基本治法。
5. 简述近视的基本治法。

针灸与腧穴 20 讲

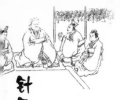

第16讲　妇产科病症(一)

一、痛经

　　痛经是指妇女在月经期前后或月经期中,随月经周期发生周期性小腹疼痛或痛引腰骶,甚至剧痛晕厥,影响工作及日常生活。

　　西医学分为原发性与继发性痛经两类。生殖器官无器质性病变者称为原发性痛经或称功能性痛经,好发生于月经初潮后不久的未婚或未孕的年轻妇女,常于婚后或分娩后自行消失。由于生殖器官器质性病变所引起的痛经称为继发性痛经,常见于子宫内膜异位症、急慢性盆腔炎、肿瘤、子宫颈狭窄及阻塞等。本病常与生殖器官局部病变、精神因素和神经、内分泌因素有关。

病因病机

　　痛经的主要机理是气血运行不畅。多由情志不调,肝气郁结,血行受阻,冲任运行不畅,经血滞于胞宫,不通则痛;或经期受寒饮冷,坐卧湿地,冒雨涉水,寒湿之邪伤于下焦,客于胞宫,经血被寒湿所滞,气血运行不畅致痛;或由脾胃素虚,或大病久病,气血虚弱,或禀赋素虚,肝肾不足,精血亏虚,加之行经之后精血更虚,胞脉失养而引起痛经。

辨　证

　　本病以经期或行经前后下腹部疼痛,历时数小时,有时甚至2～3日,疼痛剧烈时患者脸色发白,出冷汗,全身无力,四肢厥冷,或伴有恶心、呕吐、腹泻、尿频、头痛等症状。

（一）实证

腹痛多在经前或经期疼痛剧烈，拒按，经色紫红或紫黑，有血块，下血块后疼痛缓解。

伴有乳房、小腹胀痛，经行不畅，月经量少，舌有瘀斑，脉细弦者，为气滞血瘀；腹痛有冷感，按之痛甚，重则连及腰脊，得温痛缓，经血量少，色紫黑有块，苔白腻，脉沉紧者，为寒湿凝滞。

（二）虚证

疼痛多发生于月经之后，小腹绵绵作痛，柔软喜按，经血色淡、量少。

伴有面色苍白或萎黄，倦怠无力，头晕眼花，心悸，舌淡，舌体胖大边有齿痕，脉细弱者，为气血不足；兼有腰膝酸软，夜寐不宁，头晕耳鸣，视物模糊，舌红苔少，脉沉细者，为肝肾不足。

治　疗

（一）基本治疗

1. 实证

【治法】　行气散寒，通经止痛。以足太阴经及任脉穴为主。用泻法，可灸。

【处方】　三阴交、中级、次髎。

【配穴】　寒凝者，加归来、地机；气滞者，加太冲；腹胀者，加天枢、气穴；胁痛者，加阳陵泉、光明；胸闷者，加内关。

【方义】　三阴交为足三阴经交会穴，可通经止痛；中极为任脉穴位，可通调冲任之气；次髎为治疗痛经的经验穴。

2. 虚证

【治法】　调补气血，温养冲任。以足太阴、足阳明经穴为主。用补法，可灸。

【处方】　三阴交、足三里、气海。

【配穴】 气血亏虚者,加脾俞、胃俞;肝肾不足者,加太溪、肝俞、肾俞;头晕耳鸣者,加悬钟。

【方义】 三阴交为足三阴经交会穴,可健脾益气、调补肝肾、通经止痛;足三里补益气血;气海温暖下焦,温养冲任。

(二)辨证治疗

1. 寒湿凝滞

【治法】 温经化瘀,散寒利湿。取任脉、足太阴经穴为主。针灸并施。

【处方】 中极、次髎、地机。

【配穴】 腹胀满加天枢、气穴。

【方义】 中极属任脉经穴,通于胞宫,灸之可调理冲任,温通胞脉;地机是脾经郄穴,既可健脾利湿,又可调血通经止痛;次髎为治疗痛经的经验穴,三穴合用,有通经止痛之功。

2. 气滞血瘀

【治法】 疏肝解郁,理气调经。取任脉、足厥阴经穴为主。用泻法。

【处方】 气海、太冲、三阴交。

【配穴】 胁痛加阳陵泉、光明;胸闷加内关。

【方义】 气海为任脉经穴,通于胞宫,可理气活血,调理冲任;太冲为足厥阴经原穴,有疏肝解郁,调理气血的作用;三阴交配合气海,可增强调气行血,导血下行的功能,气调血行,痛经自止。

3. 肝肾阴虚

【治法】 补肝肾,调冲任。取背俞、任脉、足少阴经穴为主。用补法。

【处方】 肝俞、肾俞、关元、足三里、血海。

【配穴】 腹痛连腰加命门、肾俞。

【方义】 肝俞、肾俞、血海三穴可补养肝肾,调理冲任;关元有益精血、补肝肾、养冲任的作用,配足三里补脾胃、益气血,气血充足,胞脉得养,则冲任自调。

4. 气血虚弱

【治法】 补益气血,调经行血,培元益精。地机用捻转泻法,余穴用捻转补法。

【处方】 关元、气海、血海、地机、三阴交、足三里。

【配穴】 头晕耳鸣加悬钟、太溪、灸内庭。

【方义】 关元填补肾中精气;气海为任脉经穴,通于胞宫,可理气活血,调理冲任;血海补养气血;地机是脾经郄穴,可调血通经止痛;三阴交为足三阴经交会穴,可通经止痛;足三里补脾胃、益气血。

其它疗法

(1)穴位注射:用1%的普鲁卡因1毫升注射于上髎、次髎等穴的皮下,每日一次;或在辨证取穴的基础上,选用当归注射液,每穴注射0.5~1毫升,每日一次。

(2)皮下埋针:气海、阿是穴、地机、三阴交,用麦粒型皮内针刺入,外用胶布固定,埋入两日后取出。

(3)皮肤叩刺:选下腹部任脉、肾经、胃经、脾经,腰骶部的督脉、膀胱经、夹脊穴。腹部从肚脐向下叩刺到耻骨联合,腰骶部从腰椎到骶椎,先上后下,先中央后两旁,所叩部位以潮红为度,每次叩刺10~15分钟。

成方选录

(1)中极、关元、合谷、血海、气海、三阴交、劳宫、行间、脾俞、归来、地机、足三里、水泉。根据病情轻重,分别选取5~7穴。

(2)气滞血瘀:气海、地机、太冲。

(3)寒湿凝滞:关元、归来、肾俞、三阴交。

(4)肝肾不足:肾俞、肝俞、血海、三阴交、太溪。

(5)气血虚弱:脾俞、胃俞、膈俞、足三里、三阴交。

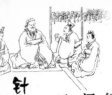
二、闭 经

女子年龄超过 18 周岁,仍不见月经来潮者称为原发性闭经;月经已经来潮,但又中断三个月以上者称为继发性闭经。

西医学认为,正常的月经有赖于大脑皮层、下丘脑、垂体、卵巢、子宫等功能的协调,其中任何环节发生病变,即可导致闭经。其他内分泌腺体如甲状腺、肾上腺皮质功能障碍,或某些精神因素、环境改变、寒冷、消耗性疾病、多次刮宫流产、放射线治疗等也能引起闭经。

病因病机

闭经原因归纳起来不外虚实两类。病位主要在肝、脾,又与肾密切相关。

(一)虚证

先天不足,肾气未充,或多次刮宫流产,耗损精血;或饮食劳倦,损及脾胃,化源不足;或大病久病,耗损气血;或失血过多等,均可造成血海空虚,冲任失养,无血以行,导致经闭。

(二)实证

肝气郁结,气机不畅,血滞不行;或饮冷受寒,邪气客于胞宫,血脉凝滞;或脾失健运,痰湿内盛,阻于冲任等,均能使冲任不通,胞脉闭阻而导致经闭。

辨 证

本病以女子年过 18 周岁月经尚未来潮,或以往有过正常月经,现停经在 3 月以上为辨病要点。

(一)虚证

临证若为超龄月经未至,或先见经期错后,经量逐渐减少者,属血海干枯;若见头晕耳鸣,腰膝酸软,口干咽燥,五心烦热,潮热汗出,舌质红,脉弦细者为肝肾不足;若见畏寒肢冷,面色㿠白,小腹冷痛者,属肾阳亏虚;如兼见心悸怔忡,气短懒言,神倦肢软,纳少便溏,舌质淡,脉细弱者为脾胃虚弱;如见心悸气短,面色苍白无华,舌淡脉细者为血海亏虚。

(二)实证

若见骤然经闭不行,精神抑郁,烦躁易怒,胸胁胀满,小腹胀痛拒按,舌质紫黯或有瘀点,脉沉弦者为气滞血瘀;形寒肢冷,小腹冷痛,得温痛减,苔白脉沉迟者,为寒凝血滞;形体肥胖,胸胁满闷,神疲倦怠,白带量多,苔腻,脉滑者,为痰湿阻滞。

治 疗

(一)基本治疗

1. 虚证

【治法】 益气化源,填精补肾。取任脉经穴和背俞穴为主。用补法,可灸。

【处方】 脾俞、肾俞、气海、足三里。

【方义】 脾俞、足三里健脾胃,充化源,血海充足,经血自行;肾俞、气海补肾气,肾气旺则精血充。

2. 实证

【治法】 疏肝理气,祛瘀化痰。取任脉、足太阴、足厥阴经穴为主。用泻法。

【处方】 中极、合谷、血海、三阴交、行间。

【方义】 中极调理冲任;血海为足太阴经穴,行间为足厥阴经穴,二穴相配共凑疏肝健脾,祛瘀化痰之功;合谷、三阴交可使气血下行,以达通经目的。

（二）辨证论治

1. 血枯经闭

【治法】 补气养血。取任脉、背俞穴为主。用补法，并灸。

【处方】 肝俞、脾俞、膈俞、肾俞、关元、足三里、三阴交。

【配穴】 潮热盗汗者，加太溪；心悸者，加内关；纳呆者，加中脘；血虚者，加气海、胃俞。

【方义】 脾胃为后天之本，故取脾俞、足三里、三阴交健脾补肾以调生化之源；肾为先天之本，肾气旺则精血自充，故取肾俞、关元以补肾气；肝藏血，脾统血，故取肝俞、脾俞和血会膈俞以调血。诸穴配合共奏益其源，调其流，冲任得调，血海充盈，月事应时而下之效。

2. 血滞经闭

【治法】 舒肝理气，健脾化痰，温经散寒。取任脉、足太阴经穴为主。用泻法，寒凝者，可施用灸法。

【处方】 中极、地机、合谷、三阴交、太冲、丰隆。

【配穴】 气滞血瘀者，加血海；痰湿阻滞者，加阴陵泉；寒凝者，加命门、腰阳关；胸胁胀满者，加内关。

【方义】 中极属任脉，能调理冲任以通经血；地机为足太阴经郄穴，为血中之气穴，能行血去瘀；合谷是手阳明经原穴，功善行气；三阴交为足三阴经的交会穴，与合谷相配既可行气调血，又可健脾利湿，理气化痰；太冲为足厥阴经原穴，可疏肝理气；丰隆为足阳明经络穴，能健脾化痰。

3. 肾阴亏虚

【治法】 滋养肾阴，填补精血。用补法。

【处方】 肾俞、志室、气海、三阴交、太溪。

【配穴】 腰膝酸软者加命门、腰眼、阴谷；潮热盗汗者加膏肓俞、然谷。

4. 肾阳不足

【治法】 温补肾阳,散寒通经。针灸并施。

【处方】 肾俞、命门、关元、气海、归来。

【配穴】 白带多者加次髎。

5. 气血虚弱

【治法】 益气养血,填补精髓。针灸并施。

【处方】 气海、合谷、血海、三阴交、地机、太冲。

【配穴】 心悸、怔忡者加内关。

6. 痰湿阻滞

【治法】 健脾利湿,理气化痰。平补平泻。

【处方】 中脘、中极、脾俞、三焦俞、丰隆、三阴交。

【配穴】 纳少泄泻者加天枢、阳陵泉。

7. 寒凝胞宫

【治法】 温补下元,活血通经。针灸并施。

【处方】 关元、归来、腰阳关、关元俞、三阴交。

【配穴】 小腹胀痛者加气海、四满;胸胁胀满者加期门、支沟。

其他疗法

(1)皮下埋针:将麦粒型皮内针埋在气海或血海穴处,一般埋藏2～3天为宜。

(2)皮肤针叩刺:取督脉、膀胱经,轻度或中度叩刺,以皮肤充血为度,隔日一次。

(3)穴位注射:肝俞、脾俞、肾俞、气海、关元、石门、归来、足三里、三阴交。每次选用2～3穴,用黄芪、当归、红花等注射液,或维生素 B_{12} 注射液,每穴注射 1～2 毫升,隔日一次。

成方选录

　　(1)曲池、支沟、足三里、三阴交。

　　(2)合谷、三阴交、血海、气冲。

　　(3)气血亏虚:气海、归来、脾俞、胃俞、足三里、三阴交。

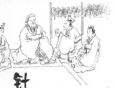

三、月经不调

中医妇科学中月经不调的含义有广义和狭义之分,广义的月经不调泛指一切月经病;狭义的月经不调仅仅指月经的周期、经色、经量、经质出现异常改变,并伴有其他症状。本讲以月经周期的异常作为本病的主要症状介绍,而经期的异常往往会伴有经量、经色、经质的异常,临症时当全面分析。月经不调可分为月经先期(经早)、月经后期(经迟)、月经先后无定期(经乱)。

西医学认为,月经受垂体前叶和卵巢分泌的激素调节,而呈现周期性子宫腔出血。如果丘脑下部—垂体—卵巢三者之间的动态关系失于平衡,则导致其功能失常而产生月经不调。

病因病机

中医学认为,月经与肝、脾、肾三脏关系密切,肾气旺盛,肝脾调和,冲任脉盛,则月经按时而下。

月经先期:因素体阳盛,过食辛辣,助阳生热;或情志急躁或抑郁,肝郁化火,热扰血海,血热妄行;或久病阴亏,阴虚内热,虚热扰动冲任,导致冲任不固;或饮食不节,劳倦过度,思虑伤脾,脾虚而统摄无权。

月经后期:素体阳虚,寒邪内生;或行经之际,淋雨涉水、外感寒邪、贪食生冷,寒凝血脉,经行受阻;或肝气不疏,气滞血瘀,胞脉血运不畅;或久病伤阳,运血无力;或久病体虚,阴血亏虚,或饮食劳倦伤脾,使化源不足,气衰血少,而致月经后期。

月经先后无定期:因情志抑郁,疏泄不及则后期;疏泄太过,气郁化火,扰动冲任则先期。因禀赋素弱,重病久病,使肾气不足,行血无力;或精血不足,血海空虚;或房事不节、孕育过多,肾失封藏,损伤冲任则后期;若肾阴亏虚,虚火内扰则先期。

辨　证

1. 月经先期

以月经周期提前 7 日以上，甚至 10 余日一行为辨证要点。

临证兼见月经量多，色深红或紫，质粘稠，伴有面赤口干，心胸烦热，小便短赤，大便干燥，舌红苔黄，脉滑数者，为实热证；月经量少或量多，色红质稠，两颧潮红，手足心热，潮热盗汗，腰膝酸软，舌红苔少，脉细数者，为虚热证；经量或多或少，经色紫红，或夹有瘀块，经行不畅，或胸胁、乳房、小腹部胀满不适，心烦易怒，口苦口干，舌苔薄白，脉弦数者，为郁热证；月经量多，色淡质稀，神疲肢倦，心悸气短，纳少便溏，小腹下坠，舌淡苔白，脉细弱者，为气虚证。

2. 月经后期

以月经推迟 7 日以上，甚至 40～50 日一潮为辨证要点。

临证兼见月经量少色暗，有血块，小腹冷痛，得热则减，或畏寒肢冷，面色苍白，苔薄白，脉沉紧者，为实寒证；月经周期延后，色淡而质稀，量少，少腹隐隐作痛，喜暖喜按，小便清长，大便溏薄，舌淡苔白，脉沉迟者，为虚寒证。月经量少色淡，质稀，面色苍白，头晕目眩，心悸少寐，舌淡苔少，脉细弱者为血虚；月经错后，经量少，经色暗红夹有瘀块，少腹胀痛，胸胁、乳房发胀，舌苔薄白，脉弦者为气滞。

3. 月经先后无定期

以月经或提前或错后，连续 2 个月经周期以上，经量或多或少为辨证要点。

临证兼见月经色紫暗，有块，量或多或少，经行不畅，胸胁乳房发胀，小腹胀痛，时叹息，嗳气不舒，苔薄白，脉弦者，为肝郁证；经来先后不定，量少，色淡，腰骶酸困，头晕耳鸣，舌淡苔白，脉沉弱者，为肾虚证。

治　疗

（一）基本治疗

【治法】　调理冲任，理气和血。以任脉、足太阴经穴为主。月经先

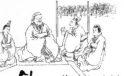

期用平补平泻法,月经后期和先后无定期针灸并用。

【处方】 气海、三阴交。

【配穴】 月经先期,加太冲、太溪;月经后期,加血海、归来;先后无定期,加肾俞、交信、脾俞、足三里;心烦可加间使;盗汗加阴郄、后溪;腰酸痛加气海、气穴;瘀血加中极、四满;月经过多加灸隐白;小腹冷痛加关元;心悸失眠加神门。

【方义】 气海为任脉经穴,可调一身元气,气为血帅,气充则能统血;脾胃为气血生化之源,故配三阴经交会穴三阴交。月经先期多为热,故取太冲清肝热,太溪益肾水、清虚热;月经后期为血瘀者,用血海、归来、气海行气活血,血虚者针灸并用;先后无定期多为先天肾气与后天气血均虚,故取肾俞、交信培本固元,脾俞、足三里扶助中焦。

(二)对症治疗

1. 月经先期

【治法】 清热调经。以任脉及足三阴经穴为主。实泻虚补,气虚者针灸并施。

【处方】 关元、三阴交、血海。

【配穴】 实热证者,加太冲、曲池、行间;虚热证者,加太溪、然谷;气虚证者,加足三里、脾俞;郁热者,配行间、地机;月经过多者,加隐白;腰骶疼痛者,加肾俞、次髎。

【方义】 本方的主要作用是清热和血,调理冲任。关元属任脉经穴,又是足三阴经的交会穴,故为调理冲任的要穴;配合血海调血,冲任调和,经血则按时而行。实热者,配曲池、太冲以清解血分之热;配三阴交、然谷以益阴清热;配行间、地机疏肝解郁,清泻血分之热;配足三里、脾俞以益气摄血。

2. 月经后期

【治法】 温经散寒,和血调经。以任脉及足太阴、足阳明经穴为主。气海、三阴交用毫针补法,可用灸法。归来用泻法。配穴按虚补实泻法操作,可用灸法或温针灸。

【处方】 气海、三阴交、归来、气穴。

【配穴】 寒实证者,加子宫、天枢;虚寒证者,加命门、太溪、腰阳关;血虚配足三里、脾俞、膈俞;气滞配蠡沟。

【方义】 肾气旺盛,月经才能按时来潮。气海是任脉经穴,气穴是肾经和冲脉之会,二穴相配有调和冲任的作用;三阴交为足三阴经之会,功能益肾调血,补养冲任。实寒者灸阳明经穴归来、天枢以温通胞脉,活血通经;虚寒者加灸命门、太溪温肾壮阳以消阴翳;血虚者加足三里、脾俞、膈俞,调补脾胃以益生血之源;气滞者取蠡沟疏肝解郁,理气行血。

3. 月经先后无定期

【治法】 疏肝益肾,调理冲任。以任脉及足太阴经穴为主。肝俞用泻法,其余主穴用补法。配穴按虚补实泻法操作。

【取穴】 关元、三阴交、肝俞。

【配穴】 肝郁者,加期门、太冲;肾虚者,加肾俞、太溪、水泉;胸胁胀痛者,加膻中、内关。

【方义】 关元与三阴交相配可和肝补肾,调理冲任;肝郁者配期门、太冲、肝俞以疏肝解郁;肾虚者配肾俞、太溪、水泉调补肾气,以益封藏,则血海蓄溢有时,经血可调。

其它疗法

(1)皮下埋线:用1厘米长消毒羊肠线埋植于三阴交,或中极透关元等,在经前、经后均可治疗,作用持久。

(2)皮肤针法:选背腰骶部夹脊穴或背俞穴,下腹部任脉、肾经、脾胃经,下肢足三阴经。用梅花针叩刺,至局部皮肤潮红,隔日一次。

(3)穴位注射法:选关元、三阴交、气海、血海、肝俞、脾俞、肾俞。每次选2～3穴,用5%当归注射液或10%丹参注射液,每穴注入药液0.5毫升,隔日一次。

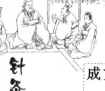

成方选录

（1）月经先期：关元、气海。实热加曲池、太冲；虚热加三阴交、然谷；气虚加足三里、脾俞。

（2）月经后期：气海、三阴交。实寒加归来、天枢；虚寒加命门、太溪；血虚加脾俞、膈俞、足三里；气滞加蠡沟、太冲。

（3）先后不定期：关元、三阴交。肝郁气滞加肝俞、期门、太冲；肾虚加肾俞、太溪、水泉。

四、更年期综合征

妇女在49岁左右，月经开始终止，称为"绝经"。有些妇女在绝经期前后，往往出现经行紊乱、头晕、心悸、烦躁、出汗及情志异常等，称为更年期综合症。

本病相当于西医学的围绝经期综合征。西医学认为绝经是妇女生命进程中必然发生的生理过程，绝经提示卵巢功能衰退，生殖能力终止。围绝经期指从接近出现与绝经有关的内分泌、生物学和临床特征起至绝经一年内的时间。约1/3妇女能通过神经内分泌的自我调节达到新的平衡而无自觉症状；约2/3妇女可出现一系列性激素减少所致的症状，即为本病。

病因病机

妇女绝经前后，肾气渐亏，天癸将竭，精血不足，阴阳平衡失调，出现肝肾阴虚，阴不制阳，虚热内生；或肾阳虚衰，经脉失于温养，虚寒内生等肾中阴阳偏盛偏衰现象，导致脏腑功能失常。

辨　证

本病以月经紊乱，性欲减退，阵发性潮热，出汗，心悸，情绪不稳定等为主要临床表现。

临证兼见头晕耳鸣，失眠多梦，心烦易怒，潮热汗出，五心烦热，腰膝酸软,或皮肤感觉异常,口干便结,尿少色黄,舌红苔少,脉数者,为肾阴虚;面色晦暗,精神萎靡,形寒肢冷,纳差腹胀,大便溏薄,或面浮肿胀,尿意频数,甚或小便失禁,舌淡苔薄,脉沉细无力者,为肾阳虚;头晕目眩,心烦易怒,烘热汗出,腰膝酸软,经来量多,或淋漓漏下,舌质红,脉弦细而数者,为肝阳上亢;形体肥胖,胸闷痰多,脘腹胀满,恶心呕吐,食少,浮肿便溏,苔腻,脉滑者,为痰气郁结;心悸怔忡,面色无华,脉沉细者为心血亏虚。

治 疗

【治法】 滋补肝肾,调理冲任。以任脉、足太阴经穴及相应背俞穴为主。主穴用补法或平补平泻法。配穴按虚补实泻法操作。

【处方】 气海、三阴交、肝俞、脾俞、肾俞。

【配穴】 肾阴亏虚者,加太溪、照海;肾阳不足者,加关元、命门;肝阳上亢者,加百会、风池、太冲、太溪;心血亏损者,加心俞、脾俞、肾俞、三阴交;脾胃虚弱者,加脾俞、胃俞、中脘、章门、足三里;痰气郁结者,加中脘、阴陵泉、丰隆、膻中、气海、三阴交;心神不宁者,加通里、神门、心俞;心烦心悸者,加大陵、通里;失眠烦热者,加神门、四神聪、劳宫、照海;腰背酸痛者,加肾俞、腰眼;腹胀便溏者,加下脘、气海、天枢、阴陵泉;浮肿尿少者,加关元、水分、足三里;神志失常者,加人中、大陵、心俞。

【方义】 本病涉及肝、脾、肾三脏及冲任二脉。气海为任脉穴,可补益精气,调理冲任。三阴交为肝脾肾三经交会穴,与相应的俞穴合用,可通调三脏功能。

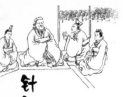

 思考题

1. 如何辨别痛经的寒热虚实？

2. 试述痛经的辨证治疗。

3. 什么叫闭经？如何区分闭经的虚实？

4. 血枯闭经和血滞闭经有何区别？怎样对症选穴？

5. 月经先期与月经后期在病因病机、治法、取穴上有何不同？

6. 简述更年期综合症的治法、处方及辨证配穴。

针灸与腧穴 20 讲

上工书房系列　　**第 17 讲　妇产科病症（二）**

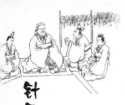
第17讲　妇产科病症(二)

一、乳腺增生

乳腺增生是乳腺病中的多发病、常见病,指妇女乳房部常见的慢性良性肿块,以乳房肿块(体检乳房内可触及单个或多个大小不等的不规则结节)和疼痛(常为胀痛或刺痛,与月经周期及情绪变化有关)为主症。常见于中青年妇女。

乳腺增生可见于西医学的乳腺小叶增生、乳房囊性增生、乳房纤瘤等疾病。西医学认为乳腺增生症与卵巢功能失调有关,如黄体素分泌减少,雌激素的分泌相对增高。

病因病机

乳腺增生属中医学"乳癖"范畴,主要由于肝气不舒或思虑伤脾,使肝脾两伤,痰气互结,瘀滞成块;肝气不足,冲任失调亦可致阳虚痰湿内结而致乳腺增生。本病的基本病机为气滞痰郁,冲任失调,与足厥阴肝经、足太阴脾经、足阳明胃经有关。

辨　证

本病以单侧或双侧乳房发生单个或多个大小不等的肿块,胀痛或压痛,表面光滑,边界清楚,推之可动,增长缓慢,质地坚韧或呈囊性感为主要临床表现。

肝郁气滞者,多见于青壮年妇女,乳房肿块随喜怒而消长,伴胸胁胀闷,善郁易怒,失眠多梦,心烦口苦,舌苔薄黄,脉弦滑;肝肾阴虚者,则见形体消瘦,精神萎靡不振,或午后低热,虚烦少寐,乳房肿块较硬韧,舌质微红,舌苔白,脉沉细;冲任失调者,多见于中年妇女,乳房肿痛,月经前加重,经后缓解,伴腰酸乏力,神疲倦怠,舌淡,苔薄白,脉沉细。

治 疗

(一)基本治疗

【治法】 理气化痰散结,调理冲任。以足阳明、足厥阴经穴为主。用泻法。乳根、膻中均可向乳房肿块方向斜刺或平刺,针人迎时应避开颈动脉,不宜针刺过深。

【处方】 乳根、人迎、膻中、期门、足三里。

【配穴】 气滞痰凝者,加内关、太冲;冲任失调者,加血海、三阴交。

【方义】 乳房主要由肝胃两经所司,乳根、人迎、足三里可疏通胃经气机,为经脉所过,主治所及。此外,足阳明之标在人迎,另据气街理论,胸气有街,其腧前在于人迎,且人迎穴近乳房,故人迎穴对本病尤为有效;膻中为气之会穴,且肝经络于膻中,期门为肝之募穴,两穴均位近乳房,故用之既可疏肝理气,与乳根同用,又可直接通乳络消痰块。

(二)辨证治疗

1. 肝郁气滞

【治法】 疏肝解郁,散结止痛。

【处方】 乳根、膻中、天井。

【操作】 乳根穴向乳房平刺进针0.5寸,用平补平泻法使针感传至整个乳房;膻中穴向下平刺0.8寸,用捻转泻法;天井穴直刺1寸,用提插泻法,使针感传至腋下。

2. 肝肾阴虚

【治法】 滋水涵木,散结止痛。

【处方】 乳根、三阴交、照海。

【操作】 三阴交沿胫骨后缘刺入,与皮肤成45°斜刺,进针1.0～

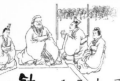

1.5寸，采用提插补法，使针感上传至腹部，其余平补平泻。

3. 冲任失调

【治法】 调补冲任，通经散结。血海、关元用补法，余穴用平补平泻法。

【处方】 乳根、血海、关元、照海。

【方义】 乳房属足阳明胃经，乳头属肝，冲脉隶属阳明，乳根穴即是足阳明胃经腧穴，又分布在乳下，可疏通经络，调理气血；天井穴是手少阳经合穴，可软坚散结，通络止痛；膻中穴是心包的募穴，气会膻中可疏肝解郁，化痰理气；关元穴是任脉腧穴，能调理冲任；照海是八脉交会穴之一，可滋补肝肾，活血止痛；三阴交是足太阴、少阴、厥阴经交会穴，可滋阴补肾，调理气血，上述各穴相配，可调整脏腑经络气血的功能状态，维护性激素的相对平衡，解除病因，消除症状，达到治疗目的。

其他疗法

腧穴激光照射法：取乳房肿块中央，用氦-氖激光针灸仪作垂直照射。波长632.8纳米，输出功率5～7毫瓦，光斑直径1.5～10毫米，照射距离10～20厘米。

二、崩漏

崩漏指妇女非周期性子宫出血。一般发病急、出血量多、来势凶猛者称为"崩"；发病缓慢、出血量少、淋漓不绝者称为"漏"。虽然二者出血情况不同，但在发病过程中又常可相互转化，故临床以崩漏并称。本病以青春期和更年期妇女多见。

病因病机

本病的发生主要与冲任损伤，肝脾失调，导致经血不固有关。

（一）实证

素体阳盛，或外感邪热，或情绪抑郁日久，郁而化火，或贪食辛辣厚味,湿热之邪蕴积下焦等原因,导致邪热损伤冲任,扰动血海,迫血妄行而致。也可因七情所伤,冲任瘀滞,或月经期间、产后余血未尽,感受寒热之邪,以致成瘀等造成瘀阻冲任,血不归经,发为崩漏。

(二)虚证

素体脾虚,或饮食劳倦,损伤脾气,气虚统摄无权,冲任失调,经血不固;或先天不足,冲任未盛,或更年期肾气渐衰,或手术损伤,以致肾虚,致使经血封藏失职;或素体阴虚,或久病、失血,导致阴虚阳亢,虚热内生,扰动血海。

辨 证

本病的发病特点是月经的期、量发生严重紊乱,出血量多如注,或淋漓不绝,甚至屡月未有尽时。

(一)实证

以出血量多,或淋漓不绝,血色红为其常见症状。若见血色深红,质地粘稠,气味臭秽,舌红苔黄者,为血热;出血量多,兼见带下粘稠量多,气味臭秽,阴部发痒,舌苔黄腻者,为湿热下注;伴有两胁胀满不适,心烦易怒,善叹息者,为肝郁气滞;兼见血色紫暗,有血块,小腹胀痛不适者,为血瘀。

(二)虚证

出血色淡,质地清稀,伴有神疲乏力,面色萎黄,气短懒言,纳呆便溏者,为脾虚;伴有小腹冷痛,喜温喜按,大便清稀者,为阳虚;伴有心悸耳鸣,五心烦热,腰膝酸软,失眠盗汗者,为阴虚。

治 疗

(一)基本治疗

【治法】 调理冲任,清热化瘀。取任脉、足太阴经穴为主。实证用

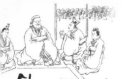

泻法,虚证用补法,灸法。

【处方】 关元、三阴交、隐白。

【配穴】 实热加血海、水泉;阴虚加内关、太溪;气虚加脾俞、足三里;阳虚加百会、气海。

【方义】 关元为足三阴、冲任之会,可以调补冲任之气,加强固摄,制约经血妄行。三阴交为足三阴经交会穴,有补脾统血作用,为治疗妇科病的要穴。隐白为脾经井穴,为治疗崩漏的要穴。血海、水泉可泻血中之热;足三里、脾俞,培补中气;内关、太溪调养心肾,退虚热;百会、气海辅助元气。

(二)辨证治疗

1. 实证

【治法】 驱邪固经,调理冲任。取任脉、足太阴经学为主。用泻法。

【处方】 气海、三阴交、关元、公孙、隐白。

【配穴】 血热者加血海、水泉;湿热者加中极、阴陵泉;气滞者加太冲、支沟、大敦;血瘀者加地机、气冲、冲门。

【方义】 任脉经穴气海配足三阴经交会穴三阴交,调理冲任,制约经血妄行;隐白为脾经井穴,为治疗崩漏的要穴;公孙通任脉,配关元共凑调理冲任,固摄经血之作用。

2. 虚证

【治法】 补益脾肾、固摄经血。取任脉、足少阴、足太阴经穴为主。用补法,可灸。

【处方】 关元、三阴交、肾俞、交信、足三里、气海。

【配穴】 气虚加脾俞、膏肓俞;阳虚加命门、复溜;阴虚加然谷、阴谷、太溪;失眠盗汗加神门、阴郄。

【方义】 关元配三阴交,可益肾收藏、补脾统血、益肝藏血;肾俞为肾之背俞穴,交信为足少阴经穴,为治疗崩漏的要穴,二者可增强肾的固摄作用;气海益气固本,调补冲任;足三里补益气血,使经血化生有源。

其它疗法

（1）穴位注射：选取气海、关元、中极、肾俞、关元俞。用维生素 B_{12} 或黄芪注射液、当归注射液，每穴注射 2 毫升，每日一次。

（2）挑刺法：在腰骶部督脉或膀胱经上寻找反应点，用三棱针挑破 0.2～0.3 厘米长，0.1 厘米深，将白色纤维挑断，每次选 2～4 个点，每月一次，三次一疗程。

（3）皮肤针扣刺：取肝俞、膈俞、脾俞、胃俞、肾俞、八髎、华佗夹脊穴、百会、足三里、关元、血海、三阴交等穴。每次选取 3～5 穴用皮肤针扣刺，每日或隔日一次。

成方选录

（1）崩：膈俞、肝俞、肾俞、命门、气海、中极、间使、血海、复溜、行间。

（2）漏：交信、合阳。

（3）血热：隐白、血海、中极。

（4）气虚：隐白（灸）、气海、足三里（针灸并用）、百会（灸）。

（5）瘀血：关元、气冲、太冲、三阴交。

（6）肾阴虚：肾俞、三阴交、太溪。

（7）肾阳虚：关元、气海、神阙、肾俞、命门。

三、带下病

带下病是指妇女阴道分泌物明显增多，连绵不断。可见于西医学中阴道炎、宫颈炎、盆腔炎等。

病因病机

带下的病因多由冲任不固，带脉失约而成；或因饮食劳倦，损伤脾胃，脾虚运化失职，聚湿下行而成；也有因情志不畅，肝气郁结，郁久化热，湿热相合，湿热下注而成。

辨　证

本病以阴道分泌物明显增多为主要临床表现。见带下色黄,粘稠,味臭,阴部瘙痒者,为湿热下注;带下清稀,量多,连绵不绝,无臭味,伴有纳呆便溏,神疲乏力者,为脾虚湿盛;带下清稀,量多色白,绵绵不断,伴有小腹寒凉,腰部酸困,小便频数者,为肾虚。

治　疗

(一)基本治疗

【治法】　利湿化浊,固摄带脉。取足少阳、任脉、足太阴经穴为主。平补平泻。

【处方】　带脉、中极、白环俞、阴陵泉、三阴交、气海

【配穴】　湿热下注者加水道、次髎、行间;脾气虚者加足三里;肾气虚者加关元、肾俞、照海;阴部发痒者加蠡沟、中都、太冲;带下色红者加间使;腰背酸困者加腰眼、小肠俞;纳呆便溏者加中脘、天枢。

【方义】　带脉穴固摄带脉,调理经气;中极清理下焦,利湿化浊;白环俞助膀胱气化,利下焦湿邪;阴陵泉健脾利湿止带;气海通调任脉;三阴交健脾利湿,调理肝肾。

(二)辨证治疗

1. 脾虚湿盛

【治法】　健脾益气,利湿止带。取任脉、带脉、足太阴经穴为主。用补法,可灸。

【处方】　气海、带脉、白环俞、三阴交、足三里。

【方义】　带脉穴固摄带脉,调理经气;气海通调任脉,理气化湿;白环俞助膀胱气化,利下焦湿邪;足三里、三阴交健脾利湿止带。

2. 肾虚

【治法】　温补肾阳,固摄带脉。取任脉、带脉、足少阴经穴为主。用

补法,重用灸法。

【处方】 关元、带脉、肾俞、次髎、照海

【方义】 关元、肾俞、气海,重用灸法,可补益肾气,温暖下元,固摄带脉;带脉穴、次髎,用灸法,为治疗带下病的要穴。

3. 湿热下注

【治法】 清热利湿,固摄止带。取任脉、带脉、足阳明经穴为主。辅以足厥阴经穴。用泻法。

【处方】 带脉、中极、阴陵泉、下髎、行间。

【方义】 带脉穴、中极清泻下焦湿热,调理任脉、带脉,以行约束之权;下髎为治疗湿热为患的有效穴位,与阴陵泉相配共清下焦湿热。

> **其它疗法**

(1)埋针法:将麦粒型皮内针埋于脾俞、丰隆穴,一般以 2～3 日为宜。

(2)穴位注射:取中极、水道、气冲、八髎、白环俞、膀胱俞、血海、三阴交。每次选取 2 穴,用鱼腥草注射液、红花注射液或当归注射液,每穴注射 2 毫升,隔日一次。

(3)三棱针法:取十七椎、八髎、血海、委阳、太冲。寻找到瘀血络脉后,三棱针刺入约 1 厘米,使黑紫色血流出,血色变淡再拔火罐,留罐 15 分钟。1～2 周一次。

> **成方选录**
>
> (1)带脉、关元、气海、三阴交、白环俞、间使。
>
> (2)气海、归来、太溪。
>
> (3)子宫、复溜、阴陵泉。

四、不孕症

不孕症指育龄期妇女,有正常性生活,没有采取任何避孕措施,配偶生殖功能正常,两年以上未孕者;或曾有生育、流产史,两年以上未孕者。

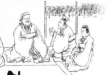

前者称原发性不孕,后者为继发性不孕。

病因病机

先天肾精亏虚,冲任虚衰;或情志不畅,肝气郁结,气血不和,气滞血瘀;或脾失健运,痰湿内生,痰阻胞络等均可导致不孕。本病虚者多为肾精亏虚,实者多为痰瘀互阻。

辨　证

肾精亏虚者,多伴有月经后期,量少色淡,性欲冷淡,畏寒肢冷;肝气郁结者,常伴有月经先后无定期,经行腹痛,血色紫暗,有血块,胸胁部胀满不适;痰瘀互结者,多有形体肥胖,经行不畅,带下量多,胸胁胀满。

治　疗

1. 实证

【治法】　理气化痰,行瘀通络。取背俞穴、足阳明、足太阴经穴为主。用泻法。

【处方】　肝俞、丰隆、归来、子宫、三阴交

【配穴】　肝气郁结加太冲、阴廉、曲泉;痰瘀互结加阴陵泉、内关、膈俞;胸胁胀满加内关、膻中;经行不畅加地机;带下量多加次髎;脘腹胀满加中脘、足三里。

【方义】　肝俞疏肝理气;丰隆健脾化痰;归来、子宫行瘀通络;三阴交健脾疏肝,理气化痰。

2. 虚证

【治法】　补益肝肾,温通下元。取任脉穴、背俞穴、足阳明经穴为主。用补法。

【处方】　关元、气海、肾俞、归来、子宫、三阴交

【配穴】　肾虚者加太溪、命门;头晕耳鸣加百会、然谷;腰膝酸软加腰眼、阴谷。

【方义】　关元、肾俞、气海益肾固本,调理冲任;归来、子宫化瘀通络;三阴交补益肝脾肾三经。

其它疗法

(1)穴位注射:参考上述选穴,每次取 2 穴。用当归注射液、胎盘注射液、绒毛促性腺激素注射液,每穴注射 2 毫升,从月经周期第 12 日开始,每日一次,连续五次。

(2)穴位埋线法:取三阴交,植入羊肠线,每月一次。

成方选录

(1)肾虚:肾俞、气穴、内关、然谷。

(2)血虚:关元、气户、三阴交、足三里。

(3)下焦虚寒:三阴交、曲骨、气海、命门。针灸并用。

(4)痰郁:中极、气冲、三阴交、丰隆。

思考题

1. 简述乳腺增生的辨证治疗。

2. 简述崩漏的病因病机及其辨证治疗。

3. 简述带下病的辨证及其治疗。

4. 简述不孕症的概念及其治疗。

针灸与腧穴20讲

上工书房系列

第18讲　妇产科病症(三)

一、妊娠呕吐

妊娠呕吐是指妇女在怀孕2～3月期间出现恶心呕吐、头晕择食、恶闻食臭,或食入即吐,甚则呕吐苦水,或血性物,这是妊娠早期最常见的疾患。其病因与内分泌变化和精神因素有关。若仅有恶心嗜酸、择食,或晨间偶有呕吐痰涎,则是妊娠早期常有的反应,经过一段时间,即可自行恢复。如呕吐频频,饮食难进,持续过久会影响孕妇健康,严重时可引起脱水甚至酸中毒。中医称为"妊娠恶阻",认为多因胎气上逆,致胃气失调所致。

病因病机

呕吐主要是由胃气不降所致。多由胃气素虚,孕后月经停闭,经血不泻;冲脉之气较盛,冲脉隶于阳明,其气上逆犯于胃,胃失和降;或郁怒伤肝,肝失疏泄,郁而生热,肝热横逆犯胃;或因脾失健运,痰湿内生或素有痰饮,阻于中焦,冲气挟痰湿上逆等,均可导致呕恶。

辨　证

本病以妊娠早期出现恶心呕吐,恶闻食臭,或食入即吐为主要临床表现。

胃虚恶阻者常表现为,受孕后二、三个月脘腹胀满,恶气呕吐,或食入即吐,或呕吐清涎,神倦思睡,舌淡苔白,脉缓滑无力;肝热恶阻者常在妊娠初期呕吐苦水或酸水,口干口苦,胃脘满闷,胁肋胀痛,嗳气叹息,精神抑郁,头胀头晕,苔微黄,脉弦滑;肝胃不和者,多见神情烦躁,面色红赤,胸闷胁痛,呕吐频频,舌质红,苔薄黄,脉弦滑;若属痰滞恶阻者则表现为,妊娠初期呕吐痰涎,胸闷纳呆,心悸气短,口淡乏味,苔白腻,脉滑。

治疗

1. 胃气虚弱

【治法】 健脾和中,调气降逆。取任脉、足阳明经穴为主。用补法。

【处方】 足三里、上脘、中脘、公孙。

【方义】 中脘为胃之募穴,上脘为足阳明胃经和任脉交会穴,足三里为足阳明胃经的下合穴,三穴相配,和胃降逆;冲脉的交会穴公孙,既可健脾和胃,又可降冲气之上逆。

2. 肝胃不和

【治法】 疏肝和胃,降逆止呕。用泻法。

【处方】 太冲、足三里、内关。

【方义】 平泻太冲平肝降逆;内关宽胸降气和胃;足三里调和胃气,降逆止呕。

3. 肝火犯胃

【治法】 清肝和胃,降逆止呕。取手足厥阴、足阳明经穴为主。用泻法。

【处方】 内关、太冲、中脘、足三里、三阴交。

【方义】 泻内关、太冲以清泻肝热、和胃降逆;三阴交益阴血调肝阳;再配以中脘、足三里共奏清肝和胃,降逆止呕之功。

4. 痰滞恶阻

【治法】 健脾化痰,降逆和胃。取足太阴、阳明经穴为主。用泻法。

【处方】 阴陵泉、丰隆、足三里、中脘、幽门。

【方义】 阴陵泉可健脾化痰;丰隆功善豁痰;幽门是冲脉和足少阴肾经的交会穴,可降逆止呕;合中脘、足三里共奏健脾化痰,降逆和胃之效。

其他疗法

穴位注射:内关、足三里。用1%普鲁卡因注射液或维生素B_1注射液,每穴注0.5~1毫升,每日一次。

成方选录

（1）风池、肝俞、大肠俞、次髎、膻中、不容、中柱、天柱、胆俞、小肠俞、中髎、中庭、承满、带脉。

（2）风池、内关、足三里。

（3）足三里、内关、中脘、太冲。

（4）脾胃虚弱：中脘、足三里、公孙。

（5）肝经郁热：上脘、内关、太冲、足三里。

（6）痰郁气滞：建里、丰隆、阴陵泉、足三里。

二、胎位不正

胎位指胎儿先露的指定部位与母体骨盆前、后、左、右的关系，正常胎位多为枕前位。妊娠30周后经产前检查，发现臀位、横位、枕后位、颜面位等谓之胎位不正，其中以臀位为常见。临床上多无自觉症状，经产前检查才能明确诊断。胎位不正如果不纠正，分娩时可造成难产。

病因病机

妇人以血为本，孕妇气血充沛、气机通畅则胎位正常；若孕妇体虚，正气不足，无力安正胎位，或孕妇情志抑郁，气机不畅，也可使胎位难以回转成正位。

辨　证

胎位不正在临床上多无自觉症状，可通过妊娠后期腹壁或肛门检查及Ｂ超检查而发现。在临产时常表现为宫颈扩张缓慢、宫缩不强、产程延长，或胎膜早破、脐带脱出、胎儿窘迫或死亡，有的可发生子宫破裂或产道损伤。

治　疗

【治法】　调整胎位。以足太阳经井穴为主。

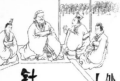
【处方】　至阴。

【配穴】　纳差乏力者,加足三里、三阴交;腰酸者,加肾俞、太溪。

【操作】　至阴用艾条灸。操作时解松腰带,每次灸15～20分钟,每日1～2次,3日后复查,至胎位转正为止。也可用艾炷灸,用黄豆大艾炷放置于双侧至阴穴,燃至局部有灼热感,即除去艾灰,每次灸7～9壮,每日一次,3日后复查,至胎位转正为止。配穴用补法,肾俞针刺不宜过深,操作手法宜轻,或用灸法。

【方义】　妇女以血为本,孕妇气血充沛、气机通畅则胎位正常。肾藏精,主生殖,肾阴、肾阳调和,则气顺血和,胎正产顺。至阴是足太阳经井穴,与足少阴经相连,具有疏通经络、调整阴阳、纠正胎位的功能。

三、滞产

滞产指产妇自分娩开始至宫口完全开张的第一产程时间超过24小时。西医学中的子宫收缩无力导致的滞产可参照本节内容治疗。

病因病机

滞产发生多由体质虚弱,正气不足;或产时用力过早,耗血伤气;或临产胞浆早破,产力不足;或产妇精神紧张;或妊娠期间安逸少动,气机不利,气血运行不畅等原因而致。

辨　证

本病以临产羊水已下,胎儿久久不能娩出为临床表现。

临证伴有腹部阵痛微弱,下坠感不强,面色苍白,精神倦怠,或宫缩痿弱,间歇时间较长,持续时间较短者,为气血虚弱;伴有腹痛剧烈,下血量少,血色暗红,或宫缩虽强,但间歇不均,产程进展缓慢者,为气滞血瘀。

治　疗

(一)基本治疗

【治法】　调理气血。以手阳明、足太阴、足太阳经穴为主。

【处方】　合谷(补法)、三阴交(泻法)、至阴(泻法)、独阴(灸)。

【配穴】　气滞血瘀者,加次髎、昆仑;气血虚弱者,加足三里、太溪;烦躁者,加神门、太冲、内关。

【方义】　合谷为手阳明经原穴,三阴交为足三阴经交会穴,两穴相配可理气行血;至阴是足太阳经井穴,独阴为奇穴,二者均为催产之经验穴。

(二)辨证治疗

1. 气血虚弱

【治法】　补益气血。取足阳明、足太阴、足少阴经穴为主。用补法。

【处方】　足三里、三阴交、复溜、至阴。

【方义】　足三里、三阴交强壮脾胃,化生气血;复溜补肾助产,至阴为催产经验穴。

2. 气滞血瘀

【治法】　理气行血,化瘀催产。取手阳明、足太阴经穴为主。用泻法。

【处方】　合谷、三阴交、独阴。

【方义】　合谷为手阳明经原穴,三阴交为足三阴经交会穴,两穴相配可理气行血;独阴为奇穴,为催产之经验穴。

其它疗法

(1)穴位注射:取合谷、三阴交、关元。用 0.5%普鲁卡因 10 毫升,加催产素 10 单位,每穴注射 1 毫升。

（2）灸法：取合谷、气海、关元、上髎、次髎、三阴交、复溜、至阴。选取其中3～5穴，用艾条温和灸，时间不限，以胎儿娩出为止；或取神阙穴，进行隔盐灸，灸5～7壮。

（3）穴位敷贴：取神阙、涌泉。将蓖麻叶捣烂，做成药饼，贴于穴位上，产后除去。

> **成方选录**
>
> （1）合谷、太冲、三阴交。
>
> （2）灸足小趾尖。
>
> （3）昆仑、至阴。
>
> （4）合谷、三阴交。
>
> （5）肩井、独阴。
>
> （6）气血虚弱：关元（灸）、气海（灸）、足三里、三阴交、至阴。
>
> （7）气滞血瘀：太冲、内关、合谷、三阴交、次髎、独阴。

四、产后缺乳

产后乳汁分泌甚少，不能满足婴儿需要，称为"缺乳"，亦称乳少。本证不仅可出现于产后，在哺乳期亦可出现。

西医学认为产后乳腺泌乳是一个复杂的神经体液调节的结果，垂体催乳激素是泌乳的基础，但哺乳时的吸吮刺激对产后乳汁分泌更为重要，不断排空乳房也是泌乳的重要条件之一。另外，泌乳还与营养、睡眠、情绪及健康状况密切相关。上述因素导致神经体液调节失常，均可产生本病。

病因病机

乳汁为气血所化，如脾胃虚弱，化源不足，或临产失血过多，气血损伤，均能影响乳汁的生成；或产后情志不调，肝失条达，气机不畅，经脉壅滞,气血不能化为乳汁,或化而不能运行等,均可导致产后乳少。

本病以产后没有乳汁分泌,或分泌量过少,或在产褥期、哺乳期乳汁正行之际,乳汁分泌减少或全无为辨病要点。

临证兼见产后乳汁不行,或行亦甚少,甚或全无,乳汁清稀,乳房柔软无胀感,面色苍白,唇甲无华,神疲乏力,食少便溏,舌淡,苔薄白,脉虚细者,为气血不足;产后乳汁不行或乳少,乳房胀满疼痛,甚至身有微热,伴有情志抑郁不乐,胸胁胀闷,脘痞食少,舌红,苔薄黄,脉弦者,为肝气郁滞。

治 疗

（一）基本治疗

【治法】 调理气血,疏通乳络。以足阳明经、任脉穴为主。少泽点刺出血,其余主穴用平补平泻法。配穴按虚补实泻法操作。

【取穴】 乳根、膻中、少泽。

【配穴】 气血不足者,加足三里、脾俞、胃俞;肝气郁结者,加太冲、内关;食少便溏者,加中脘、天枢;失血过多者,加肝俞、膈俞;胸胁胀满者,加期门;胃脘胀满者,加中脘、足三里。

【方义】 乳根可调理阴阳气血,疏通乳络。膻中为气会,功在调气通络。少泽为通乳的经验穴。

（二）辨证治疗

1. 气血虚弱

【治法】 益气补血,佐以通乳。取阳明经穴为主。用补法,并灸。

【处方】 膻中、乳根、脾俞、足三里。

【方义】 脾俞、足三里,可健运脾胃,益气补血。乳房为阳明经所

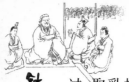
过，取乳根可疏通阳明经气而催乳；膻中调气，以助催乳之效。

2. 肝郁气滞

【治法】 疏肝解郁，佐以通络。足厥阴经穴为主。用平补平泻法。

【处方】 膻中、乳根、少泽、内关、太冲

【方义】 膻中、乳根调气通络催乳；少泽为通乳效穴；内关、太冲均属厥阴经，有疏肝解郁，宽胸理气的作用，诸穴合用可达理气通乳之功。

其他疗法

（1）穴位注射：膻中、乳根、肝俞、合谷。取 0.5％普鲁卡因 20 毫升，加维生素 B_1 注射液 100 毫克，每穴注射 3～5 毫升，每日两次，3 天为一疗程。

（2）皮肤针叩刺：背部从肺俞至三焦俞及乳房周围，叩刺强度根据证候的虚实决定轻重，一般多用轻刺激或中等刺激。背部从上而下每隔 2 厘米叩打一处，并可沿肋间向左右两侧斜行叩刺，乳房周围作放射状叩刺，乳晕部作环形叩刺，每次叩刺 10 分钟，每日一次。

成方选录

（1）气血虚弱：膻中、乳根、脾俞、胃俞、足三里。

（2）肝郁气滞：太冲、内关、膻中、乳根、少泽。

（3）膻中（灸）、少泽（补）。

思考题

1. 简述妊娠呕吐的辨证取穴。

2. 简述滞产的辨证及辨证取穴。

3. 怎样辨乳少的虚实？

4. 怎样辨证施针治疗乳少？

针灸与腧穴 20 讲

上工书房系列　　**第 19 讲　皮肤科病症**

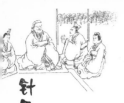

第19讲　皮肤科病症

一、带状疱疹

　　带状疱疹是由病毒引起的一种急性炎症性皮肤病,同时累及皮肤和神经。其临床表现为发病突然或患部先有灼热感,初起为不规则的片状红斑,迅速形成群集性绿豆到黄豆大小的丘疹和发亮的水疱,基底发红,排列成带状。各群之间的皮肤正常。皮损绝大多数发生在单侧,以胸腹腰部的肋间神经分布区多见,其次为面部的三叉神经分布区。常伴有神经痛,严重者可发热。

病因病机

　　本病多与肝郁化火、过食辛辣厚味、感受火热时毒有关。情志不畅,肝经郁火;或过食辛辣厚味,脾经湿热内蕴;又复感火热时毒,以致引动肝火,湿热蕴蒸,浸淫肌肤、经络而发为疱疹。

辨　证

　　初起时先觉发病部位皮肤灼热疼痛,皮色发红,继则出现簇集性粟粒大小丘状疱疹,多呈带状排列,多发于身体一侧,以腰、胁部为最常见;疱疹消失后可遗留疼痛感。兼见疱疹色鲜红,灼热疼痛,疱壁紧张,口苦,心烦易怒,脉弦数者,为肝经火毒;疱疹色淡红,起黄白水疱,疱壁易于穿破,渗水糜烂,身重腹胀,苔黄腻,脉滑数者,为脾经湿热;疱疹消失后遗留疼痛者,证属余邪留滞,血络不通。

治　疗

　　【治法】　泻火解毒,清热利湿。以局部阿是穴及相应夹脊穴为主。

【处方】 局部阿是穴、夹脊穴。

【配穴】 肝经郁火者,加行间、大敦、阳陵泉;脾经湿热者,加血海、隐白、内庭。

【操作】 诸穴均用毫针泻法。疱疹局部阿是穴用围针法,是在疱疹带的头、尾各刺一针,两旁则根据疱疹带的大小选取 1～3 点,向疱疹带中央沿皮平刺。或用三棱针点刺疱疹及周围,拔火罐,令每罐出血 3～5 毫升。配穴中的大敦、隐白亦用三棱针点刺出血。

【方义】 局部阿是穴围针刺或点刺拔罐可引火毒外出。本病是疱疹病毒侵害神经根所致,取相应的夹脊穴,直针毒邪所留之处,可泻火解毒,通络止痛。肝经郁火者加肝经井穴大敦、荥(子)穴行间、胆经合穴阳陵泉以清泻肝胆经火毒;脾经湿热甚者加脾经擅清血热之血海,配合脾经井穴隐白、胃经荥穴内庭以清泻脾胃湿热。

> **其它疗法**

(1)皮肤针法:疱疹后遗神经痛可在局部用皮肤针叩刺后,加艾条灸。

(2)针刺夹脊穴:选取与病变部位相应的同侧华佗夹脊穴针刺,留针30 分钟。

(3)围刺:皮损部周围,用 48 个针刺点,针尖斜向中心刺。

(4)围灸:皮损部周围,用艾条悬灸。

> **成方选录**
>
> (1)大椎、肝俞、膈俞、曲池、血海、支沟、阳陵泉。
>
> (2)合谷、曲池、阳陵泉、侠溪、皮损局部。(氦氖激光照射)

二、风疹

风疹,是一种常见的过敏性疾患。其特征是皮肤出现粉红色或苍白色搔痒性风团,时隐时现。急性者短期发作后多可痊愈,慢性者常反复发作,可历数月或经久难愈。

本病相当于西医学的荨麻疹,认为发病的主要原因是机体敏感性增强,皮肤血管扩张,出现渗出、出血、水肿所致。多因进食异性蛋白、药物、人体内肠寄生虫毒素刺激,或接触、吸入某种致敏因素(如油漆、化学气体等)而诱发。

病因病机

本病多由腠理不固,为风邪侵袭,遏于肌表,导致营卫不和而成;或素有胃肠积热,复感外邪,使邪气内不得疏泄,外不得透达,郁于腠理;或因体质因素,不耐鱼虾荤腥等食物;或患肠道寄生虫病,导致胃肠积热,郁于肌表而发。

辨 证

本病以皮肤瘙痒异常,出现成块成片粉红色或苍白色风团为主症。发病迅速,皮肤奇痒,搔之疹块突起,多成块成片,此起彼伏,颜色为红色或苍白色,疏密不一,反复发作,消退后不留痕迹。部分患者有发热,腹痛,腹泻等。发生于咽喉部者,可引起呼吸困难,甚至造成窒息。慢性者时隐时现,顽固缠绵。

风邪外袭者,起病急骤,身热口渴,或兼咳嗽,肢体酸楚,苔薄脉濡数;胃肠湿热者,伴有脘腹疼痛,神疲纳呆,大便秘结或泄泻,小便黄赤,或伴有恶心呕吐,肠鸣泄泻,苔黄腻,脉滑数;若因体质虚弱或经久不愈,风疹忽隐忽现,疹块小而分散,瘙痒较轻,每当感受风寒、饮食不节、情绪过激则发作,舌淡苔薄白,脉象细数者,多属脾虚。

治 疗

(一)基本治疗

【治法】 疏风和营。以手阳明、足太阴经穴为主。主穴用泻法,风寒束表或湿邪较重者可灸,配穴按虚补实泻法操作。

【处方】 曲池、合谷、血海、膈俞、委中。

【配穴】 风邪侵袭者,加外关、风池;肠胃积热者,加足三里、天枢;湿邪较重者,加阴陵泉、三阴交;血虚风燥者,加足三里、三阴交;呼吸困难者,加天突;恶心呕吐者,加内关。

【方义】 曲池、合谷同属阳明,擅于开泄,既可疏风解表,又能清泻阳明,故凡风疹不论是外邪侵袭还是肠胃蕴热者用之皆宜。本病邪在营血,膈俞为血之会,委中与血海同用,可调理营血而收"治风先治血,血行风自灭"之效。

(二)辨证治疗

1. 风邪外袭

【治法】 疏风和营。取督脉、足太阳经穴为主。用泻法,也可用皮肤针叩刺。

【处方】 风池、百会、委阳、鱼际、天井。

【方义】 督脉督率全身阳气,百会为督脉经穴,配风池可振奋手足三阳经经气,起宣散风邪的作用,故二穴相配善治风疾;委阳为三焦下合穴,配三焦经合穴天井,宣通三焦;肺主皮毛,故配手太阴荥穴鱼际,疏风泄热,调和营卫,营卫调和,风疹渐消而愈。

2. 胃肠积热

【治法】 清泄湿热。取阳明、太阴经穴为主。刺用泻法。

【处方】 曲池、足三里、血海、列缺、大肠俞。

【方义】 本病系因湿热蕴于胃肠,故取手足阳明经之合穴曲池、足三里以调理胃肠而解内蕴之湿热;血海理血和营,为治风疹的效穴;列缺为手太阴经络穴,别走阳明,配大肠俞,以清阳明蕴热。

3. 脾虚型

【治法】 疏风健脾。取阳明、太阴经穴为主。用平补平泻法,配合艾灸。

【处方】 曲池、足三里、脾俞、耳荨麻疹点。

【配穴】 面颈痒肿刺风池;背腰配委中;上肢配外关、合谷;下肢刺风市、太冲;臀部刺环跳;肠寄生虫刺四缝、百虫窝。

其它疗法

(1)穴位注射:用1%普鲁卡因注射液或维丁胶性钙注射液,每穴注0.5～1毫升,每日一次。

(2)拔罐法:在神阙穴拔火罐,留罐5分钟,如此3次为一次治疗,每日一次。

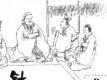

成方选录

（1）风寒束肺：大椎、风池、风门、曲池、血海。
（2）风热犯肺：膈俞、风门、风市、风池、血海、外关。
（3）脾胃湿热：曲池、合谷、内关、天枢、三阴交、足三里。
（4）气血两虚：风门、膈俞、脾俞、气海、血海、足三里。
（5）冲任失调：肝俞、膈俞、期门、关元、血海、三阴交。

三、神经性皮炎

神经性皮炎是一种皮肤神经功能失调所致的肥厚性皮肤病，临床以皮肤角化和阵发性剧痒为特征。

病因病机

风热邪气侵犯肌表，留而不去；或情志抑郁，气郁化火；或病久不愈，血虚风燥等，导致皮肤失养而成。

辨　证

病变部位常在颈后、肘、腘窝、腰骶、脚踝等部位，常呈双侧对称，起初局部瘙痒，反复搔抓后皮肤出现米粒大小丘疹，日久皮肤增厚、粗糙。常伴有阵发性剧烈瘙痒，夜间尤甚。

发病初期，发痒并无皮肤增厚、粗糙，多属风热；伴有心烦易怒，或情志不畅加重者，属肝郁化火；病久皮肤增厚、粗糙，色素沉着者，属血虚风燥。

治　疗

【治法】　疏风止痒，清热润燥。以手阳明、足太阳经穴及局部阿是穴为主。用泻法。

【处方】　阿是穴、合谷、曲池、血海、膈俞。

【配穴】　血虚风燥加足三里、三阴交；肝郁化火加肝俞、太冲。按照发病部位，在相应的经络邻近选取2～3穴。

【方义】　阿是穴直刺病所，散局部风热之邪，又可疏通局部经气；合谷、曲池祛风止痒；血海、膈俞为"治风先治血"之意。

其它疗法

皮肤针扣刺:用皮肤针轻叩皮损部位,再取局部阿是穴重叩,使阿是穴少量出血为度。并可配合艾灸或拔罐。

四、斑秃

斑秃是指头皮部突然发生斑状脱发。本病往往在精神过度紧张后发生,起病突然,严重者全部头发脱落,甚至累及全身毛发。

病因病机

肝肾亏虚,精血不能上荣皮毛,风邪乘虚而入,致风盛血燥;或因肝气郁结,气机不畅,导致气滞血瘀,发失所养而成。

辨证

头发成片一片或数片脱落,大如钱币,皮肤光滑有光泽。伴有头晕失眠,精神倦怠者,为血虚;伴有起病急,病程长,舌质紫暗者,为血瘀。

治疗

【治法】 养血祛风,活血化瘀。取足太阳、督脉经穴为主。补泻兼施。

【处方】 百会、风池、太渊、膈俞、阿是穴。

【配穴】 血虚风燥加足三里、血海;血瘀加血海、合谷太冲、内关;头晕加足三里、上星;失眠加神门、三阴交;腰膝酸软加肾俞、太溪。

【方义】 百会为手三阳经与督脉的交会穴,配风池可疏散在表之风邪;太渊为肺经原穴,配阿是穴直达病所,补之可益气生血,泻之可活血化瘀;膈俞为"治风先治血"之意。

其它疗法

(1)皮肤针扣刺:皮肤针扣刺患处,病程短者叩至微出血,病程长者叩至患部发红。隔日一次,十次为一疗程。

(2)艾灸:用艾条熏灸患处至皮肤微微发红。

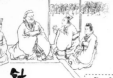
成方选录

（1）大椎、肺俞、膏肓、肾俞、大肠俞、极泉、少海、曲池、合谷、足三里、悬钟、阴陵泉、三阴交。

（2）血虚风燥：风池、心俞、膈俞、脾俞、足三里、阿是穴。

（3）肝肾不足：肝俞、肾俞、太溪、三阴交、阿是穴。

（4）气滞血瘀：风池、膈俞、血海、太冲、阿是穴。

 思考题

1. 带状疱疹的临床症状如何？
2. 带状疱疹的针灸治疗方法如何？
3. 风疹的症状特征是什么？
4. 风疹的辨证治疗如何？
5. 简述神经性皮炎的症状与选穴。
6. 简述斑秃的辨证与选穴。

针灸与腧穴 20 讲

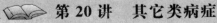

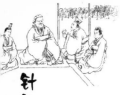
第 20 讲　其它类病证

一、晕厥

晕厥是指骤然起病而发生短暂的意识和行为的丧失。其特征为突然眩晕、行动无力,迅速失去知觉而昏倒,数秒或数分钟后恢复清醒。西医学的一过性脑缺血发作可见晕厥症状。

病因病机

本病多因元气虚弱,病后气血亏虚,或产后失血过多,每因劳累、骤然起立等使经气一过性紊乱,气血不能上荣清窍,阳气不能输布四肢而致;也可因情绪异常波动,导致经气逆乱,清窍受扰而突发晕厥。

辨　证

患者自觉头晕乏力,眼前发黑,甚则突然昏倒,意识丧失,不省人事为临床特征。若素体虚弱,伴有面色苍白,四肢厥冷,头晕眼花,汗出者,多为气血虚弱;若因外伤、恼怒而发,突然昏仆,不省人事,牙关紧闭,四肢厥冷者,为气滞血瘀。

治　疗

【治法】　醒神开窍。以督脉、手厥阴经穴为主。

【处方】　水沟、中冲、涌泉、足三里。

【配穴】　气血虚弱者加气海、关元、百会;气滞血瘀者加合谷、太冲。

【方义】　水沟开窍醒神;中冲为心包经井穴,可调理阴阳经气紊乱,为治疗晕厥的要穴;涌泉可激发肾经经气,最能醒神开窍,常用于晕厥重症;足三里补益气血。

成方选录

    （1）人中、素髎。用泻法。

    （2）十宣。针刺放血。

    （3）合谷、太冲、涌泉。用泻法。

    （4）百会、水沟、涌泉。用泻法。

二、虚脱

    虚脱是以面色苍白，神志淡漠，或昏迷，汗出肢冷，血压下降为特征的危重症候。见于西医学的休克。

病因病机

    本病多由大出血、大吐、大下、大汗，或久病不愈，导致气血阴阳亏虚，脏腑功能失调而致。

辨　证

    本病以面色苍白，唇色淡白或青紫，神志淡漠，反应迟缓，自汗淋漓，四肢逆冷，血压下降等为辨证要点。

治　疗

【治法】　回阳救逆。以督脉、手厥阴经经穴为主。

【处方】　素髎、水沟、内关。

【配穴】　神志昏胡加中冲、涌泉；四肢逆冷加关元、神阙、百会。

【方义】　素髎为督脉经穴，可升阳救逆，开窍醒神，急刺可使血压回升；水沟为治疗本病的要穴；内关属心包经，可调补心气，助气血运行。

成方选录

    （1）百会、神阙、关元。针刺加灸。

    （2）关元、命门、足三里。针刺加灸。

    （3）气海、足三里、膏肓。针刺加灸。

三、戒断综合征

    戒断综合征是指在戒烟、戒毒、戒酒等情况下出现的一系列瘾癖证候群。

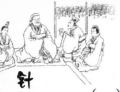

（一）戒烟综合征

是指因吸烟者长期吸入含有尼古丁的烟叶制品,当中断吸烟后所出现的全身软弱无力,烦躁不安,呵欠频频,舌淡无味,甚至精神抑郁,胸闷,焦虑,感觉迟钝等一系列瘾癖症状。

【治法】　安神除烦,调和阴阳。以督脉及手少阴经穴为主。主穴用毫针泻法或平补平泻法,配穴按虚补实泻法操作。

【处方】　百会、神门、戒烟穴（位于列缺与阳溪之间）。

【配穴】　咽部不适者加颊车、三阴交;烦躁者,加通里、内关。

【方义】　百会、神门安神除烦;戒烟穴为戒烟的有效经验穴。

（二）戒毒综合征

是指吸毒者因长期吸食毒品成瘾,戒断时出现的恶心呕吐,肌肉疼痛,流泪流涕,瞳孔扩大,毛发竖立或出汗、腹泻、呵欠、发热、失眠等瘾癖证候群。

【治法】　调神定志,疏调气血。以督脉及手厥阴、手少阴经穴为主。毫针泻法或平补平泻法。

【处方】　水沟、大陵、神门、合谷。

【配穴】　腹泻者,加足三里;失眠者,加照海、申脉;恶心、呕吐者,加内关。

【方义】　水沟调神导气;大陵、神门安神定志;合谷通络,疏调气血。

四、针灸减肥

人体脂肪积聚过多,体重超过标准体重的 20% 以上时即称为肥胖症。肥胖症分为单纯性和继发性两类,前者不伴有明显神经或内分泌系统功能变化,临床上最为常见;后者常继发于神经、内分泌和代谢疾病,与遗传、药物有关。针灸减肥以治疗单纯性肥胖为主。

轻度肥胖常无明显症状,重度肥胖多有疲乏无力,动则气短,行动迟缓,或脘痞痰多,倦怠恶热,或少气懒言,动则汗出,甚至面浮肢肿等。肥胖容易合并糖尿病、高血压、动脉粥样硬化、冠心病和各种感染性疾病。

【治法】　祛湿化痰,通经活络。以手足阳明经、足太阴经穴为主。毫针泻法。嘱患者适当控制饮食,加强锻炼。

【处方】　曲池、天枢、阴陵泉、丰隆、太冲。

【配穴】　腹部肥胖者,加归来、下脘、中极;便秘者,加支沟。

【方义】　曲池、天枢以疏导阳明经气,通调肠胃;阴陵泉、丰隆清热利湿;太冲疏肝而调理气机。

思考题

1. 简述晕厥的辨证与选穴。
2. 简述虚脱的辨证与选穴。
3. 简述针灸戒毒的处方、方义。
4. 简述针灸减肥的处方、方义。

其它类病证

针灸与腧穴 20 讲

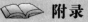
上工书房系列

附录 常用穴位详解

一、十二经脉

（一）手太阴肺经

1. 中府（肺之募穴）

【定位】 在胸前壁外上方，前正中线旁开 6 寸，平第 1 肋间隙处。

【解剖】 当胸大肌、胸小肌处，内侧深层为第 1 肋间内、外肌；上外侧有腋动静脉，胸肩峰动静脉；布有锁骨上神经中间支，胸前神经分支及第 1 肋间神经外侧皮支。

【主治】 ①咳嗽、气喘、胸满痛等肺部病证；②肩背痛。

【操作】 向外斜刺或平刺 0.5～0.8 寸，不可向内深刺，以免伤及肺脏，引起气胸。

【临床经验】 ①肺炎咳血，配大椎、孔最；②肺原性心脏病引起的胸痛，配少冲；③胁下疼痛，配意舍。

2. 云门

【定位】 在胸前壁外上方，肩胛骨喙突上方，前正中线旁开 6 寸，锁骨下窝凹陷处。

【解剖】 有胸大肌；皮下有头静脉通过，深部有胸肩峰动脉分支；布有胸前神经的分支臂丛外侧束、锁骨上神经中后支。

【主治】 ①咳嗽、气喘、胸痛等肺部病证；②肩背痛。

【操作】 向外斜刺 0.5～0.8 寸，不可向内深刺，以免伤及肺脏，引起气胸。

【临床经验】 ①咳喘，配俞府；②肩臂疼痛，配尺泽、列缺。

3. 天府

【定位】 肱二头肌桡侧缘，腋前纹头下 3 寸处。

【解剖】 肱二头肌外侧沟中;有头静脉及肱动静脉分支;分布有臂外侧皮神经及肌皮神经。

【主治】 ①咳嗽、气喘、鼻衄等肺系病证;②瘿气;③上臂痛。

【操作】 直刺0.5～1寸。

【临床经验】 ①肺热鼻衄,配合谷;②肩臂疼痛,配合谷、丰隆。

4. 侠白

【定位】 肱二头肌桡侧缘,腋前纹头下4寸,或肘横纹上5寸处。

【解剖】 肱二头肌外侧沟中;当头静脉及桡动静脉分支;分布有臂外侧皮神经,当肌皮神经经过处。

【主治】 ①咳嗽、气喘等肺系病证;②干呕;③上臂痛。

【操作】 直刺0.5～1寸

【临床经验】 ①肺原性心脏病引起的咳喘,配列缺;②心脏筋膜病引起的胸部满闷,配京骨;③心前区疼痛,配内关。

5. 尺泽（手太阴肺经合穴）

【定位】 在肘横纹中,肱二头肌腱桡侧凹陷处。

【解剖】 在肘关节,当肱二头肌腱之外方,肱桡肌起始部;有桡侧返动静脉分支及头静脉;布有前臂外侧皮神经,直下为桡神经。

【主治】 ①咳嗽、气喘、咯血、咽喉肿痛等肺系实热性病证;②肘臂挛痛;③急性吐泻、中暑、小儿惊风等急症。

【操作】 直刺0.8～1.2寸,或点刺出血。

【临床经验】 ①急性吐泻(急性胃肠炎),配委中(放血)可收速效;②肘挛痛,配曲池;③咽喉肿痛,配少商、合谷。

6. 孔最（手太阴肺经郄穴）

【定位】 尺泽穴与大渊穴连线上,腕横纹上7寸处。

【解剖】 有肱桡肌,在旋前圆肌上端之外缘,桡侧腕长、短伸肌的内缘;有头静脉,桡动静脉;布有前臂外侧皮神经、桡神经浅支。

【主治】 ①咯血、咳嗽、气喘、咽喉肿痛等肺系病证;②肘臂挛痛。

【操作】 直刺0.5～1寸。

【临床经验】 ①肺炎发热,配肺俞、风门、大椎;②咳血,配曲泽、肺俞。

7. 列缺（手太阴肺经络穴；八脉交会穴（通于任脉））

【定位】 桡骨茎突上方,腕横纹上1.5寸,当肱桡肌与拇长展肌腱之间。简便取穴法:两手虎门自然交叉,一手食指按在另一手桡骨茎突上,指尖下凹陷中是穴。

【解剖】 在肱桡肌腱与拇长展肌腱之间,桡侧腕长伸肌腱内侧;有头静脉,桡动静脉分支;布有前臂外侧皮神经和桡神经浅支的混合支。

【主治】 ①咳嗽、气喘、咽喉肿痛等肺系病证;②头痛、齿痛、项强、口眼歪斜等头项部疾患。

【操作】 向上斜刺 0.5～0.8 寸。

【临床经验】 ①落枕,独取列缺可获显效;②感冒咳喘,配合谷;③掌心热,配经渠、太渊;④咽喉肿痛,配合谷、鱼际、少商。

8. 经渠（手太阴肺经经穴）

【定位】 腕横纹上一寸,当桡骨茎突内缘与桡动脉之间凹陷处。

【解剖】 桡侧腕屈肌腱的外侧,有旋前方肌;当桡动静脉外侧处;布有前臂外侧皮神经和桡神经浅支混合支。

【主治】 咳嗽,咽喉肿痛,腕痛。

【操作】 避开动脉,直刺 0.3～0.5。禁灸。

9. 太渊（手太阴肺经输穴；原穴；八会穴之脉会）

【定位】 在腕掌侧横纹桡侧,桡动脉的桡侧凹陷中。

【解剖】 桡侧腕屈肌腱的外侧,拇长展肌腱内侧;有桡动静脉;布有前臂外侧皮神经和桡神经浅支混合支。

【主治】 ①咳嗽、气喘等肺系疾患;②无脉症;③腕臂痛。

【操作】 避开桡动脉,直刺 0.3～0.5 寸。

【临床经验】 ①肺原性心脏病引起的噫气上逆,配神门;②无脉症,配人迎;③咳嗽风痰,配列缺;④咳逆胸痛、心悸,配内关;⑤乳房胀痛,配列缺。

10. 鱼际（手太阴肺经荥穴）

【定位】 第 1 掌骨中点桡侧,赤白鱼际处。

【解剖】 在拇短展肌和拇指对掌肌;血管当拇指静脉回流支;布有前臂外侧皮神经和桡神经浅支混合支。

【主治】 ①咳嗽、咯血、咽干、咽喉肿痛、失音等肺系热性病证;②小儿疳积。

【操作】 直刺 0.5～0.8 寸。治小儿疳积可用割治法。

【临床经验】 ①肺炎消散期,配少商、肺俞、中府;②喉痛,配液门。

11. 少商（手太阴肺经井穴）

【定位】 拇指桡侧指甲根角旁 0.1 寸。

【解剖】 有指掌侧固有动静脉所形成的动静脉网;布有前臂外侧皮神经和桡神经浅支混合支,及正中神经的掌侧固有神经的末梢神经网。

【主治】 ①咽喉肿痛、鼻衄、高热、昏迷等肺系实热证;③癫狂;④小儿大叶性肺炎的急救;⑤中风;⑥手指麻木。

【操作】 浅刺 0.1 寸,或点刺出血。

【临床经验】 ①急性咽喉肿痛,独取少商能收速效;②咳逆哮喘,配大陵;③中暑昏迷,配水沟;④百日咳,配商阳。

(二)手阳明大肠经

1. 商阳（手阳明大肠经井穴）

【定位】 食指末节桡侧,指甲根角旁 0.1 寸。

【解剖】 有指及掌背动静脉网;布有来自正中神经的指掌侧固有神经,桡神经的指背侧神经。

【主治】 ①齿痛、咽喉肿痛等五官疾患;②热病、昏迷等热证、急症。

【操作】 浅刺 0.1 寸,或点刺放血。

【临床经验】 ①瘟毒咽喉肿痛,配合谷;②发热无汗,配大椎、合谷、风门。

2. 二间（手阳明大肠经荥穴）

【定位】 微握拳,当食指桡侧,第 2 掌指关节前凹陷中。

【解剖】 有指浅、深屈肌腱;有来自桡动脉的指背及掌侧动静脉;布有桡神经的指背侧固有神经,正中神经的指掌侧固有神经。

【主治】 ①鼻衄、齿痛等五官疾患;②热病。

【操作】 直刺 0.2～0.3 寸。

【临床经验】 ①便秘,配丰隆;②下牙痛,配合谷;③鼻衄,配少商、合谷、天府。

3. 三间（手阳明大肠经输穴）

【定位】 微握拳,在食指桡侧,第 2 掌指关节后凹陷处。

【解剖】 有第 1 骨间背侧肌,深层为拇内收肌横头;有手背静脉网(头静脉起始部)、指掌侧固有动脉;布有桡神经浅支。

【主治】 ①齿痛、咽喉肿痛等五官疾患;②腹胀、肠鸣等肠腑病症;③嗜睡。

【操作】 直刺 0.3～0.5 寸。

【临床经验】 ①肠鸣泄泻,配大肠俞;②便秘,配丰隆;③口干不欲饮,配承浆;④手背红肿、手指拘急,三间透后溪。

4. 合谷

【定位】 在手背第 1、2 掌骨间,当第 2 掌骨桡侧的中点处。简便取穴法:以一手的拇指指间关节横纹,放在另一手拇、食指之间的指蹼缘上,当拇指尖下是穴。

【解剖】 在第 1、2 掌骨之间,第 1 骨间背侧肌中,深层有拇收肌横头;有手背静脉网,腧穴近侧正当桡动脉从手背穿向手掌之处;布有桡神经浅支的掌背侧神经,深部有正中神经的指掌侧固有神经。

【主治】 头痛、目赤肿痛、齿痛、鼻衄、口眼歪斜、耳聋等头面五官诸疾;②发热、恶寒等外感病症;③经闭、滞产等妇产科病症。

【操作】 直刺0.5～1寸,针刺时手呈半握拳状。孕妇不宜针。

【临床经验】 ①中风先兆,配中冲;②感冒头痛,配列缺、外关;③牙痛,配下关、颊车;④热病无汗,补合谷、泻复溜;⑤风疹,配曲池;⑥热伤气阴,脉微欲绝配复溜、中极。

5. 阳溪（手阳明大肠经经穴）

【定位】 腕背横纹桡侧,当拇短伸肌腱与拇长伸肌腱之间的凹陷中。

【解剖】 当拇短伸肌腱、拇长伸肌腱之间;有头静脉,桡动脉本干及其腕背支;布有桡神经浅支。

【主治】 ①手腕痛;②头痛、目赤肿痛、耳聋等头面五官疾患。

【操作】 直刺0.5～0.8寸。

【临床经验】 ①劳损手腕疼痛,独取健侧阳溪可获显效;②目外眦赤痛,配阳谷;③耳鸣、耳聋,配翳风、听宫。

6. 偏历（手阴明大肠经络穴）

【定位】 屈肘,在阳溪穴与曲池穴连线上,腕横纹上3寸处。

【解剖】 在桡骨远端、桡侧腕伸肌腱与拇长展肌腱之间;有头静脉;掌侧为前臂外侧皮神经和桡神经浅支,背侧为前臂背侧皮神经和前臂骨间背侧神经。

【主治】 ①耳鸣、鼻衄等五官疾患;②手臂酸痛;③腹部胀满;④水肿。

【操作】 直刺或斜刺0.5～0.8寸。

【临床经验】 ①下牙痛,独取偏历有效;②口眼歪斜,配合谷。

7. 温溜（手阳明大肠经郄穴）

【定位】 屈肘,在阳溪穴与曲池穴连线上、腕横纹上5寸处。

【解剖】 在桡侧腕伸肌腱与拇长展肌之间;有桡动脉分支及头静脉;布有前臂背侧皮神经与桡神经深支。

【主治】 ①急性肠鸣、腹痛等肠腑病证;②疔疮;③头痛、面肿、咽喉肿痛等头面病证;④肩背酸痛。

【操作】 直刺0.5～1寸。

【临床经验】 ①口唇湿疹,独取温溜有效;②牙痛,配内庭;③腹痛肠鸣,配足三里。

8. 下廉

【定位】 在阳溪穴与曲池穴连线上,肘横纹下4寸处。

【解剖】 在桡骨的桡侧,桡侧有腕短伸肌及腕长伸肌,深层有旋后肌;有桡动

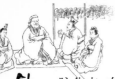

脉分支;布有前臂背侧皮神经及桡神经深支。

【主治】 ①肘臂痛;②头痛,眩晕,目痛;③腹胀,腹痛。

【操作】 直刺 0.5～1 寸。

【临床经验】 ①肘臂疼痛,独取下廉有效;②腹痛腹泻,配上巨墟。

9. 上廉

【定位】 在阳溪穴与曲池穴连线上、肘横纹下 3 寸处。

【解剖】 在桡侧短腕伸肌肌腹与拇长展肌之间;有桡动脉分支及头静脉;布有前臂背侧皮神经与桡神经深支。

【主治】 ①肘臂痛、半身不遂、手臂麻木等上肢病证;②头痛;③肠鸣腹痛。

【操作】 直刺 0.5～1 寸。

【临床经验】 ①上肢胀痛,配曲池;②腹痛肠鸣,配天枢。

10. 手三里

【定位】 在阳溪穴与曲池穴连线上,肘横纹下 2 寸处。

【解剖】 在桡侧短腕伸肌肌腹与拇长展肌之间;有桡动脉分支及头静脉;布有前臂背侧皮神经与桡神经深支;血管为桡返动脉的分支。

【主治】 ①手臂无力、上肢不遂等上肢病证;②腹痛,腹泻;③齿痛,颊肿。

【操作】 直刺 0.8～1.2 寸。

【临床经验】 ①腰部扭伤疼痛发热,独取健侧的手三里可获显效;②颈部淋巴结核,配手五里。

11. 曲池（手阳明大肠经的合穴）

【定位】 屈肘成直角,在肘横纹外侧端与肱骨外上髁连线中点。

【解剖】 桡侧腕长伸肌起始部,肱桡肌的桡侧;有桡返动脉的分支;布有前臂背侧皮神经,内侧深层为桡神经本干。

【主治】 ①手臂痹痛、上肢不遂等上肢病证;②热病;③高血压;④癫狂;⑤腹痛、吐泻等肠胃病证;⑥咽喉肿痛、齿痛、目赤肿痛等五官热性病证;⑦瘾疹、湿疹、瘰疬等皮肤、外科疾患。

【操作】 直刺 0.5～1 寸。

【临床经验】 ①高血压(舒张压偏高),独取曲池可收速降之功;②荨麻疹,配血海。

12. 肘髎

【定位】 屈肘,曲池穴外上方 1 寸,当肱骨边缘处。

【解剖】 在肱骨外上髁上缘肱桡肌起始部,肱三头肌外缘;有桡侧副动脉;布有前臂背侧皮神经及桡神经。

【主治】 肘臂部疼痛、麻木、挛急等局部病症。

【操作】 直刺 0.5～1 寸。

【临床经验】 ①肘关节拘挛,配天井可获显效;②臂膊红肿、肢节疼痛,配肩髃、腕骨。

13. 手五里

【定位】 在曲池穴与肩髃穴连线上,曲池穴上 3 寸处。

【解剖】 在肱骨桡侧,为肱桡肌起点,外侧为肱三头肌前缘;稍深为桡侧副动脉;布有前臂背侧皮神经,深层内侧为桡神经。

【主治】 ①肘臂挛痛;②瘰疬。

【操作】 避开动脉,直刺 0.5～1 寸。

【临床经验】 ①颈部淋巴腺炎,独取手五里有效;②颈部瘰疬,配臂臑;③肘关节疼痛配少海。

14. 臂臑

【定位】 在曲池穴与肩髃穴连线上,曲池穴上 7 寸,三角肌止点处。

【解剖】 在肱骨桡侧,三角肌下端,肱三头肌外侧头的前缘;有旋肱后动脉的分支及肱深动脉;布有前臂背侧皮神经,深层有桡神经本干。

【主治】 ①肩臂疼痛不遂、颈项拘挛等肩、颈项病证;②瘰疬;③目疾。

【操作】 直刺或向上斜刺 0.8～1.5 寸。

【临床经验】 ①麦粒肿初起,独取臂臑可获显效;②臂痛不举,配肘髎。

15. 肩髃

【定位】 肩峰端下缘,当肩峰与肱骨大结节之间,三角肌上部中央。臂外展或平举时,肩部出现两个凹陷,当肩峰前下方凹陷处。

【解剖】 有旋肱后动静脉;布有锁骨上神经、腋神经。

【主治】 ①肩臂挛痛、上肢不遂等肩、上肢病证;②瘾疹。

【操作】 直刺或向下斜刺 0.8～1.5 寸。肩周炎宜向肩关节直刺,上肢不遂宜向三角肌方向斜刺。

【临床经验】 ①肩关节周围炎,配肩髎、臑会;②上肢瘫痪、麻痹,配曲池、外关、合谷。

16. 巨骨

【定位】 在锁骨肩峰端与肩胛冈之间凹陷处。

【解剖】 在斜方肌与冈上肌中;深层有肩胛上动静脉;布有锁骨上神经分支、副神经分支,深层有肩胛上神经。

【主治】 ①肩臂挛痛、臂不举等局部病证;②瘰疬,瘿气。

【操作】 直刺,微斜向外下方,进针 0.5～1 寸。直刺不可过深,以免刺入胸腔造成气胸。

【临床经验】 ①中风半身不遂的肩关节脱臼,配大椎;②臂不能举,配前谷。

17. 天鼎

【定位】 在胸锁乳突肌后缘,扶突穴直下 1 寸。

【解剖】 在胸锁乳突肌下部后缘、浅层为颈阔肌,深层为中斜角肌起点;有颈升动脉;布有副神经、颈横神经、耳大神经、枕小神经,深层为膈神经的起点。

【主治】 ①暴喑气哽、咽喉肿痛等咽喉病证;②瘰疬,瘿气。

【操作】 直刺 0.3～0.8 寸。

【临床经验】 瘰疬、瘿气造成的失音,配间使。

18. 扶突

【定位】 在结喉旁约 3 寸,当胸锁乳突肌的胸骨头与锁骨头之间。

【解剖】 在胸锁乳突肌胸骨头与锁骨头之间,颈阔肌中,深层为肩胛提肌起始点;深层内侧有颈升动脉;布有耳大神经、颈横神经、枕小神经及副神经。

【主治】 ①咽喉肿痛、暴喑等咽喉病证;②瘰疬、瘿气;③咳嗽、气喘;④颈部手术针麻用穴。

【操作】 直刺 0.5～0.8 寸,注意避开颈动脉,不可过深。一般不使用电针,以免引起迷走神经反应。

【临床经验】 ①瘿气,配天突、水突、合谷;②慢性咳喘,配天突、太溪。

19. 口禾髎

【定位】 在上唇部,水沟穴旁 0.5 寸,当鼻孔外缘直下。

【解剖】 在上颌骨犬齿窝部,上唇方肌止端;有面动静脉的上唇支;布有面神经与三叉神经第 2 支下支的吻合丛。

【主治】 ①鼻塞、鼽衄、口歪等局部病证;②胆道蛔虫症。

【操作】 直刺或斜刺 0.3～0.5 寸。

【临床经验】 ①鼻渊流涕,独取口禾髎可收速效;②鼻中隔疾患,配迎香、印堂。

20. 迎香

【定位】 在鼻翼外缘中点旁开约 0.5 寸,当鼻唇沟中。

【解剖】 在上唇方肌中,深部为梨状孔的边缘;有面动静脉及眶下动静脉分支;布有面神经与眶下神经的吻合丛。

【主治】 ①鼻塞、鼻衄、口歪等局部病证;②胆道蛔虫症。

【操作】 略向内上方斜刺或平刺 0.3～0.5 寸。

【临床经验】 ①面部麻痹,独取迎香可获显效;②鼻塞不闻香臭,配五处、口禾髎。

(三)足阳明胃经

1. 承泣
【定位】 目正视,瞳孔直下,当眼球与眶下缘之间。
【解剖】 在眶下缘上方,眼轮匝肌中,深层眶内有眼球下直肌、下斜肌;有眶下动静脉分支,眼动静脉的分支;布有眶下神经分支及动眼神经下支的肌支,面神经分支。
【主治】 ①眼睑瞤动迎风流泪、夜盲、近视等目疾;②口眼歪斜,面肌痉挛。
【操作】 以左手拇指向上轻推眼球,紧靠眶缘缓慢直刺0.5~1.5寸,不宜提插,以防刺破血管引起血肿。出针时稍加按压,以防出血。
【临床经验】 ①目赤肿痛,配太阳(放血);②泪囊炎,配睛明、合谷、风池;③夜盲,配肝俞;④近视眼,配睛明。

2. 四白
【定位】 目正视,瞳孔直下,当眶下孔凹陷处。
【解剖】 在眶下孔处,当眼轮匝肌和上唇方肌之间;有面动静脉分支,眶下动静脉;布有面神经分支,当眶下神经处。
【主治】 ①目赤痛痒、眼睑瞤动、目翳等目疾;②口眼歪斜、三叉神经痛、面肌痉挛等面部病证;③头痛,眩晕。
【操作】 直刺或微向上斜刺0.3~0.5寸,不可深刺,以免伤及眼球,不可过度提插捻转。
【临床经验】 ①面神经麻痹,配合谷;②口眼歪斜,配水沟、地仓、颊车、合谷。

3. 巨髎
【定位】 目正视,瞳孔直下,平鼻翼下缘处,当鼻唇沟外侧。
【解剖】 浅层为上唇方肌,深层为犬齿肌;有面动静脉及眶下动静脉;布有面神经及眶下神经的分支。
【主治】 口角歪斜、鼻衄、齿痛、唇颊肿等局部五官病证。
【操作】 斜刺或平刺0.3~0.5寸。
【临床经验】 ①上牙痛,配下关、合谷、内庭;②面神经麻痹,配水沟、地仓、颊车、合谷。

4. 地仓
【定位】 口角旁约0.4寸,上直对瞳孔。

【解剖】　在口轮匝肌中,深层为颊肌;有面动静脉;布有面神经和眶下神经分支,深层为颊神经的末支。

【主治】　口眼歪斜、流涎、三叉神经痛等局部病证。

【操作】　斜刺或平刺 0.5～0.8 寸。可向颊车穴透刺。

【临床经验】　①面神经麻痹,地仓透颊车;②流涎,大迎透地仓。

5. 大迎

【定位】　在下颌角下方约 1.3 寸,咬肌附着部前缘。当闭口鼓气时,下颌角前下方出现一沟形的凹陷中取穴。

【解剖】　在咬肌附着部前缘;前方有面动静脉;布有面神经分支及颊神经。

【主治】　口角歪斜、颊肿、齿痛等局部病证。

【操作】　避开动脉,斜刺或平刺 0.3～0.5 寸。

【临床经验】　①腮腺炎,配商阳、颊车;②习惯性下颌关节脱臼,配下关。

6. 颊车

【定位】　在下颌角上方约 1 横指,按之凹陷处,当咀嚼时咬肌隆起最高点处。

【解剖】　下颌角前方,有咬肌;有咬肌动静脉;布有耳大神经、面神经分支及咬肌神经。

【主治】　齿痛、牙关不利、颊肿、口角歪斜等局部病证。

【操作】　直刺 0.3～0.5 寸,或平刺 0.5～1 寸。可向地仓穴透刺。

【临床经验】　①口眼歪斜,配承浆、合谷;②腮腺炎初起,配合谷、翳风。

7. 下关

【定位】　在耳屏前,下颌骨髁状突前方,当颧弓与下颌切迹所形成的凹陷中。合口有孔,张口即闭、宜闭口取穴。

【解剖】　当颧弓下缘,皮下有腮腺,为咬肌起始部;有面横动静脉,最深层为上颌动静脉;正当面神经颧支及下颌神经耳颞神经分支,最深层为下颌神经。

【主治】　①牙关不利、三叉神经痛、齿痛、口眼歪斜等面口病证;②耳聋、耳鸣、聤耳等耳疾。

【操作】　直刺 0.5～1 寸。留针时不可作张口动作,以免折针。

【临床经验】　①上牙痛,配内庭;②面神经痉挛,配大迎。

8. 头维

【定位】　当额角发际上 0.5 寸,头正中线旁 4.5 寸。

【解剖】　在颞肌上缘,帽状腱膜中;有颞动静脉的额支;布有耳颞神经的分支、上颌神经及面神经颞支。

【主治】　头痛、目眩、目痛等头目病证。

【操作】 平刺 0.5～1 寸。

【临床经验】 ①偏头痛,有热配合谷、兼风配风池;②头昏目眩,配天柱、攒竹;③泪多有热,配攒竹。

9. 人迎

【定位】 喉结旁 1.5 寸,在胸锁乳突肌的前缘,颈总动脉之后。

【解剖】 有颈阔肌,在胸锁乳突肌前缘与甲状软骨接触部;有甲状腺上动脉,当颈内、外动脉分歧处,有颈前浅静脉,外为颈内静脉;布有颈皮神经、面神经颈支,深层为颈动脉球。最深层为交感神经干,外侧有舌下神经降支及迷走神经。

【主治】 ①瘿气,瘰疬;②咽喉肿痛;③高血压;④气喘。

【操作】 避开颈总动脉,直刺 0.3～0.8 寸。

【临床经验】 高血压,独取人迎可获显效;若舒张压高配曲池、收缩压高配足三里。

10. 水突

【定位】 在颈部,当人迎穴与气舍穴连线的中点,胸锁乳突肌的前缘。

【解剖】 有颈阔肌,在甲状软骨外侧,胸锁乳突肌与肩胛舌骨肌上腹的交叉点;外侧为颈总动脉;布有颈皮神经,深层为交感神经发出的心上神经及交感干。

【主治】 ①咽喉肿痛等局部病证;②咳嗽,气喘。

【操作】 直刺 0.3～0.8 寸。

【临床经验】 甲状腺肿大,配天突、合谷。

11. 气舍

【定位】 人迎穴直下,在锁骨内侧端的上缘,胸锁乳突肌的胸骨头与锁骨头之间。

【解剖】 有颈阔肌,胸锁乳突肌起始部;有颈前浅静脉,深部为颈总动脉;布有锁骨上神经前支、舌下神经的分支。

【主治】 ①咽喉肿痛;②瘿瘤,瘰疬;③气喘、呃逆;④颈项强。

【操作】 直刺 0.3～0.5 寸。本经气舍至乳根诸穴,深部有大动脉及肺、肝等重要脏器,不可深刺。

【临床经验】 ①瘿瘤气,配天府;②呃逆,配膈俞。

12. 缺盆

【定位】 在锁骨上窝中央,前正中线旁开 4 寸。

【解剖】 在锁骨上窝中点,有颈阔肌、肩胛舌肌;下方有颈横动脉;布有锁骨上神经中支,深层正当臂丛的锁骨上部。

【主治】 ①咳嗽、气喘、咽喉肿痛、缺盆中痛等肺系及局部病证;②瘰疬。

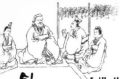

【操作】 直刺或斜刺0.3～0.5寸。

【临床经验】 ①气厥,独取缺盆穴按压,可收急救之功;②咳嗽,配膻中、巨阙。

13. 气户

【定位】 在锁骨下缘,前正中线旁开4寸。

【解剖】 在锁骨下方,胸大肌起始部,深层下方为锁骨下肌;有胸肩峰动静脉分支,外上方为锁骨下静脉;为锁骨上神经及胸前神经分支分布处。

【主治】 ①咳嗽、气喘、呃逆、胸胁支满等气机升降失常性病证;②胸痛。

【操作】 斜刺或平刺0.5～0.8寸。

【临床经验】 ①肋肋疼痛,配华盖;②胸满咳喘,配列缺。

14. 库房

【定位】 在第1肋间隙,前正中线旁开4寸。

【解剖】 有胸大肌、胸小肌,深层为肋间内、外肌;有胸肩峰动静脉及胸外侧动静脉分支;布有胸前神经分支。

【主治】 ①咳嗽、气喘、咳唾脓血等肺系病证;②胸胁胀痛。

【操作】 斜刺或平刺0.5～0.8寸。

【临床经验】 乳痈初起,配乳根、肩井、曲泽。

15. 屋翳

【定位】 在第2肋间隙,前正中线旁开4寸。

【解剖】 有胸大肌、胸小肌,深层为肋间内、外肌;有胸肩峰动静脉分支;布有胸前神经分支。

【主治】 ①咳嗽、气喘、咳吐脓血等肺系疾患;②胸胁胀痛;③乳痈、乳癖等乳疾。

【操作】 斜刺或平刺0.5～0.8寸。

【临床经验】 乳痈初起,配乳根、肩井、曲泽。

16. 膺窗

【定位】 在第3肋间隙,前正中线旁开4寸。

【解剖】 有胸大肌,深层为肋间内、外肌;有胸外侧动静脉;布有胸前神经分支。

【主治】 ①咳嗽,气喘;②胸胁胀痛;③乳痈。

【操作】 斜刺或平刺0.5～0.8寸。

【临床经验】 ①乳少,配乳根、膻中、少泽;②心动过速,配膻中、内关。

17. 乳中

【定位】 在第4肋间隙,乳头中央。

【注】 本穴不针不灸,只作胸腹部腧穴的定位标志。

18. 乳根

【定位】 在第5肋间隙,当乳头直下,前正中线旁开4寸。

【解剖】 在胸大肌下部,深层有肋间内、外肌;有肋间动脉、胸壁浅静脉;有第5肋间神经外侧皮支,深层为肋间神经干。

【主治】 ①乳痈、乳癖、乳汁少等乳部疾患;②咳嗽,气喘,呃逆;③胸痛。

【操作】 斜刺或平刺0.5～0.8寸。

【临床经验】 乳汁不足,配膻中、少泽;心前区疼痛,配膻中、内关。

19. 不容

【定位】 脐中上6寸、前正中线旁开2寸。

【解剖】 在腹直肌及其鞘处,深层为腹横肌;有第7肋间动静脉分支及腹壁上动静脉;当第7肋间神经分支处。

【主治】 呕吐、胃痛、纳少、腹胀等胃疾。

【操作】 直刺0.5～0.8寸。过饱者禁刺,肝肿大慎针或禁针,不宜作大幅度提插。

【临床经验】 ①胃粘膜出血,配上脘、大陵;②呕吐,配内关。

20. 承满

【定位】 脐中上5寸,前正中线旁外2寸。

【解剖】 当腹直肌及其鞘处,深层为腹横肌;有第7肋间动静脉分布;当第7肋间神经分支及腹壁上动静脉分布;当第7肋间神经分支处。

【主治】 胃痛、吐血、纳少等胃疾。

【操作】 直刺0.8～1寸。过饱者禁针,肝肿大者慎针或禁针,不宜作大幅度提插。

【临床经验】 食积受寒呕吐,配内关、足三里。

21. 梁门

【定位】 脐中上4寸,前正中线旁开2寸。

【解剖】 当腹直肌及其鞘处,深层为腹横肌;有第7肋间动静脉分支及腹壁上动静脉;当第8肋间神经分支处(右侧深部当肝下缘,胃幽门部)。

【主治】 纳少、胃痛、呕吐等胃疾。

【操作】 直刺0.8～1.2寸。过饱者禁针,肝肿大者慎针或禁针,不宜作大幅度提插。

【临床经验】 胃痛,配梁丘。

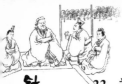

22. 关门

【定位】　脐中上 3 寸,前止中线旁开 2 寸。

【解剖】　当腹直肌及其鞘处;有第 8 肋间动静脉分支及腹壁上动静脉分支;布有第 8 肋间神经分支(内部为横结肠)。

【主治】　腹胀、腹痛、肠鸣、腹泻等胃肠病证。

【操作】　直刺 0.8~1.2 寸。

【临床经验】　腹痛、肠鸣泄泻,配天枢、足三里。

23. 太乙

【定位】　脐中上 2 寸,前正中线旁开 2 寸。

【解剖】　当腹直肌及其鞘处;有第 8 肋间动、静脉分支及腹壁下动、静脉分支;布有第 8 肋间神经分支(内部为横结肠)。

【主治】　①胃病;②心烦、疯狂等神志疾患。

【操作】　直刺 0.8~1.2 寸。

【临床经验】　①胃痛,配足三里;②水气凌心引起的心烦、癫狂,配百会、神门、心俞。

24. 滑肉门

【定位】　脐中上 1 寸,前正中线旁开 2 寸。

【解剖】　当腹直肌及其鞘处;有第 9 肋间动、静脉分支及腹壁下动、静分支;布有第 9 肋间神经分支(内部为小肠)。

【主治】　①胃痛,呕吐;②癫狂。

【操作】　直刺 0.8~1.2 寸。

【临床经验】　①小儿弄舌,配前谷、温溜;②水肿,配阴陵泉、水道。

25. 天枢

【定位】　脐中旁开 2 寸。

【解剖】　当腹直肌及其鞘处;有第 10 肋间动、静脉分支及腹壁下动、静脉分支;布有第 10 肋间神经分支(内部为小肠)。

【主治】　①腹痛、腹胀、便秘、腹泻、痢疾等胃肠病证;②月经不调、痛经等妇科疾患。

【操作】　直刺 1~1.5 寸。《千金》:孕妇不可灸。

【临床经验】　①急性呕吐,配支沟;②消化不良、食欲不振,配厉兑、内庭;③肠炎、痢疾、肠麻痹,配中脘、气海、足三里;④白带,配关元(灸)。

26. 外陵

【定位】　脐中下 1 寸,前正中线旁开 2 寸。

【解剖】 当腹直肌及其鞘处;布有第 10 肋间动静脉分支;布有第 10 肋间神经分支(内部为小肠)。

【主治】 ①腹痛,疝气;②痛经。

【操作】 直刺 1～1.5 寸。

【临床经验】 虚寒性腹胀、腹痛,配关元(灸)。

27. 大巨

【定位】 脐中下 2 寸,前正中线旁开 2 寸。

【解剖】 当腹直肌及其鞘处;有 11 肋间动静脉支,外侧为腹壁下动静脉;布有 11 肋间神经。

【主治】 小腹胀满,遗精早泄,不寐。

【操作】 直刺 0.5～0.8 寸。

28. 水道

【定位】 脐中下 3 寸,前正中线旁开 2 寸。

【解剖】 当腹直肌及其鞘处(内部为小肠);有第 12 肋间动静脉分支,外侧为腹壁下动静脉;布有第 12 肋间神经。

【主治】 ①小腹胀满;②小便不利等水液输布排泄失常性疾患;③疝气;④痛经、不孕等妇科疾患。

【操作】 直刺 1～1.5 寸。

【临床经验】 ①水肿,配肾俞、膀胱俞;②腹水,配水分、三阴交。

29. 归来

【定位】 脐中下 4 寸,前正中线旁开 2 寸。

【解剖】 在腹直肌外缘,有腹内斜肌,腹横肌腱膜;外侧有腹壁下动静脉;布有髂腹下神经。

【主治】 ①小腹痛,疝气;②月经不调、带下、阴挺等妇科疾患。

【操作】 直刺 1～1.5 寸。

【临床经验】 ①阴囊疼痛,配大赫、大敦;②疝气偏坠,配太冲;③寒凝血瘀之经闭,配关元、三阴交。

30. 气冲

【定位】 在腹股沟稍上方,脐中下 5 寸,前正中线旁开 2 寸。

【解剖】 在耻骨结节外上方,有腹外斜肌腱膜、在腹内斜肌、腹横肌下部;有腹壁浅动静脉分支,外侧为腹壁下动静脉;布有髂腹股沟神经。

【主治】 ①肠鸣腹痛;②疝气;③月经不调、不孕、阳痿、阴肿等妇科病及男科病。

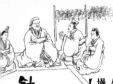

【操作】 直刺 0.5～1 寸。

【临床经验】 ①气血瘀滞不能侧卧,配章门;②疝痛偏坠,配太冲、大敦。

31. 髀关

【定位】 在髂前上棘与髌骨底外缘连线上,屈髋时平会阴,居缝匠肌外侧凹陷处。

【解剖】 在缝匠肌和阔筋膜张肌之间;深层有旋股外侧动静脉分支;布有股外侧皮神经。

【主治】 下肢痿痹、腰痛、膝冷等腰及下肢病证。

【操作】 直刺 1～2 寸。

【临床经验】 下肢麻痹、瘫痪,配环跳、风市、足三里、悬钟。

32. 伏兔

【定位】 在髂前上棘与髌骨底外缘连线上,髌骨外上缘上 6 寸。

【解剖】 在股直肌的肌腹中;有旋股外侧动静脉分支;布有股前皮神经、股外侧皮神经。

【主治】 ①下肢痿痹、腰痛、膝冷等腰及下肢病症;②疝气;③脚气。

【操作】 直刺 1～2 寸。

【临床经验】 下肢麻痹、瘫痪,配环跳、风市、阳陵泉、悬钟。

33. 阴市

【定位】 在髂前上棘与髌骨底外缘连线上,髌骨外上缘上 3 寸。

【解剖】 在股直肌和股外侧肌之间;有旋股外侧动脉降支;布有股前皮神经、股外侧皮神经。

【主治】 ①下肢痿痹,膝关节屈伸不利;②疝气。

【操作】 直刺 1～1.5 寸。

【临床经验】 ①寒疝腹痛,配太溪;②下肢冷,配腰阳关(灸)。

34. 梁丘(足阳明胃经郄穴)

【定位】 屈膝,在髂前上棘与髌骨外上缘连线上,髌骨外上缘上 2 寸。

【解剖】 在股直肌和股外侧肌之间;有旋股外侧动脉降支;布有股前皮神经、股外侧皮神经。

【主治】 ①急性胃病;②膝肿痛、下肢不遂等下肢病证;③乳痈、乳痛等乳疾。

【操作】 直刺 1～1.2 寸。

【临床经验】 ①乳痈肿痛,配地五会;②胃病吞酸,配中脘。

35. 犊鼻

【定位】 屈膝,在髌韧带外侧凹陷中。又名外膝眼。

【解剖】 在髌韧带外缘;有膝关节动静脉网;布有腓肠外侧皮神经及腓总神经关节支。

【主治】 膝痛、屈伸不利、下肢麻痹等下肢、膝关节疾患。

【操作】 向后内斜刺 0.5~1 寸。

【临床经验】 膝关节炎,配梁丘、内膝眼、委中、阳陵泉。

36. 足三里(谷穴;胃下合穴)

【定位】 犊鼻穴下 3 寸,胫骨前嵴 1 横指处。

【解剖】 在胫骨前肌、趾长伸肌之间;有胫前动静脉;为腓肠外侧皮神经从隐神经的皮支分布处,深层当腓深神经。

【主治】 ①胃痛、呕吐、噎膈、腹胀、腹泻、痢疾、便秘等胃肠病证;②下肢痿痹证;③癫狂等神志病;④乳痈、肠痈等外科疾患;⑤虚劳诸证,为强壮保健要穴。

【操作】 直刺 1~2 寸。强壮保健常用温灸法。

【临床经验】 ①胃炎,配中脘;②慢性胃肠炎、消化不良,配中脘、天枢;③便秘,配三阴交、合谷;④下肢瘫痪,配环跳、阳陵泉、悬钟。

37. 上巨虚(大肠下合穴)

【定位】 在犊鼻穴下 6 寸,足三里穴下 3 寸。

【解剖】 在胫骨前肌中;有胫前动静脉;布有腓肠外侧皮神经及隐神经的皮支,深层当腓深神经。

【主治】 ①肠鸣、腹痛、腹泻、便秘、肠痈等胃肠病证;②下肢痿痹。

【操作】 直刺 1~2 寸。

【临床经验】 ①阑尾炎,配大横;②痢疾,配曲池。

38. 条口

【定位】 上巨虚穴下 2 寸。

【解剖】 在胫骨前肌中;有胫前动静脉;布有腓肠外侧皮神经及隐神经的皮支,深层当腓深神经。

【主治】 ①下肢痿痹,转筋;②肩臂痛;③脘腹疼痛。

【操作】 直刺 1~1.5 寸。

【临床经验】 ①肩关节周围炎,配阳陵泉;②肩痛,条口透刺承山。

39. 下巨虚(小肠下合穴)

【定位】 上巨虚穴下 3 寸。

【解剖】 在胫骨前肌与趾长伸肌之间,深层为拇长伸肌有胫前动静脉;布有腓浅神经分支,深层为腓深神经。

【主治】 ①腹泻、痢疾、小腹痛等胃肠病证;②下肢痿痹;③乳痈。

【操作】 直刺 1~1.5 寸。

【临床经验】 ①胃热不思饮食,配悬钟;②消化不良引起的水泻,配中脘、关元。

40. 丰隆

【定位】 外踝尖上 8 寸,条口穴外 1 寸,胫骨前外 2 横指(中指)处。

【解剖】 在趾长伸肌外侧和腓骨短肌之间;有胫前动脉分支;当腓浅神经处。

【主治】 ①头痛,眩晕;②癫狂;③咳嗽痰多等痰饮病证;④下肢痿痹;⑤腹胀、便秘。

【操作】 直刺 1~1.5 寸。

【临床经验】 ①痰多咳嗽,配中脘;②胸痛如刺,配鸠尾;③高血压痰盛胸闷,配曲池、内关;④便秘,配阳陵泉;⑤癫痫,配胞中。

41. 解溪(足阳明胃经经穴)

【定位】 足背踝关节横纹中央凹陷处,当拇长伸肌腱与趾长伸肌腱之间。

【解剖】 在拇长伸肌腱与趾长伸肌腱之间;有胫前动静脉;浅部当腓浅神经,深层当腓深神经。

【主治】 ①下肢痿痹、踝关节病、足下垂等下肢、踝关节疾患;②头痛,眩晕;③癫狂;④腹胀,便秘。

【操作】 直刺 0.5~1 寸。

【临床经验】 ①胃热目眩视物不清,独取解溪可获速效;②内踝痛,配商丘、丘墟。

42. 冲阳(足阳明胃经原穴)

【定位】 在足背最高处,当拇长伸肌腱和趾长伸肌腱之间,足背动脉搏动处。

【解剖】 在趾长伸肌腱外侧;有足背动静脉及足背静脉网;当腓浅神经的足背内侧皮神经第 2 支本干处,深层为腓深神经。

【主治】 ①胃痛;②口眼歪斜;③癫狂痫;④足痿无力。

【操作】 避开动脉,直刺 0.3~0.5 寸。

【临床经验】 ①胃痛,配中脘、足三里;②胃热发狂,配后溪。

43. 陷谷(足阴明胃经输穴)

【定位】 足背第 2、3 跖骨结合部前,第 2、3 跖趾关节后凹陷处。

【解剖】 有第 2 跖骨间肌;有足背静脉网;布有足背内侧皮神经。

【主治】 ①面肿、水肿等水液输布失常性疾患;②足背肿痛;③肠鸣腹痛。

【操作】 直刺或斜刺 0.3~0.5 寸。

【临床经验】 ①胆热脾湿之腹满,配悬钟;②面部浮肿,配下关、颧髎。

44. 内庭

【定位】 足背第2.3趾间缝纹端。

【解剖】 有足背静脉网；布有足背内侧皮神经的趾背神经。

【主治】 ①齿痛、咽喉肿痛、鼻衄等五官热性病证；②热病；③吐酸、腹泻、痢疾、便秘等肠胃病证；④足背肿痛，跖趾关节痛。

【操作】 直刺或斜刺0.5～0.8寸。

【临床经验】 ①胃火上牙疼痛，独取内庭可获显效；②目痛，配上星；③风火牙痛，配合谷；④口眼歪斜，配颊车、地仓、下关；⑤三叉神经的第二支疼痛，配听宫、后溪。

45. 厉兑（足阳明胃经井穴）

【定位】 第2趾外侧趾甲根角旁约0.1寸。

【解剖】 有趾背动脉形成的动脉网；布有足背内侧皮神经的趾背神经。

【主治】 ①鼻衄、齿痛、咽喉肿痛等实热性五官病患；②热病；③多梦、癫狂等神志疾患。

【操作】 浅刺0.1寸。

【临床经验】 ①睡眠多作恶梦，配隐白；②热病汗不出，配合谷、风池。

（四）足太阴脾经

1. 隐白（足太阴脾经井穴）

【定位】 足大趾内侧趾甲根角旁0.1寸。

【解剖】 有趾背动脉；布有腓浅神经的足背支及足底内侧神经。

【主治】 ①月经过多、崩漏等妇科病；②便血、尿血等慢性出血证；③癫狂，多梦；④惊风；⑤腹满、暴泻。

【操作】 浅刺0.1寸。

【临床经验】 ①慢性功能性子宫出血，独取隐白（灸）；②鼻衄，配委中；③失血昏迷，配水沟。

2. 大都（足太阴脾经荥穴）

【定位】 足大趾内侧，第1跖趾关节前下方，赤白肉际处。

【解剖】 在拇趾展肌止点；有足底内侧动静脉的分支；布有足底内侧神经的趾底固有神经。

【主治】 ①腹胀、胃痛、呕吐、腹泻、便秘等脾胃病证；②热病，无汗。

【操作】 直刺0.3～0.5寸。

【临床经验】 ①热病无汗，配经渠；②暴泄，配太白。

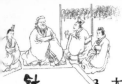

3. 太白（足太阴脾经输穴、原穴）

【定位】 第1跖骨小头后缘，赤白肉际凹陷处。

【解剖】 在拇趾展肌中；有足背静脉网，足底内侧动脉及足跗内侧动脉分支；布有隐神经及腓浅神经分支。

【主治】 ①肠鸣、腹胀、腹泻、胃痛、便秘等脾胃病证；②体重节痛。

【操作】 直刺0.5～0.8寸。

【临床经验】 ①腹胀食不化，呃逆，配公孙；②急性胃肠炎，配内关、足三里。

4. 公孙（足太阴脾经络穴；人脉交会穴）

【定位】 第1跖骨基底部的前下方，赤白肉际处。

【解剖】 在拇趾展肌中；有跗内侧动脉分支及足背静脉网；布有隐神经及腓浅神经分支。

【主治】 ①胃痛、呕吐、腹痛、腹泻、痢疾等脾胃肠腑病证；②心烦失眠、狂证等神志病证；③逆气里急、气上冲心（奔脉气）等冲脉病证。

【操作】 直刺0.6～1.2寸。

【临床经验】 ①心、胸、胃部疾患，配内关；②久疟不食，配内庭、厉兑；③脚气，配足三里。

5. 商丘（足太阴脾经经穴）

【定位】 内踝前下方凹陷中，当舟骨结节与内踝尖连线的中点处。

【解剖】 有跗内侧动脉、大隐静脉；布有隐神经及腓浅神经分支丛。

【主治】 ①腹胀、腹泻、便秘等脾胃病证；②黄疸；③足踝痛。

【操作】 直刺0.5～0.8寸。

【临床经验】 ①急性腹痛、泄泻，配天枢、气海、足三里；②痢疾，配曲池；③舌本强直，配风府、廉泉。

6. 三阴交

【定位】 内踝尖上3寸，胫骨内侧面后缘。

【解剖】 在胫骨后缘比目鱼肌之间，深层有屈趾长肌；有大隐静脉，胫后动静脉；有小腿内侧皮神经，深层后方有胫神经。

【主治】 ①肠鸣、腹胀、腹泻等脾胃虚弱诸证；②月经不调、带下、阴挺、不孕、滞产等妇产科病证；③遗精、阳痿、遗尿等生殖泌尿系统疾患；④心悸，失眠，高血压；⑤下肢痿痹；⑥阴虚诸证。

【操作】 直刺1～1.5寸。孕妇禁针。

【临床经验】 ①宫缩无力的难产，补合谷、泻三阴交；②产后血晕不识人，配水沟；③经后少腹痛，配关元；④湿热性淋病，配委阳（放血）；⑤虚寒性淋病，配膀胱俞

（灸）；⑥尿闭，配中极；⑦遗尿，配膀胱俞；⑧夜尿，配关元；⑨子宫脱垂，配气海、维胞；⑩疝气偏坠，配归来。

7. 漏谷

【定位】 在内踝尖与阴陵泉的连线上，内踝尖上 6 寸。

【解剖】 在胫骨后缘与比目鱼肌之间，深层有屈趾长肌；有大隐静脉，胫后动静脉；有小腿内侧皮伸经、深层内侧后方有胫神经。

【主治】 ①腹胀、肠鸣；②小便不利、遗精；③下肢痿痹。

【操作】 直刺 1～1.5 寸。

【临床经验】 下焦寒湿引起的白带量多，配会阴。

8. 地机（足太阴脾经郄穴）

【定位】 在内踝尖与阴陵泉的连线上，阴陵泉穴下 3 寸。

【解剖】 在胫骨后缘与比目鱼肌之间；前方有大隐静脉及膝最上动脉的末支，深层有胫后动静脉；布有小腿内侧皮神经，深层后方有胫神经。

【主治】 ①痛经、崩漏、月经不调等妇科病；②腹痛、腹泻等脾胃病证；③小便不利、水肿等脾不运化水湿病证。

【操作】 直刺 1～1.5 寸。

【临床经验】 ①各类水肿，独取地机皆可显效；②腹胀纳少，配中脘；③月经不调，配血海；④遗精、带下，配肾俞、关元。

9. 阴陵泉（足太阴脾经合穴）

【定位】 胫骨内侧髁下方凹陷处。

【解剖】 在胫骨后缘和腓肠肌之间。比目鱼肌起点上；前方有大隐静脉、膝最上动脉，最深层有胫后动静脉；布有小腿内侧皮神经本干，最深层有胫神经。

【主治】 ①腹胀、腹泻、水肿、黄疸、小便不利等脾不运化水湿病证；②膝痛。

【操作】 直刺 1～2 寸。

【临床经验】 ①各类水肿，配水分；②小便不通，配气海；③小便失禁，配阳陵泉、大敦。

10. 血海

【定位】 屈膝，在髌骨内上缘上 2 寸。当股四头肌内侧头的隆起处。简便取穴法：患者屈膝，医者以左手掌心按于患者右膝髌骨上缘，第 2 至 5 指向上伸直，拇指约呈 45°斜置，拇指尖下是穴。对侧取法仿此。

【解剖】 在股骨内上髁上缘，股内侧肌中间；有股动静脉肌支；布有股前皮神经及股神经肌支。

【主治】 ①月经不调、痛经、经闭等妇科月经病；②瘾疹、湿疹、丹毒等血热性

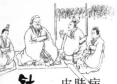

皮肤病。

【操作】 直刺 1～1.5 寸。

【临床经验】 ①崩漏,配隐白可获显效;②荨麻疹,配曲池;③血瘀的痛经、经闭,配气穴、关元、三阴交;④贫血,配关元、气海、足三里。

11. 箕门

【定位】 在血海穴与冲门穴的连线上,血海穴直上 6 寸。

【解剖】 在缝匠肌内侧缘,深层有大收肌;有大隐静脉,深层外方有股动静脉;布有股前皮神经,深部有隐神经。

【主治】 ①小便不利,遗尿;②腹股沟肿痛。

【操作】 避开动脉,直刺 0.5～1 寸。

【临床经验】 ①尿道痒,配然谷、行间;②阴囊湿疹,配关元、小肠俞、膀胱俞。

12. 冲门

【定位】 在腹股沟外侧,距耻骨联合上缘中点 3.5 寸,当髂外动脉搏动处的外侧。

【解剖】 在腹股沟韧带中点外侧的上方,在腹外斜肌腱膜及腹内斜肌下部;内侧为股动静脉;布有股神经。

【主治】 ①腹痛,疝气;②崩漏、带下、胎气上冲等妇科病症。

【操作】 避开动脉,直刺 0.5～1 寸。

【临床经验】 疝气,配大敦、三阴交。

13. 府舍

【定位】 冲门穴外上方 0.7 寸,前正中线旁开 4 寸。

【解剖】 在腹股沟韧带上方外侧,腹外斜肌腱膜及腹内斜肌下部,深层为腹横肌下部;布有腹壁浅动脉,肋间动静脉;布有髂腹股沟神经(右当盲肠下部,左当乙状结肠下部)。

【主治】 腹痛、积聚、疝气等下腹部病证。

【操作】 直刺 1～1.5 寸。

【临床经验】 少腹积聚疼痛,独取府舍有效。

14. 腹结

【定位】 府舍穴上 3 寸,大横穴下 1.3 寸。

【解剖】 在腹内、外斜肌及腹横肌肌部;有第 11 肋间动静脉;布有第 11 肋间神经。

【主治】 ①腹痛,腹泻;②疝气。

【操作】 直刺 1～2 寸。

【临床经验】 泻痢,配天枢。

15. 大横

【定位】 脐中旁开 4 寸。

【解剖】 在腹外斜肌肌部及腹横肌肌部;布有第 10 肋间动静脉;布有第 10 肋间神经。

【主治】 腹痛、腹泻、便秘等脾胃病证。

【操作】 直刺 1～2 寸。

【临床经验】 ①绕脐腹痛,配天枢、上巨虚;②便秘,配大肠俞、支沟。

16. 腹哀

【定位】 脐中上 3 寸,前正中线旁开 4 寸。

【解剖】 在腹内外斜肌及腹横肌肌部;布有第 8 肋间动静脉;布有第 8 肋间神经。

【主治】 消化不良、腹痛、便秘、痢疾等肠腑病证。

【操作】 直刺 1～1.5 寸。

【临床经验】 ①积滞腹痛,配中脘、足三里;②食积不化,配太白。

17. 食窦

【定位】 在第 5 肋间隙,前正中线旁开 6 寸。

【解剖】 在第 5 肋间隙,前锯肌中,深层有肋间内、外肌;布有胸外侧动静脉,胸腹壁动静脉;布有第 5 肋间神经外侧皮支。

【主治】 ①胸胁胀痛;②嗳气、反胃、腹胀等胃气失降性病证;③水肿。

【操作】 斜刺或向外平刺 0.5～0.8 寸。本经食窦至大包诸穴,深部为肺脏,不可深刺。

【临床经验】 胸胁满痛,配膈俞、三阳络。

18. 天溪

【定位】 在第 4 肋间隙,前正中线旁开 6 寸。

【解剖】 在第 4 肋间隙、胸大肌外下缘,下层为前锯肌,再深层为肋间内、外肌;有胸外侧动静脉分支,胸腹壁动静脉,第 4 肋间动静脉;布有第 4 肋间神经。

【主治】 ①胸胁疼痛,咳嗽;②乳痈、乳汁少。

【操作】 斜刺或向外平刺 0.5～0.8 寸。

【临床经验】 乳肿痛溃,配地五会。

19. 胸乡

【定位】 在第 3 肋间隙,前正中线旁开 6 寸。

【解剖】 在第 3 肋间隙,胸大肌、胸小肌外缘,前锯肌中,下层为肋间内、外肌;

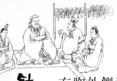

有胸外侧动静脉,第3肋间动静脉;布有第3肋间神经。

【主治】 胸胁胀痛。

【操作】 斜刺或向外平刺0.5～0.8寸。

【临床经验】 胸闷、胸痛彻背,配内关、心俞。

20. 周荣

【定位】 在第2肋间隙,前正中线旁开6寸。

【解剖】 在第2肋间隙,胸大肌中,下层为胸小肌,肋间内、外肌;有胸外侧动静脉,第2肋间动静脉;布有胸前神经肌支,正当第1肋间神经。

【主治】 ①咳嗽、气逆;②胸胁胀满。

【操作】 斜刺或向外平刺0.5～0.8寸。

【临床经验】 脾胃不和食不下喜饮,配大肠俞。

21. 大包(脾之大络)

【定位】 在侧胸部腋中线上,当第6肋间隙处。

【解剖】 在第6肋间隙,前锯肌中;有胸背动静脉及第6肋间动、静脉;布有第6肋间神经,当胸长神经直系的末端。

【主治】 ①气喘;②胸胁痛;③全身疼痛;④岔气;⑤四肢无力。

【操作】 斜刺或向后平刺0.5～0.8寸。

【临床经验】 ①身痛倦怠,配足三里;②胸胁痛,配肝俞、期门。

(五)手少阴心经

1. 极泉

【定位】 腋窝正中,腋动脉搏动处。

【解剖】 在胸大肌的外下缘,深层为喙肱肌;外侧为腋动脉;布有尺神经、正中神经、前臂内侧皮神经及臂内侧皮神经。

【主治】 ①心痛、心悸等心疾;②肩臂疼痛、胁肋疼痛、臂丛神经损伤等病证;③瘰疬;④腋臭;⑤上肢针麻用穴。

【操作】 避开腋动脉,直刺或斜刺0.3～0.5寸。

【临床经验】 ①肺原性心脏病引起的心痛、干呕、烦满,配侠白;②心中烦闷,配灵墟;③劳损所致的肩周炎,独取健侧极泉可收速效。

2. 青灵

【定位】 臂内侧,在极泉穴与少海穴的连线上,肘横纹上3寸,肱二头肌的尺侧缘。

【解剖】 当肱二头肌内侧沟处,有肱三头肌;有贵要静脉、尺侧上副动脉;布有前臂内侧皮神经、尺神经。

【主治】 ①头痛,振寒;②胁痛,肩臂疼痛。

【操作】 直刺0.5~1寸。

【临床经验】 ①老年目不明,配光明;②肩臂痛,配曲池。

3. 少海(手少阴心经合穴)

【定位】 屈肘,当肘横纹内侧端与肱骨内上髁连线的中点处。

【解剖】 有旋前圆肌、肱肌;有贵要静脉、尺侧上下副动脉、尺侧返动脉;布有前臂内侧皮神经,外前方有正中神经。

【主治】 ①心痛、癔病等心病、神志病;②肘臂挛痛,臂麻手颤;③头项痛,腋胁部痛;④瘰疬。

【操作】 直刺0.5~1寸。

【临床经验】 ①肘臂振颤,独取少海可获显效;②手臂麻木,配手三里。

4. 灵道(手少阴心经经穴)

【定位】 腕横纹上1.5寸,尺侧腕屈肌腱的桡侧缘。

【解剖】 在尺侧腕屈肌腱与指浅屈肌之间、深层为指深屈肌;有尺动脉通过;布有前臂内侧皮神经,尺侧为尺神经。

【主治】 ①心痛,悲恐善笑;②暴喑;③肘臂挛痛。

【操作】 直刺0.3~0.5寸。不宜深刺,以免伤及血管和神经。留针时,不可作屈腕动作。

【临床经验】 ①欲言声不出,配天突、天窗;②胸痹,配内关;③癔病,配巨阙。

5. 通里(少阴心经络穴)

【定位】 腕横纹上1寸,尺侧腕屈肌腱的桡侧缘。

【解剖】 在尺侧腕屈肌与指浅屈肌之间,深层为指深屈肌;有尺动脉通过;布有前臂内侧皮神经,尺侧为尺神经。

【主治】 ①心悸、怔忡等心病;②舌强不语,暴喑;③腕臂痛。

【操作】 直刺0.3~0.5寸。不宜深刺,以免伤及血管和神经。留针时不可做屈腕动作。

6. 阴郄(手少阴心经郄穴)

【定位】 腕横纹上0.5寸,尺侧腕屈肌腱的桡侧缘。

【解剖】 在尺侧腕屈肌腱与指浅屈肌之间,深层为指深屈肌;有尺动脉通过;布有前臂内侧皮神经、尺侧为尺神经。

【主治】 ①心痛、惊悸等心病;②骨蒸盗汗;③吐血、衄血。

【操作】 直刺0.3~0.5寸,不宜深刺,以免伤及血管和神经,留针时不可作屈

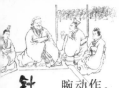

腕动作。

【临床经验】 ①心烦咯血,独取阴郄有效;②盗汗,配后溪。

7. 神门（手少阴心经输穴、原穴）

【定位】 腕横纹尺侧端、尺侧腕屈肌腱的桡侧凹陷处。

【解剖】 在尺侧腕屈肌腱与指浅屈肌之间,深层为指深屈肌;有尺动脉通过;布有前臂内侧皮神经,尺侧为尺神经。

【主治】 ①心痛、心烦、惊悸、怔忡、健忘、失眠、痴呆、癫狂痫等心与神志病证;②高血压;③胸胁痛。

【操作】 直刺0.3～0.5寸。

【临床经验】 ①心肾不交的失眠,配液门可获显效;②痴呆,配少商、涌泉、心俞;③阵发性心动过速、心律不齐,配内关。

8. 少府（手少阴心经荥穴）

【定位】 在手掌面,第4、5掌骨之间,握拳时当小指与无名指指端之间。

【解剖】 在第4、5掌骨间,有第4蚓状肌,指浅、深屈肌腱,深部为骨间肌;有指掌侧总动静脉;布有第4指掌侧固有神经。

【主治】 ①心悸、胸痛等心胸病;②阴痒、阴痛;③痈疡;④小指挛痛。

【操作】 直刺0.3～0.5寸。

【临床经验】 ①湿热下注,配委阳;②阴部湿疹,配关元。

9. 少冲（手少阴心经井穴）

【定位】 小指桡侧指甲根角旁0.1寸。

【解剖】 有指掌侧固有动静脉所形成的动静脉网;布有指掌侧固有神经。

【主治】 ①心悸、心痛、癫狂、昏迷等心及神志病证;②热病;③胸胁痛。

【操作】 浅刺0.1寸,或点刺出血。

【临床经验】 ①中风、闭证、昏迷,配风府、十宣、合谷;②小儿热掠风,配合谷、太冲。

（六）手太阳小肠经

1. 少泽（手太阳小肠经井穴）

【定位】 小指尺侧指甲根角旁0.1寸。

【解剖】 有指掌侧固有动静脉,指背动脉;布有尺神经手背支。

【主治】 ①乳痈、乳汁少等乳疾;②昏迷、热病等急症、热证;③头痛、目翳、咽喉肿痛等头面五官病证。

【操作】 浅刺0.1寸或点刺出血。孕妇慎用。

【临床经验】 ①舌尖赤痛,独取少泽(放血)可获显效;②缺乳,配膻中、乳根。

2. 前谷（手太阳小肠经荥穴）

【定位】 微握拳,第5指掌关节前尺侧、掌指横纹头赤白肉际。

【解剖】 有指背动静脉;布有尺神经手背支。

【主治】 ①热病;②乳痈,乳汁少;③头痛、目痛、耳鸣、咽喉肿痛等头面五官病证。

【操作】 直刺0.3~0.5寸。

【临床经验】 ①小便赤涩,配委阳;②手小指麻木,配外关、阳谷。

3. 后溪（手太阳小肠经输穴、八脉交会穴（通于督脉））

【定位】 微握拳,第5指掌关节后尺侧的远侧掌横纹头赤白肉际。

【解剖】 在小指尺侧,第5掌骨小头后方,当小指展肌起点外缘;有指背动静脉,手背静脉网;布有尺神经手背支。

【主治】 ①头项强痛、腰背痛、手指及肘臂挛痛等痛证;②耳聋、目赤;③癫狂痫;④疟疾。

【操作】 直刺0.5~1寸。治手指挛痛可透刺合谷。

【临床经验】 ①头项痛,落枕,独取后溪可获显效;②湿热黄疸,配劳宫;③腿部热肿疼痛,配环跳;④疟疾热多寒少,配间使、陶道;⑤疟疾寒多热少,配间使、百劳;⑥间日疟,配间使、大椎。

4. 腕骨（手太阳小肠经原穴）

【定位】 第5掌骨基底与钩骨之间的凹陷处,赤白肉际。

【解剖】 在手背尺侧,小指展肌起点外缘;有腕背侧动脉(尺动脉分支),手背静脉网;布有尺神经手背支。

【主治】 ①指挛腕痛,头项强痛;②目翳,黄疸;③热病,疟疾。

【操作】 直刺0.3~0.5寸。

【临床经验】 ①风热耳聋、耳鸣,配听宫、翳风;②湿热黄疸,配申脉、外关。

5. 阳谷（手太阴小肠经经穴）

【定位】 腕背横纹尺侧端,当尺骨茎突与三角骨之间的凹陷处。

【解剖】 当尺侧腕伸肌腱的尺侧缘;有腕背侧动脉;布有尺神经手背支。

【主治】 ①颈颌肿、臂外侧痛、腕痛等痛证;②头痛、目眩、耳鸣、耳聋等头面五官病证;③热病;④癫狂痫。

【操作】 直刺0.3~0.5寸。

【临床经验】 ①耳鸣,耳聋,配商阳、百会;②小儿发热有汗抽搐,配印堂、合谷。

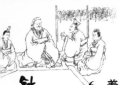
6. 养老（手太阳小肠经郄穴）

【定位】 以手掌面向胸，当尺骨茎突桡侧骨缝凹陷中。

【解剖】 在尺骨背面，尺骨茎突上方，尺侧腕伸肌腱和小指固有伸肌腱之间；布有前臂骨间背侧动静脉的末支、腕静脉网；有前臂背侧皮神经和尺神经。

【主治】 ①目视不明；②肩、背、肘、臂酸痛。

【操作】 直刺或斜刺 0.5～0.8 寸。强身保健可用温和灸。

【临床经验】 目眦痒痛，视物不明，独取养老可获显效。

7. 支正（手太阳小肠经络穴）

【定位】 掌心对胸，阳谷穴与小海穴的连线上，腕背横纹上 5 寸。

【解剖】 在尺骨背面，尺侧腕伸肌的尺侧缘；布有骨间背侧动静脉；布有前臂内侧皮神经分支。

【主治】 ①头痛，项强，肘臂酸痛；②热病；③癫狂；④疣症。

【操作】 直刺或斜刺 0.5～0.8 寸。

【临床经验】 肩臂酸重疼痛，肩贞、小海。

8. 小海（手太阳小肠经合穴）

【定位】 屈肘，当尺骨鹰嘴与肱骨内髁之间凹陷处。

【解剖】 尺神经沟中，为尺侧腕屈肌的起始部；有尺侧上、下副动脉和副静脉以及尺返动静脉；布有前臂内侧皮神经、尺神经本干。

【主治】 ①肘臂疼痛、麻木；②癫痫。

【操作】 直刺 0.3～0.5 寸。

【临床经验】 ①肘臂痉挛，独取小海可获显效；②尺神经麻痹，配神门、灵道。

9. 肩贞

【定位】 臂内收，腋后纹头上 1 寸。

【解剖】 在肩关节后下方，肩胛骨外侧缘，三角肌后缘，下层是大圆肌；有旋肩胛动静脉；布有腋神经分支。深部上方为桡神经。

【主治】 ①肩臂疼痛，上肢不遂；②瘰疬。

【操作】 直刺 1～1.5 寸。不宜向胸侧深刺。

【临床经验】 ①肩部红肿疼痛，配臑会、天泉；②肩痛无红肿，配天宗、肩外俞。

10. 臑俞

【定位】 臂内收，腋后纹头直上，肩胛冈下缘凹陷中。

【解剖】 在肩胛骨关节窝后方三角肌中，深层为冈下肌；有旋肱后动静脉；布有腋神经，深层为肩胛上神经。

【主治】 ①肩臂疼痛，肩不举；②瘰疬。

【操作】　直刺或斜刺 0.5～1.5 寸,不宜向胸侧深刺。

【临床经验】　风湿肩痛,配后溪、肩井。

11. 天宗

【定位】　肩胛骨冈下窝中央凹陷处,约当肩胛冈下缘与肩胛下角之间的上1/3折点处。

【解剖】　在冈下窝中央冈下肌中;有旋肩胛动静脉肌支;布有肩胛上神经。

【主治】　①肩胛疼痛、肩背部损伤等局部病证;②气喘。

【操作】　直刺或斜刺 0.5～1 寸。遇到阻力不可强行进针。

【临床经验】　肩胛酸痛,配肩髎、肩贞。

12. 秉风

【定位】　肩胛骨冈上窝中央,天宗穴直上,举臂有凹陷处。

【解剖】　肩胛骨冈上窝中央,表层为斜方肌,再下为冈上肌;有肩胛动静脉;布有锁骨上神经和副神经,深层为肩胛上神经。

【主治】　肩胛疼痛、上肢酸麻等肩胛、上肢病证。

【操作】　直刺或斜刺 0.5～2 寸。

【临床经验】　肩胛红肿疼痛,配肩井、臑俞、肩贞。

13. 曲垣

【定位】　肩胛骨冈上窝内侧端,在臑俞穴与第 2 胸椎棘突连线的中点处。

【解剖】　在肩胛冈上缘,斜方肌和冈上肌中;有颈横动静脉降支,深层为肩胛上动静脉肌支;布有第 2 胸神经后支外侧皮支、副神经,深层为肩胛上神经肌支。

【主治】　肩胛疼痛。

【操作】　直刺或斜刺 0.5～1 寸。宜向锁骨上窝上方刺,不宜向胸部深刺。

【临床经验】　肩背疼痛,配天宗、后溪、委中。

14. 肩外俞

【定位】　胸椎棘突下旁开 3 寸。

【解剖】　在肩胛骨内侧角边缘、表层为斜方肌,深层为肩胛提肌和菱形肌;有颈横动静脉;布有第 1 胸神经后支内侧皮支、肩胛背神经和副神经。

【主治】　肩背疼痛、颈项强急等肩背、颈项痹证。

【操作】　直刺 0.5～0.8 寸。不宜深刺。

【临床经验】　①肩背痛,配委中;②颈项强痛,配风池、后溪。

15. 肩中俞

【定位】　第 7 颈椎棘突下旁开 2 寸。

【解剖】　在第 1 胸椎横突端,在肩胛骨内侧角边缘,表层为斜方肌,深层为肩

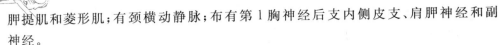

胛提肌和菱形肌;有颈横动静脉;布有第1胸神经后支内侧皮支、肩胛神经和副神经。

【主治】 ①咳嗽,气喘;②肩背疼痛。

【操作】 斜刺0.5～0.8寸。不宜深刺。

【临床经验】 ①肩背酸痛,配大椎、肩井、支沟;②肺炎,配肺俞、膻中、列缺。

16. 天窗

【定位】 扶突穴后,在胸锁乳突肌的后缘、约喉结旁开3.5寸。

【解剖】 在斜方肌前缘,肩胛提肌后缘,深层为头夹肌;有耳后动静脉分支;布有颈皮神经,正当耳大神经丛的发出部及枕小神经处。

【主治】 ①耳鸣、耳聋、咽喉肿痛、暴喑等五官病证;②颈项强痛。

【操作】 直刺0.5～1寸。

【临床经验】 ①湿热耳鸣耳聋,配外关;②中风舌缓不语,配通里;③肩项痛,配后溪;④伤脑暴聋,配中渚。

17. 天容

【定位】 在下颌角的后方,胸锁乳突肌的前缘凹陷中。

【解剖】 在下颌角后方,胸锁乳突肌停止部前缘,二腹肌后缘的下缘,前方有颈外浅静脉,颈内动静脉;布有耳大神经的前支、面神经的颈支、副神经,其深层为交感神经干的颈上神经节。

【主治】 ①耳鸣、耳聋、咽喉肿痛等五官病证;②头痛,颈项强痛。

【操作】 直刺0.5～1寸。注意避开血管。

【临床经验】 肩关节痛,配阳陵泉。

18. 颧髎

【定位】 目外眦直下,颧骨下缘凹陷处。

【解剖】 在颧骨下颌突的后下缘稍后,咬肌的起始部,颧肌中;有面横动静脉分支;布有面神经及眶下神经。

【主治】 口眼歪斜、眼睑瞤动齿痛、三叉神经痛等面部病证。

【操作】 直刺0.3～0.5寸,斜刺或平刺0.5～1寸。

【临床经验】 ①下眼睑瞤动,配大迎;②三叉神经的第二支疼痛,配太阳、下关、内庭。

19. 听宫

【定位】 耳屏前,下颌骨髁状突的后方,张口时呈凹陷处。

【解剖】 有颞浅动、静脉的耳前支;布有面神经及三叉神经第3支的耳颞神经。

【主治】 ①耳鸣、耳聋、聤耳等耳疾;②齿痛。

【操作】 张口,直刺1~1.5寸。留针时应保持一定的张口姿势。

【临床经验】 ①耳聋、耳鸣,配翳风;②中耳炎,配耳门、前谷。

(七)足太阳膀胱经

1. 睛明

【定位】 目内眦角稍内上方凹陷处。

【解剖】 在眶内缘睑内侧韧带中,深部为眼内直肌;有内眦动静脉和滑车上下动静脉,深层上方有眼动静脉本干;布有滑车上、下神经,深层为眼神经,上方为鼻睫神经。

【主治】 ①目赤肿痛、流泪、视物不明、目眩、近视、夜盲、色盲等目疾;②急性腰扭伤,坐骨神经痛;③心动过速。

【操作】 嘱患者闭目,医者右手轻推眼球向外侧固定,左手缓慢进针,紧靠眶缘直刺0.5~1寸。遇到阻力时,不宜强行进针,应改变进针方向或退针。不捻转,不提插(或只轻微地捻转和提插)。出针后按压针孔片刻,以防出血。针具宜细,消毒宜严。禁灸。

【临床经验】 ①目内眦痒痛,配养老;②流泪,配头临泣;③雀目,配肝俞、行间;④电光性眼炎,配中封;⑤眼红肿痛,配合谷、四白、头临泣;⑥青光眼(降眼压),配风池、球后、瞳子髎、太冲。

2. 攒竹

【定位】 眉头凹陷中,约在目内眦直上。

【解剖】 有额肌及皱眉肌;当额动、静脉处;布有额神经内侧支。

【主治】 ①头痛,眉棱骨痛;②眼睑瞤动眼睑下垂、口眼歪斜、目视不明、流泪、目赤肿痛等目部病证;③呃逆。

【操作】 可向眉中或向眼眶内缘平刺或斜刺0.5~0.8寸。禁灸。

【临床经验】 ①风热目视不清,配三间;②急性结膜炎,配鱼腰、太阳、合谷;③泪囊炎,配头临泣;④前头痛,配上星、合谷。

3. 眉冲

【定位】 攒竹穴直上,入发际0.5寸。

【解剖】 有额肌;当额动静脉处;布有额神经内侧支。

【主治】 ①头痛,目眩;②鼻塞,鼻衄。

【操作】 平刺0.3~0.5寸。古籍作"不灸"。

【临床经验】 ①鼻炎,配迎香、合谷;②鼻塞头痛,配上星。

4. 曲差

【定位】 前发际正中直上 0.5 寸,旁开 1.5 寸,即神庭与头维连线的内 2/3 与中 1/3 交点处。

【解剖】 有额肌;当额动静脉处,布有额神经内侧支。

【主治】 ①头痛,目眩;②鼻塞,鼻衄。

【操作】 平刺 0.5～0.8 寸。

【临床经验】 萎缩性鼻炎,配上星。

5. 五处

【定位】 前发际正中直上 1 寸,旁开 1.5 寸,即曲差穴上 0.5 寸。

【解剖】 有额肌;当额动静脉处;布有额神经内侧支。

【主治】 ①头痛,目眩;②癫痫。

【操作】 平刺 0.5～0.8 寸。

【临床经验】 风热头痛,配合谷。

6. 承光

【定位】 前发际正中直上 2.5 寸,旁开 1.5 寸,即五处穴后 1.5 寸。

【解剖】 有帽状腱膜;有额动静脉,颞浅动静脉及枕动静脉的吻合网;当额神经外侧支和枕大神经会合支处。

【主治】 ①头痛,目眩;②鼻塞;③热病。

【操作】 平刺 0.3～0.5 寸。

【临床经验】 风热头痛、呕吐、心烦,配解溪。

7. 通天

【定位】 前发际正中直上 4 寸,旁开 1.5 寸,即承光穴后 1.5 寸。

【解剖】 有帽状腱膜;有颞浅动静脉和枕动静脉的吻合网;布有枕大神经分支

【主治】 ①头痛,眩晕;②鼻塞、鼻衄、鼻渊等鼻部病证。

【操作】 平刺 0.3～0.5 寸。

【临床经验】 鼻痔,独取通天可获显效。

8. 络却

【定位】 前发际正中直上 5.5 寸,旁开 1.5 寸,即通天穴后 1.5 寸。

【解剖】 在枕肌停止处;有枕动静脉分支;布有枕大神经分支。

【主治】 ①头晕;②目视不明,耳鸣。

【操作】 平刺 0.3～0.5 寸。

【临床经验】 失语,配廉泉。

9. 玉枕

【定位】 后发际正中直上 2.5 寸,旁开 1.3 寸,约平枕外粗隆上缘的凹陷处。

【解剖】 有枕肌;有枕动静脉;布有枕大神经分支。

【主治】 ①头项痛,目痛;②鼻塞。

【操作】 平刺 0.3～0.5 寸。

【临床经验】 颈项强痛,配后溪。

10. 天柱

【定位】 后发际正中直上 0.5 寸(哑门穴),旁开 1.3 寸,当斜方肌外缘凹陷中。

【解剖】 在斜方肌起始部,深层为头半棘肌;有枕动静脉干;布有枕大神经干。

【主治】 ①后头痛、项强、肩背腰痛等痹证;②鼻塞;③癫狂痫;④热病。

【操作】 直刺或斜刺 0.5～0.8 寸,不可向内上方深刺,以免伤及延髓。

【临床经验】 落枕不能左右活动,独取天柱可获速效。

11. 大杼(八会穴之骨会)

【定位】 第 1 胸椎棘突下,旁开 1.5 寸。

【解剖】 有斜方肌、菱形肌、上后锯肌,最深层为最长肌;有第 1 肋间动、静脉的分支;浅层布有第 1、2 胸神经后支的内侧皮支,深层为第 1、2 胸神经后支的肌支。

【主治】 ①咳嗽;②项强,肩背痛。

【操作】 斜刺 0.5～0.8 寸。本经背部诸穴不宜深刺,以免伤及内部重要脏器。

【临床经验】 ①脊柱部位的类风湿症,配华佗夹脊穴;②腰脊强痛,配膈关、水沟;③慢性支气管哮喘,配风门、肺俞。

12. 风门

【定位】 第 2 胸椎棘突下,旁开 1.5 寸。

【解剖】 有斜方肌、菱形肌、上后锯肌,深层为最长肌;有第 2 肋间动静脉的分支;布有 2、3 胸神经后支的内侧皮支,深层为第 2、3 胸神经后支的肌支。

【主治】 ①感冒、咳嗽、发热、头痛等外感病证;②项强,胸背痛。

【操作】 斜刺 0.5～0.8 寸。

【临床经验】 肺炎初起,配大椎、肺俞。

13. 肺俞(肺之背俞穴)

【定位】 第 3 胸椎棘突下,旁开 1.5 寸。

【解剖】 有斜方肌、菱形肌,深层为最长肌;有第 3 肋间动静脉的分支;布有第

3、4 胸神经后支的内侧皮支,深层为第 3 胸神经后支的肌支。

【主治】 ①咳嗽、气喘、咯血等肺疾;②骨蒸潮热、盗汗等阴虚病证。

【操作】 斜刺 0.5～0.8 寸。

【临床经验】 ①喘咳少气,配肾俞;②痰喘,配丰隆。

14. 厥阴俞

【定位】 第 4 胸椎棘突下,旁开 1.5 寸。

【解剖】 有斜方肌、菱形肌,深层为最长肌;布有第 4 肋间动、静脉的分支;正当第 4 或第 5 胸神经后支的内侧皮支,深层为等 4、5 胸神经后支的肌支。

【主治】 ①心痛,心悸;②咳嗽、胸闷;③呕吐。

【操作】 斜刺 0.5～0.8 寸。

【临床经验】 急性胰腺炎,配足临泣。

15. 心俞

【定位】 第 5 胸椎棘突下,旁开 1.5 寸。

【解剖】 有斜方肌、菱形肌,深层为最长肌;布有第 5 肋间动、静脉的分支;布有第 5、6 胸神经后支的内侧皮支,深层为第 5、6 胸神经后支的肌支。

【主治】 ①心痛、惊悸、失眠、健忘、癫痫等心与神志病变;②咳嗽、吐血;③盗汗、遗精。

【操作】 斜刺 0.5～0.8 寸。

【临床经验】 ①梦遗,配白环俞可获显效;②心绞痛,配厥阴俞、膻中、内关。

16. 督俞

【定位】 第 6 胸椎棘突下,旁开 1.5 寸。

【解剖】 有斜方肌、背阔肌肌腱、最长肌;有第 6 肋间动、静脉的分支,颈横动脉降支;布有肩胛背神经、第 6、7 胸神经后支的内侧皮支,深层为第 6、7 胸神经后支的肌支。

【主治】 ①心痛,胸闷;②寒热,气喘;③腹胀、腹痛、肠鸣、呃逆等胃肠病证。

【操作】 斜刺 0.5～0.8 寸。

【临床经验】 ①呕吐,配内关;②心前区疼痛,配心俞、内关。

17. 膈俞

【定位】 第 7 胸椎棘突下,旁开 1.5 寸。

【解剖】 在斜方肌下缘,有背阔肌、最长肌;布有第 7 肋间动、静脉的分支;布有第 7、8 胸神经后支的内侧皮支,深层为第 7、8 胸神经后支的肌支。

【主治】 ①呕吐、呃逆、气喘、吐血等上逆之证;②贫血;③瘾疹,皮肤瘙痒;③潮热,盗汗。

【操作】 斜刺 0.5~0.8 寸。

【临床经验】 ①虚嗽咳血盗汗，独取膈俞可获显效；②虚证的膈肌痉挛，配鸠尾。

18. 肝俞

【定位】 第9胸椎棘突下，旁开1.5寸处。

【解剖】 在背阔肌、最长肌和髂肋肌之间；有第9肋间动静脉的分支；布有第9、10胸神经后支的皮支，深层为第9、10胸神经后支的肌支。

【主治】 ①胁痛、黄疸等肝胆病证；②目赤、目视不明、夜盲、迎风流泪等目疾；③癫狂痫；④脊背痛。

【操作】 斜刺 0.5~0.8 寸。

【临床经验】 ①雀目，独取肝俞可收速效；②肝肾虚目不明，配命门；③血小板减少性紫癜，配脾俞；④疳疾，配脾俞、章门、天枢。

19. 胆俞

【定位】 第10胸椎棘突下，旁开1.5寸。

【解剖】 在背阔肌、最长肌和髂肋肌之间；行第10肋间动静脉的分支；布有第10、11胸神经后支的皮支，深层为第10、11胸神经后支的肌支。

【主治】 ①黄疸、口苦、胁痛等肝胆病证；②肺痨，潮热。

【操作】 斜刺 0.5~0.8 寸。

20. 脾俞

【定位】 第11胸椎棘突下，旁开1.5寸。

【解剖】 在背阔肌、最长肌和髂肋肌之间；有第11肋间动静脉的分支；布有第11、12胸神经后支的皮支，深层为第11、12胸神经后支的肌支。

【主治】 ①腹胀、纳呆、呕吐、腹泻、痢疾、便血、水肿等脾胃肠腑病证；②背痛。

【操作】 斜刺 0.5~0.8 寸。

【临床经验】 ①脾虚水谷不化，配小肠俞；②肝病晚期出血，配肝俞、上脘。

21. 胃俞（胃之背俞穴）

【定位】 第12胸椎棘突下，旁开1.5寸。

【解剖】 在腰背筋膜、最长肌和髂肋肌之间；有肋下动静脉的分支；布有第12胸神经和第1腰神经后支的皮支，深层为第12胸神经和第1腰神经后支的肌支。

【主治】 胃脘痛、呕吐、腹胀、肠鸣等胃疾。

【操作】 斜刺 0.5~0.8 寸。

【临床经验】 ①胃脘疼痛，配中脘、内关、足三里；②胃下垂，配气海、百会。

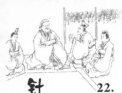

22. 三焦俞（三焦之背俞穴）

【定位】　第1腰椎棘突下，旁开1.5寸。

【解剖】　在腰背筋膜、最长肌和髂肋肌之间；有第1腰动静脉的分支；布有第1、2腰神经后支的皮支，深层为第1、2神经后支的肌支。

【主治】　①肠鸣、腹胀、呕吐、腹泻、痢疾等脾胃肠腑病证；②小便不利、水肿等三焦气化不利病证；③腰背强痛。

【操作】　直刺0.5～1寸。

【临床经验】　腹水，配水分、水道、中极、阴陵泉、复溜。

23. 肾俞

【定位】　第2腰椎棘突下，旁开1.5寸。

【解剖】　在腰背筋膜、最长肌和髂肋肌之间，有第2腰动静脉的分支；布有第2、3腰神经后支的外侧支，深层为第2、3腰神经后支的肌支。

【主治】　①头晕、耳鸣、耳聋、腰酸痛等肾虚病证；②遗尿、遗精、阳痿、早泄、不育等生殖泌尿系疾患；③月经不调、带下、不孕等妇科病证。

【操作】　直刺0.5～1寸。

【临床经验】　①风湿腰腿病，配委中；②肾虚水肿，配水分；③阳痿，配三焦俞；④遗精，配关元、中极、三阴交、白环俞；⑤小便频数，配气海；⑥耳内虚鸣，配足三里、合谷；⑦肾炎腰痛尿血，配志室、华伦夹脊穴。

24. 气海俞

【定位】　第3腰椎棘突下，旁开1.5寸。

【解剖】　在腰背筋膜、最长肌和髂肋肌之间；有第3腰动静脉后支；浅层布有第3、4腰神经后支的皮支，深层为第3、4腰神经后支的肌支。

【主治】　①肠鸣腹胀；②痛经；③腰痛。

【操作】　直刺0.5～1寸。

【临床经验】　腰肌劳损疼痛，独取气海俞有效。

25. 大肠俞

【定位】　第四腰椎棘突下，旁开1.5寸。

【解剖】　在腰背筋膜、最长肌和髂肋肌之间；布有第4腰动、静脉后支；布有第4、5腰神经皮支，深层为第4、5腰神经后支的肌支。

【主治】　①腰腿痛；②腹胀、腹泻、便秘等胃肠病症。

【操作】　直刺0.8～1.2寸。

【临床经验】　①便秘，配支沟、天枢、照海；②肠炎，配中脘、天枢、气海、曲池；③痢疾不思饮食，配小肠俞、足三里。

26. 关元俞

【定位】 第5腰椎棘突下旁开1.5寸。

【解剖】 有骶棘肌、有腰最下动静脉后支的内侧支;布有第5腰神经后支。

【主治】 ①腹胀,腹泻;②腰骶痛;③小便频数或不利,遗尿。

【操作】 直刺0.8~1.2寸。

【临床经验】 腰膝冷痛,配秩边、足三里。

27. 小肠俞

【定位】 第1腰椎棘突下,旁开1.5寸,约平第1骶后孔。

【解剖】 在骶髂肌起始部和臀大肌起始部之间;有骶外侧动静脉后支的外侧支;布有臀中皮神经、臀下神经的属支。

【主治】 ①遗精、遗尿、尿血、尿痛、带下等泌尿生殖系统疾患;②腹泻、痢疾;③疝气;④腰骶痛。

【操作】 直刺或斜刺0.8~1寸。

【临床经验】 湿热下淋,配中极、复溜。

28. 膀胱俞

【定位】 第2骶椎棘突下,旁开1.5寸,约平第2骶后孔。

【解剖】 在骶棘肌起始部和臀大肌起始部之间;有骶外侧动静脉后支;布有臀中皮神经、臀下神经的属支。

【主治】 ①小便不利、遗尿等膀胱气化功能失调病证;②腰骶痛;③腹泻,便秘。

【操作】 直刺或斜刺0.8~1.2寸。

【临床经验】 ①遗尿,配中极、三阴交;②阳痿、遗精,配关元、三阴交。

29. 中旅俞

【定位】 第3骶椎棘突下,旁开1.5寸,约平第3骶后孔。

【解剖】 有臀大肌,深层为骶结节韧带起始部;当臀下动静脉的分支处,布有臀下皮神经。

【主治】 ①腹泻;②疝气;③腰骶痛。

【操作】 直刺1~1.5寸。

【临床经验】 ①风湿腰脊酸痛,配委中;②痢疾,配曲池、合谷、足三里。

30. 白环俞

【定位】 第4骶椎棘突下,旁开1.5寸,约平第4骶后孔。

【解剖】 在臀大肌,骶结节韧带下内缘;有臀下动静脉,深层为阴部内动静脉;布有臀中和臀下皮神经,深层为阴部神经。

【主治】 ①遗尿,遗精;②月经不调,带下;③疝气;④腰骶痛。

【操作】 直刺1～1.5寸。

【临床经验】 遗精,配心俞可获显效。

31. 上髎

【定位】 第1骶后孔中,约当髂后上棘与后正中线之间。

【解剖】 在骶棘肌起始部及臀大肌起始部;当骶外侧动静脉后支处;布有第1骶神经后支。

【主治】 ①大小便不利;②月经不调、带下、阴挺等妇科病证;③遗精,阳痿;④腰骶痛。

【操作】 直刺1～1.5寸。

32. 次髎

【定位】 第2骶后孔中,约当骶后上棘下与后正中线之间。

【解剖】 在臀大肌起始部;当骶外侧动静脉后支处;为第2骶神经后支通过处。

【主治】 ①月经不调、痛经、带下等妇科病证;②小便不利;③遗精;④疝气;⑤腰骶痛、下肢痿痹。

【操作】 直刺1～1.5寸。

33. 中髎

【定位】 第3骶后孔中,次髎穴下内方,约当中膂俞与后正中线之间。

【解剖】 在臀大肌起始部;当骶外侧动静脉后支处;为第3骶神经后支通过处。

【主治】 ①便秘,腹泻;②小便不利;③月经不调,带下;④腰骶痛。

【操作】 直刺1～1.5寸。

【临床经验】 月经不调,配肾俞、关元、三阴交。

34. 下髎

【定位】 第4骶后孔中,中髎穴下内方,约当白环俞与后正中线之间。

【解剖】 在臀大肌起始部;有臀下动静脉分支;当第4骶神经后支通过处。

【主治】 ①腹痛,便秘;②小便不利;③带下;④腰骶痛。

【操作】 直刺1～1.5寸。

【临床经验】 ①痔疮便血,配长强、承山;②痛经,配肾俞、膀胱俞、中极、三阴交。

35. 会阳

【定位】 尾骨端旁开0.5寸。

【解剖】 有臀大肌；有臀下动静脉分支；布有尾骨神经，深部有阴部神经干。

【主治】 ①痔疾，腹泻；②阳痿；③带下。

【操作】 直刺1～1.5寸。

【临床经验】 阴部瘙痒，配蠡沟。

36. 承扶

【定位】 臀横纹的中点。

【解剖】 在臀大肌下缘；有坐骨神经伴行的动静脉；布有股后皮神经，深层为坐骨神经。

【主治】 ①腰、骶、臀、股部疼痛；②痔疾。

【操作】 直刺1～2寸。

【临床经验】 ①下肢风湿疼痛，配阳陵泉；②下肢寒湿疼痛，配足三里。

37. 殷门

【定位】 承扶穴与委中穴的连线上，承扶穴下6寸。

【解剖】 在半腱肌与股二头肌之间，深层为大收肌；外侧为股深动静脉第3穿支；布有股后皮神经，深层正当坐骨神经。

【主治】 腰痛，下肢痿痹。

【操作】 直刺1～2寸。

【临床经验】 腰脊强痛不可俯仰，配肾俞、委阳。

38. 浮郄

【定位】 在腘横纹外侧端，委阳穴上1寸，股二头肌腱的内侧。

【解剖】 在股二头肌腱的内侧；有膝上外侧动静脉；布有股后皮神经，正当腓总神经处。

【主治】 ①股腘部疼痛、麻木；②便秘。

【操作】 直刺1～2寸。

【临床经验】 小腿挛急，配承山。

39. 委阳（三焦下合穴）

【定位】 腘横纹外侧端，当股二头肌腱的内侧。

【解剖】 在股二头肌腱内侧；有膝上外侧动静脉；布有股后皮神经，正当腓总神经处。

【主治】 ①腹满，小便不利；②腰脊强痛，腿足挛痛。

【操作】 直刺1～1.5寸。

【临床经验】 ①湿热下淋，独取委阳可获显效；②腓肠肌痉挛，配承山；③腰痛不可仰，配殷门。

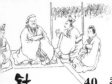

40. 委中（足太阳膀胱经合穴、膀胱下合穴）

【定位】 腘横纹中点，当股二头肌肌腱与半腱肌肌腱的中间。

【解剖】 在腘窝正中，有腘筋膜；皮下有股腘静脉，深层内侧为腘静脉，最深层为腘动脉；有股后皮神经，正当胫神经处。

【主治】 ①腰背痛、下肢痿痹等腰及下肢病证；②腹痛、急性吐泻；③小便不利、遗尿；④丹毒。

【操作】 直刺1～1.5寸，或用三棱针点刺腘静脉出血。针刺不宜过快、过强、过深，以免损伤血管和神经。

【临床经验】 ①急性肠炎，独取委中点刺放血可收速效；②项部疖肿，独取委中点刺放血可收显效；③股膝内侧疼痛，配足三里、阴陵泉；④腰痛，配肾俞。

41. 附分

【定位】 第2胸椎棘突下，旁开3寸。

【解剖】 在肩胛冈内端边缘，有斜方肌、菱形肌，深层为髂肋肌；有颈横动脉降支，当第2肋间动、静脉后支；布有第2胸神经后支。

【主治】 颈项强痛、肩背拘急、肘臂麻木等痹证。

【操作】 斜刺0.5～0.8寸。

【临床经验】 ①肘臂桡侧麻木，配肩髃、曲池；②肘臂尺侧麻木，配肩井、肩髎。

42. 魄户

【定位】 第3胸椎棘突下，旁开3寸。

【解剖】 在肩胛骨脊柱缘，有斜方肌、菱形肌，深层为髂肋肌；有第3肋间动、静脉背侧支，颈横动脉降支；布有第2、3胸神经后支。

【主治】 ①咳嗽、气喘、肺痨等肺疾；②项强，肩背痛。

【操作】 斜刺0.5～0.8寸。

【临床经验】 肺痨，配膏肓。

43. 膏肓

【定位】 第4胸椎棘突下，督脉旁开3寸，于肩胛骨脊柱缘取穴。

【解剖】 在肩胛冈内端，有斜方肌、菱形肌，深层为髂肋肌；有第4肋间动脉背侧支及颈横动脉降支；布有第3、4胸神经后支外侧支，深层为肩胛背神经，最深层为第4肋间神经干。

【主治】 肺痨，咳嗽，气喘，咳血，盗汗，健忘，遗精，完谷不化。

【操作】 斜刺0.5～0.8寸。可灸。

44. 神堂

【定位】 第5胸椎棘突下、旁开3寸。

【解剖】 在肩胛骨脊柱缘，有斜方肌、菱形肌，深层为髂肋肌；有第5肋间动、静脉背侧支及颈横动脉降支；布有第4、5胸神经后支。

【主治】 ①咳嗽、气喘、胸闷等肺胸病证；②脊背强痛。

【操作】 斜刺0.5～0.8寸。

【临床经验】 肺原性心脏病胸痛，配心俞、内关。

45. 譩譆

【定位】 第6胸椎棘突下、旁开3寸。

【解剖】 在斜方肌外缘，有髂肋肌；布有第6肋间动、静脉背侧支；布有第5、6胸神经后支。

【主治】 ①咳嗽，气喘；②肩背痛；③疟疾，热病。

【操作】 斜刺0.5～0.8寸。

【临床经验】 发热汗不出，配魄户、库房、屋翳。

46. 膈关

【定位】 第7胸椎棘突下，旁开3寸。

【解剖】 有背阔肌、髂肋肌；有第7肋间动、静脉背侧支；布有第6、7胸神经后支。

【主治】 ①胸闷、嗳气、呕吐等气上逆之病证；②脊背强痛。

【操作】 斜刺0.5～0.8寸。

【临床经验】 ①吐血，配膈俞、内关；②膈肌痉挛，配鸠尾。

47. 魂门

【定位】 第9胸椎棘突下，旁开3寸。

【解剖】 有背阔肌、髂肋肌；有第9肋间动静脉背侧支；布有第8、9胸神经后支。

【主治】 ①胸胁痛，背痛；②呕吐，腹泻。

【操作】 斜刺0.5～0.8寸。

【临床经验】 胁肋痛，配支沟、阳陵泉。

48. 阳纲

【定位】 第10胸椎棘突下，旁开3寸。

【解剖】 有背阔肌、髂肋肌；有第10肋间动静脉背侧支；布有第9、10胸神经后支。

【主治】 ①肠鸣、腹痛、腹泻等胃肠病证；②黄疸；③消渴。

【操作】 斜刺 0.5～0.8 寸。

【临床经验】 胆囊炎,配阳陵泉可获显效。

49. 意舍

【定位】 第 11 胸椎棘突下,旁开 3 寸。

【解剖】 有背阔肌、髂肋肌;有第 11 肋间动静脉背侧支;布有第 10、11 胸神经后支。

【主治】 腹胀、肠鸣、呕吐、腹泻等胃肠病证。

【操作】 斜刺 0.5～0.8 寸。

【临床经验】 脾虚水肿,配胃仓、足三里、阴陵泉。

50. 胃仓

【定位】 第 12 胸椎棘突下,旁开 3 寸。

【解剖】 有背阔肌、髂肋肌;有肋下动静脉背侧支;布有第 12 胸神经和第 1 腰神经后支。

【主治】 ①胃脘痛、腹胀、小儿食积等脾胃病证;②水肿;③脊背痛。

【操作】 斜刺 0.5～0.8 寸。

【临床经验】 小儿食积,配脾俞、肓门、中脘、四缝。

51. 肓门

【定位】 第 1 腰椎棘突下,旁开 3 寸。

【解剖】 有背阔肌、髂肋肌;有第 1 腰动、静脉背侧支;布有第 1、2 腰神经后支。

【主治】 ①腹痛、痞块、便秘等腹部疾患;②乳房疾病。

【操作】 斜刺 0.5～0.8 寸。

【临床经验】 胃脘痛,配脾俞、胃俞、足三里。

52. 志室

【定位】 第 2 腰椎棘突下,旁开 3 寸。

【解剖】 有背阔肌、髂肋肌;有第 2 腰动静脉背侧支;布有第 1、2 腰神经后支。

【主治】 ①遗精、阳痿等肾虚病证;②小便不利,水肿;③腰脊强痛。

【操作】 斜刺 0.5～0.8 寸。

【临床经验】 ①梦遗,配膏肓、肾俞、白环俞;②风湿腰痛,配肾俞、委中。

53. 胞肓

【定位】 平第 2 骶后孔,骶正中嵴旁开 3 寸。

【解剖】 有臀大肌、臀中肌、臀小肌;正当臀上动静脉处;布有臀上皮神经,深层为臀上神经。

【主治】 ①肠鸣、腹胀、便秘等胃肠病证;②癃闭;③腰脊强痛。

【操作】 斜刺0.5～0.8寸。

【临床经验】 癃闭,配中极。

54. 秩边

【定位】 平第4骶后孔,骶正中嵴旁开3寸。

【解剖】 有臀大肌,在梨状肌下缘;正当臀下动静脉;布有臀下神经及股后皮神经,外侧为坐骨神经。

【主治】 ①腰骶痛、下肢痿痹等腰及下肢疾病;②小便不利;③便秘,痔疾;④阴痛。

【操作】 直刺1.5～2寸。

【临床经验】 ①下肢痿痹,配肾俞、志室、环跳;②坐骨神经痛,配阳陵泉、昆仑。

55. 合阳

【定位】 委中穴直下2寸。

【解剖】 在腓肠肌二头之间;有小隐静脉,深层为腘动静脉;布有腓肠内侧皮神经,深层为胫神经。

【主治】 ①腰脊强痛,下肢痿痹;②疝气

【操作】 直刺1～2寸。

【临床经验】 腓肠肌痉挛,配承山。

56. 承筋

【定位】 合阳穴与承山穴连线的中点,腓肠肌肌腹中央。

【解剖】 在腓肠肌两肌腹之间;有小隐静脉。深层为腘后动静脉;布有腓肠内侧皮神经,深层为胫神经。

【主治】 ①腰腿拘急、疼痛;②痔疾。

【操作】 直刺1～1.5寸。

【临床经验】 风寒凝滞腓肠肌疼痛,配筑宾、昆仑。

57. 承山

【定位】 腓肠肌两肌腹之间凹陷的顶端处,约在委中穴与昆仑穴连线中点。

【解剖】 在腓肠肌两肌腹交界下端;有小隐静脉,深层为胫后动静脉;布有腓肠内侧皮神经,深层为胫神经。

【主治】 ①腰腿拘急、疼痛;②痔疾,便秘。

【操作】 直刺1～2寸。不宜做过强的刺激,以免引起腓肠肌痉挛。

【临床经验】 ①足跟痛,配昆仑;②腿转筋,配照海;③痔疾,配长强。

58. 飞扬（足太阳膀胱经络穴）

【定位】 昆仑穴直上 7 寸,承山穴外下方 1 寸处。

【解剖】 有腓肠肌及比目鱼肌;布有腓肠外侧皮神经。

【主治】 ①头痛,目眩;②腰腿疼痛;③痔疾。

【操作】 直刺 1～1.5 寸。

【临床经验】 ①泌尿系感染,配复溜可获显效;②湿热目眩头痛,配阳谷。

59. 跗阳（阳跷脉之郄穴）

【定位】 昆仑穴直上 3 寸。

【解剖】 在腓骨的后部,跟腱外前缘,深层为拇长屈肌;有小隐静脉,深层为腓动脉末支;布有腓肠神经。

【主治】 ①腰骶痛、下肢痿痹、外踝肿痛等腰、下肢痹证;②头痛。

【操作】 直刺 0.8～1.2 寸。

【临床经验】 足内翻,独取跗阳可获显效。

60. 昆仑（足太阳膀胱经经穴）

【定位】 外踝尖与跟腱之间的凹陷处。

【解剖】 有腓骨短肌;有小隐静脉及外踝后动静脉;布有腓肠神经。

【主治】 ①后头痛、项强、腰骶疼痛、足踝肿痛等痛证;②癫痫;③滞产。

【操作】 直刺 0.5～0.8 寸。孕妇禁用,经期慎用。

【临床经验】 ①腰椎骨质增生而腰脊痛不能前俯,配复溜可收显效;②肾虚受风腰背痛,配肾俞、关元。

61. 仆参

【定位】 昆仑穴直下,跟骨外侧,赤白肉际处。

【解剖】 有腓动静脉的跟骨外侧支;布有腓肠神经跟骨外侧支。

【主治】 ①下肢痿痹,足跟痛;②癫痫。

【操作】 直刺 0.3～0.5 寸。

【临床经验】 足跟肿痛,配承山、昆仑、太溪。

62. 申脉

【定位】 外踝直下方凹陷中。

【解剖】 在腓骨长短肌腱上缘;有外踝动脉网及小隐静脉;布有腓肠神经的足背外侧皮神经分支。

【主治】 ①头痛,眩晕;②癫狂痫证、失眠等神志疾患;③腰腿酸痛。

【操作】 直刺 0.3～0.5 寸。

【临床经验】 本穴为治疗昼发癫痫的主穴。

63. 金门（郄穴）

【定位】 申脉穴前下方,骰骨外侧凹陷中。

【解剖】 在腓骨长肌腱和小趾外展肌之间;有足底外侧动静脉;布有足背外侧皮神经,深层为足底外侧神经。

【主治】 ①头痛、腰痛、下肢痿痹、外踝痛等痛证、痹证;②癫痫;③小儿惊风。

【操作】 直刺 0.3～0.5 寸。

【临床经验】 ①落枕头不能仰,独取金门可获显效;②高热实证,配天柱,大杼;③高热虚证,配长强。

64. 京骨（足太阳膀胱经原穴）

【定位】 第 5 跖骨粗隆下方,赤白肉际处。

【解剖】 在小趾外展肌下方;有足底外侧动静脉;布有足背外侧皮神经,深层为足底外侧神经。

【主治】 ①头痛,项强;②腰腿痛;③癫痫

【操作】 直刺 0.3～0.5 寸。

【临床经验】 外感头痛项强,配风池、后溪。

65. 束骨（足太阳膀胱经输穴）

【定位】 第 5 跖骨小头的后缘,赤白肉际处。

【解剖】 在小趾外展肌下方;有第 4 趾跖侧总动静脉;有第 4 趾跖侧神经及足背外侧皮神经分布。

【主治】 ①头痛、项强、目眩等头部疾患;②腰腿痛;③癫狂。

【操作】 直刺 0.3～0.5 寸。

【临床经验】 项强恶风,配天柱。

66. 足通谷（足太阳膀胱经荥穴）

【定位】 第 5 跖趾关节的前方,赤白肉际处。

【解剖】 有趾跖侧动静脉;布有趾跖侧固有神经及足背外侧皮神经。

【主治】 ①头痛,项强;②鼻衄;③癫狂。

【操作】 直刺 0.2～0.3 寸。

【临床经验】 高血压(阴虚阳亢型),独取足通谷可获显效。

67. 至阴（足太阳膀胱经井穴）

【定位】 足小趾外侧趾甲根角旁 0.1 寸。

【解剖】 有趾背动脉及趾跖侧固有动脉形成的动脉网;布有趾跖侧固有神经及足背外侧皮神经。

【主治】 ①胎位不正,滞产;②头痛、目痛;③鼻塞、鼻衄。

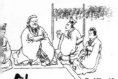

【操作】 浅刺0.1寸。胎位不正用灸法。

【临床经验】 ①胎位不正,独取至阴穴,用艾条灸,每日15～20分钟,可获显效;②三叉神经第一支疼痛,配太阳有效。

(八)足少阴肾经

1. 涌泉（足少阴肾经井穴）

【定位】 足趾跖屈时,约当足底(去趾)前1/3凹陷处。

【解剖】 有趾短屈肌腱、趾长屈肌腱、第2蚓状肌,深层为骨间肌;有来自胫前动脉的足底弓;布有足底内侧神经分支。

【主治】 ①昏厥、中暑、小儿惊风、癫狂痫等急症及神志病患;②头痛,头晕,目眩,失眠;③咯血、咽喉肿痛、喉痹等肺系病证;④大便难,小便不利;⑤奔豚气;⑥足心热。

【操作】 直刺0.5～0.8寸。临床常用灸法或药物贴敷。

【临床经验】 ①头顶疼痛,配百会、风府、印堂、四神聪;②肾虚咳喘,配关元、肾俞;③慢性咽炎,配合谷;④小儿惊风,配水沟、合谷、十宣。

2. 然谷（足少阴肾经荥穴）

【定位】 内踝前下方,足舟骨粗隆下缘凹陷中。

【解剖】 有足大趾外展肌,有跖内侧动脉及跗内侧动脉分支;布有小腿内侧皮神经末支及足底内侧神经。

【主治】 ①月经不调、阴挺、阴痒、白浊等妇科病症;②遗精、阳痿、小便小利等泌尿生殖系疾患;③咯血、咽喉肿痛;④消渴;⑤腹泻;⑥小儿脐风,口噤。

【操作】 直刺0.5～0.8寸。

【临床经验】 ①慢性咽炎,独取然谷可获显效;②小儿脐风,配水沟、合谷、脐轮(灯火灸脐窝周围)。

3. 太溪

【定位】 内踝高点与跟腱后缘连线的中点凹陷处。

【解剖】 有胫后动、静脉;布有小腿内侧皮神经,当胫神经经过处。

【主治】 ①头痛、目眩、失眠、健忘、遗精、阳痿等肾虚证;②咽喉肿痛、齿痛、耳鸣、耳聋等阴虚性五官病证;③咳嗽、气喘、咯血、胸痛等肺部疾患;④消渴,小便频数,便秘;⑤月经不调,腰脊痛,下肢厥冷。

【操作】 直刺0.5～0.8寸。

【临床经验】 ①肾虚头晕目眩,独取太溪可获显效;②咽喉干痛、咯血,配列缺;③泌尿系感染,配膀胱俞、中极、水道;④全身浮肿,配水分、气海、水道。

4. 大钟（络穴）

【定位】 太溪穴下 0.5 寸稍后，当跟腱内缘处。

【解剖】 有胫后动脉跟内侧支；布有小腿内侧皮神经及胫神经的跟骨内侧神经。

【主治】 ①痴呆；②癃闭，遗尿，便秘；③月经不调；④咯血，气喘；⑤腰脊强痛，足跟痛。

【操作】 直刺 0.3～0.5 寸。

【临床经验】 ①咳喘唾血，配然谷、心俞；②大便秘结，配石关。

5. 水泉（足少阴肾经郄穴）

【定位】 太溪穴直下 1 寸，当跟骨结节内侧上缘。

【解剖】 有胫后动脉跟内侧支；布有小腿内侧皮神经及胫神经的跟骨内侧神经。

【主治】 ①月经不调、痛经、经闭、阴挺等妇科病证；②小便不利。

【操作】 直刺 0.3～0.5 寸。

【临床经验】 经闭，配归来、关元、三阴交。

6. 照海（八脉交会穴（通于阴跷脉））

【定位】 内踝高点正上缘凹陷处。

【解剖】 在足大趾外展肌的止点处；后方有胫后动静脉；布有小腿内侧皮神经，深部为胫神经本干。

【主治】 ①失眠、癫痫等精神、神志疾患；②咽喉干痛、目赤肿痛等五官热性疾患；③月经不调、带下、阴挺等妇科病证；④小便频数，癃闭。

【操作】 直刺 0.5～0.8 寸。

【临床经验】 ①大便秘涩，配太白、章门；②咽喉肿痛，配合谷；③本穴为治疗夜发癫痫的主穴。

7. 复溜（足少阴肾经经穴）

【定位】 太溪穴上 2 寸，当跟腱的前缘。

【解剖】 在比目鱼肌下端移行于跟腱处的内侧；前方有胫后动静脉；布有腓肠内侧皮神经、小腿内侧皮神经，深层为胫神经。

【主治】 ①水肿，汗证（无汗或多汗）等津液输布失调病患；②腹胀、腹泻等胃肠疾患；③腰脊强痛，下肢痿痹。

【操作】 直刺 0.5～1 寸。

【临床经验】 ①汗出不止，先泻合谷、后补复溜；②热病无汗，先补合谷、后泻复溜；③无脉症，配合谷、中极；④腹水，配水分、水道、中极。

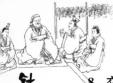

8. 交信（阳跷脉之郄穴）

【定位】 太溪穴上2寸，胫骨内侧面后缘，约当复溜穴前0.5寸。

【解剖】 在趾长屈肌中；深层为胫后动静脉；布有小腿内侧皮神经，后方为胫神经本干。

【主治】 ①月经不调、崩漏、阴挺、阴痒等妇科病证；②疝气；③五淋；④腹泻、便秘、痢疾等胃肠病证。

【操作】 直刺0.8～1.2寸。

【临床经验】 子宫脱垂，配中脘、归来、关元。

9. 筑宾（阴维脉之郄穴）

【定位】 太溪穴与阴谷穴的连线上，太溪穴直上5寸，约当腓肠肌内侧肌腹下缘处。

【解剖】 在腓肠肌和趾长屈肌之间；深部有胫后动静脉；布有腓肠内侧皮神经和小腿内侧皮神经，深部为胫神经本干。

【主治】 ①癫狂；②疝气；③呕吐涎沫，吐舌；④小腿内侧痛。

【操作】 直刺1～1.5寸。

【临床经验】 膀胱炎，配肾俞、膀胱俞、中极。

10. 阴谷（足少阴肾经合穴）

【定位】 屈膝、腘窝内侧，当半腱肌腱与半膜肌腱之间。

【解剖】 在半腱肌腱和半膜肌腱之间；有膝上内侧动静脉；布有股内侧皮神经。

【主治】 ①癫狂；②阳痿、小便不利、月经不调、崩漏等泌尿生殖系疾患；③膝股内侧疼痛。

【操作】 直刺1～1.5寸。

【临床经验】 ①小便不通，配阴陵泉；②小便短赤涩痛，配水道、中极、复溜。

11. 横骨

【定位】 脐下5寸，耻骨联合上际，前正中线旁开0.5寸。

【解剖】 有腹内、外斜肌腱膜，腹横肌腱膜和腹直肌；有腹壁下动静脉及阴部外动脉；布有髂腹下神经分支。

【主治】 ①少腹胀痛；②小便小利、遗尿、遗精、阳痿等泌尿生殖疾患；③疝气。

【操作】 直刺1～1.5寸。

【临床经验】 小儿遗尿，配中极、三阴交。

12. 大赫

【定位】 脐下4寸，前正中线旁开0.5寸。

【解剖】 有腹内、外斜肌腱膜,腹横肌腱膜和腹直肌;有腹壁下动静脉肌支;布有第12肋间神经及髂腹下神经。

【主治】 ①遗精、阳痿等男科病证;②阴挺、带下等妇科疾患。

【操作】 直刺1～1.5寸。

【临床经验】 虚劳失精,配中封(灸)。

13. 气穴

【定位】 脐下3寸,前正中线旁开0.5寸。

【解剖】 在腹内、外斜肌腱膜,腹横肌腱膜和腹直肌中;有腹壁下动静脉肌支;布有第12肋间神经及髂腹下神经。

【主治】 ①奔豚气;②月经不调,带下;③小便小利;④腹泻。

【操作】 直刺1～1.5寸。

【临床经验】 经闭,配中脘、天枢、关元、三阴交、合谷。

14. 四满

【定位】 脐下2寸,前正中线旁开0.5寸。

【解剖】 有腹内、外斜肌腱膜,腹横肌腱膜和腹直肌;有腹壁下动静脉肌支;布有第11肋间神经。

【主治】 ①月经不调、崩漏、带下、产后恶露不净等妇产科病证;②遗精、遗尿;③小腹痛,脐下积、聚、疝等腹部疾患;④便秘、水肿。

【操作】 直刺1～1.5寸。利水多用灸法。

【临床经验】 子宫功能性出血,配隐白。

15. 中注

【定位】 脐下1寸,前正中线旁开0.5寸。

【解剖】 肌肉、血管同大赫;布有第10肋间神经。

【主治】 ①月经不调;②腹痛、便秘、腹泻等胃肠疾患。

【操作】 直刺1～1.5寸。

【临床经验】 月经衍期,配关元俞、上髎、关元、三阴交。

16. 肓俞

【定位】 脐旁0.5寸。

【解剖】 肌肉、血管同大赫;布有第10肋间神经。

【主治】 ①腹痛、腹胀、腹泻、便秘等胃肠病证;②月经不调;③疝气。

【操作】 直刺1～1.5寸。

【临床经验】 呕逆,配内关;疝气痛,配横骨、大敦。

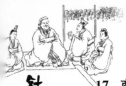

17. 商曲

【定位】 脐上2寸,前正中线旁开0.5寸。

【解剖】 在腹直肌内缘;有腹壁上动静脉分支;布有第9肋间神经。

【主治】 ①胃痛、腹痛、腹胀、腹泻、便秘等胃肠病证;②腹中积聚。

【操作】 直刺1～1.5寸。

【临床经验】 便秘,配丰隆。

18. 石关

【定位】 脐上3寸,建里穴旁开0.5寸。

【解剖】 在腹直肌内缘;有腹壁上动静脉分支;布有第九肋间神经。

【主治】 腹痛,胃痛,呕吐,便秘,不孕。

【操作】 直刺0.5～0.8寸。可灸。

19. 阴都

【定位】 脐上4寸,前正中线旁开0.5寸。

【解剖】 在腹直肌内缘,有腹壁上动静脉分支;布有第8肋间神经。

【主治】 胃痛、腹胀、便秘等胃肠病证。

【操作】 直刺1～1.5寸。

【临床经验】 心中烦满,配巨阙(灸)。

20. 腹通谷

【定位】 脐上5寸,前正中线旁开0.5寸。

【解剖】 在腹直肌内缘,有腹壁上动静脉分支;布有第8肋间神经。

【主治】 ①腹痛、腹胀、胃痛、呕吐等胃肠病证;②心痛、心悸、胸痛等心胸疾患。

【操作】 直刺0.5～1寸。

【临床经验】 消化不良呕吐,配内关、中脘。

21. 幽门

【定位】 脐上6寸,前正中线旁开0.5寸。

【解剖】 在腹直肌内缘,有腹壁上动静脉分支;布有第7肋间神经。

【主治】 善哕、呕吐、腹痛、腹胀、腹泻等胃肠病证。

【操作】 直刺0.5～1寸。不可向上深刺,以免伤及内脏。

【临床经验】 哕逆心烦,配玉堂。

22. 步廊

【定位】 第5肋间隙,前正中线旁开2寸。

【解剖】 在胸大肌起始部,有肋间外韧带及肋间内肌;有第5肋间动静脉;布有第 5 肋间神经前皮支,深部为第 5 肋间神经。

【主治】 ①胸痛、咳嗽、气喘等胸肺疾患;②乳痈。

【操作】 斜刺或平刺 0.5～0.8 寸,不可深刺,以免伤及心、肺。

【临床经验】 胸满胁痛,配膈俞、三阳络透刺郄门。

23. 神封

【定位】 第 4 肋间隙,前正中线旁开 2 寸。

【解剖】 在胸大肌中,有肋间外韧带及肋间内肌;有第 4 肋间动静脉;布有第 4 肋间神经前皮支,深部为第 4 肋间神经。

【主治】 ①胸胁支满、咳嗽、气喘等胸肺疾患;②乳痈;③呕吐,不嗜食。

【操作】 斜刺或平刺 0.5～0.8 寸,不可深刺,以免伤及心、肺。

【临床经验】 肋间神经痛,配支沟。

24. 灵墟

【定位】 第 3 肋间隙,前正中线旁开 2 寸。

【解剖】 在胸大肌中,有肋间外韧带及肋间内肌;有第 3 肋间动静脉;布有第 3 肋间神经前皮支,深部为第 3 肋间神经。

【主治】 ①胸胁支满、咳嗽、气喘等胸肺疾患;②乳痈;③呕吐。

【操作】 斜刺或平刺 0.5～0.8 寸,不可深刺,以免伤及心、肺。

【临床经验】 胸满咳嗽,配膻中。

25. 神藏

【定位】 第 2 肋间隙,前正中线旁开 2 寸。

【解剖】 在胸大肌中,有肋间外韧带及肋间内肌;有第 2 肋间动静脉;布有第 2 肋间神经前皮支,深部为第 2 肋间神经。

【主治】 ①胸胁支满、咳嗽、气喘等胸肺疾患;②呕吐,不嗜食。

【操作】 斜刺或平刺 0.5～0.8 寸,不可深刺,以免伤及心、肺。

【临床经验】 胸满呕吐,配灵墟。

26. 彧中

【定位】 第 1 肋间隙,前正中线旁开 2 寸。

【解剖】 在胸大肌中,有肋间外韧带及肋间内肌;有第 1 肋间动,静脉;布有第 1 肋间神经前皮支,深部为第 1 肋间神经,皮下有锁骨上神经前支。

【主治】 ①胸胁支满、咳嗽、气喘、痰壅等肺系疾患。

【操作】 斜刺或平刺 0.5～0.8 寸,不可深刺,以免伤及心、肺。

【临床经验】 咳逆上气,配石门。

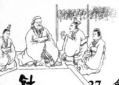

27. 俞府

【定位】 锁骨下缘,前正中线旁开2寸。

【解剖】 在胸大肌中,有胸内动静脉的前穿支;布有锁骨上神经前支。

【主治】 咳嗽、气喘、胸痛等胸肺疾患。

【操作】 斜刺或平刺0.5~0.8寸,不可深刺,以免伤及心、肺。

【临床经验】 咳逆久喘,配风门、肺俞、膏肓俞、膻中。

(九)手厥阴心包经

1. 天池

【定位】 乳头外侧1寸,当第4肋间隙中。

【解剖】 在胸大肌外下部,胸小肌下部起端,深部为第4肋间内、外肌;有胸腹壁静脉,胸外侧动静脉分支;布有胸前神经肌支及第4肋间神经。

【主治】 ①咳嗽、痰多、胸闷、气喘、胸痛等肺心病证;②乳痈;③瘰疬。

【操作】 斜刺或平刺0.3~0.5寸,不可深刺,以免伤及心、肺。

【临床经验】 胸心疼痛,配内关。

2. 天泉

【定位】 腋前纹头下2寸,肱二头肌长、短肌头之间。

【解剖】 在肱二头肌长、短肌头之间;有肱动静脉肌支;布有臂内侧皮神经及肌皮神经。

【主治】 ①心痛、咳嗽、胸胁胀满等心肺病证;②胸背及上臂内侧痛。

【操作】 直刺1~1.5寸。

【临床经验】 上臂内侧疼痛,独取天泉可获显效。

3. 曲泽(手厥阴心包经合穴)

【定位】 肘微屈,肘横纹中,肱二头肌腱尺侧缘。

【解剖】 在肱二头肌腱的尺侧;当肱动静脉处;布有正中神经的主干。

【主治】 ①心痛、心悸、善惊等心系病证;②胃痛、呕血、呕吐等热性胃疾;③暑热病;④肘臂挛痛。

【操作】 直刺1~1.5寸;或点刺出血。

【临床经验】 ①食物中毒,独取曲泽点刺放血有效;②心肌梗塞引起的消化系统症状,配内关、大陵可以缓解。

4. 郄门 (手厥阴心包经郄穴)

【定位】 腕横纹上5寸,掌长肌腱与桡侧腕屈肌健之间。

【解剖】 在桡侧腕屈肌腱与掌长肌腱之间,有指浅屈肌,深部为指深屈肌;有前臂正中动静脉,深部为前臂掌侧骨间动静脉;布有前臂内侧皮神经,其下为正中神经,深层有前臂掌侧骨间神经。

【主治】 ①急性心痛、心悸、心烦、胸痛等心疾;②咯血、呕血、衄血等热性出血证;③疔疮;癫痫。

【操作】 直刺0.5~1寸。

【临床经验】 失眠心烦,配神门。

5. 间使(手厥阴心包经经穴)

【定位】 腕横纹上3寸,掌长肌腱与桡侧腕屈肌腱之间。

【解剖】 在桡侧腕屈肌腱与掌长肌腱之间,有指浅屈肌,深部为指深屈肌;有前臂正中动静脉,深部为前臂掌侧骨间动静脉;布有前臂内侧皮神经,其下为正中神经,深层有前臂掌侧骨间神经。

【主治】 ①心痛、心悸等心疾;②胃痛,呕吐等热性胃病;③热病,疟疾;④癫狂痫。

【操作】 直刺0.5~1寸。

【临床经验】 ①疟疾,配陶道;②热盛癫狂,配支沟;③欲言声不出,配天窗、水沟。

6. 内关(络穴;八脉交会穴(通于阴维脉))

【定位】 腕横纹上2寸,掌长肌腱与桡侧腕屈肌腱之间

【解剖】 在桡侧腕屈肌腱与掌长肌腱之间,有指浅屈肌,深部为指深屈肌;有前臂正中动静脉,深部为前臂掌侧骨间动静脉;布有前臂内侧皮神经,其下为正中神经,深层有前臂掌侧骨间神经。

【主治】 ①心痛、胸闷、心动过速或过缓等心疾;②胃痛、呕吐、呃逆等胃腑病证;③中风;④失眠、郁证、癫狂痫等神志病证;⑤眩晕症,如晕车、晕船、耳源性眩晕;⑥肘臂挛痛。

【操作】 直刺0.5~1寸。

【临床经验】 ①高血压出现的胸闷、烦躁、呕吐,独取内关有效;②心律不齐,配神门;③气逆胃病,配公孙;④食欲不振,配足三里。

7. 大陵(手厥阴心包经输穴、原穴)

【定位】 腕横纹中央,掌长肌腱与桡侧腕屈肌腱之间。

【解剖】 掌长肌腱与桡侧腕屈肌腱之间,有拇长屈肌和指深屈肌腱;有腕掌侧动静脉网;布有前臂内侧皮神经、正中神经掌皮支,深层为正中神经本干。

【主治】 ①心痛、心悸、胸胁满痛;②胃痛、呕吐、口臭等胃腑病证;③喜笑悲恐、癫狂痫等神志疾患;④臂、手挛痛。

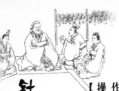

【操作】　直刺 0.3～0.5 寸。

【临床经验】　①足跟骨刺疼痛,独取大陵可收速效;②癔病,配水沟;③鹅口疮,配偏历。

8. 劳宫（手厥阴心包经荥穴）

【定位】　掌心横纹中,第 2、3 掌骨中间。简便取穴法:握拳,中指尖下是穴。

【解剖】　在第 2、3 掌骨间,下为掌腱膜,第 2 蚓状肌及指浅、深屈肌腱,深层为拇指内收肌横头的起点,有骨间肌;有指掌侧总动脉;布有正中神经的第 2 指掌侧总神经。

【主治】　①中风昏迷、中暑等急症;②心痛、烦闷、癫狂痫等神志疾患;③口疮、口臭;④鹅掌风。

【操作】直刺 0.3～0.5 寸。

【临床经验】　①口臭、鹅口疮,独取劳宫可获显效;②精神病,配大陵;③癔病,配水池;④急性胃炎呕吐口渴,配大陵、内关。

9. 中冲（井穴）

【定位】　中指尖端的中央。

【解剖】　有指掌侧固有动静脉所形成的动静脉网;为正中神经的指掌侧固有神经分布处。

【主治】　中风昏迷、舌强不语、中暑、昏厥、小儿惊风等急症。

【操作】　浅刺 0.1 寸;或点刺出血。

【临床经验】　①中风先兆,配合谷、风府;②中暑昏迷,配水沟。

（十）手少阳三焦经

1. 关冲（手少阳三焦经井穴）

【定位】　无名指尺侧指甲根角旁 0.1 寸。

【解剖】　有指掌侧固有动静脉所形成的动静脉网;布有尺神经的指掌侧固有神经。

【主治】　①头痛、目赤、耳鸣、耳聋、喉痹、舌强等头面五官病证;②热病、中暑。

【操作】　浅刺 0.1 寸;或点刺出血。

【临床经验】　外感引起的舌炎,独取关冲可获显效。

2. 液门（手少阳三焦经荥穴）

【定位】　第 4、5 掌指关节之间的前缘凹陷中。

【解剖】　有来自尺动脉的指背动脉;布有来自尺神经的手背支。

【主治】　①头痛、目赤、耳鸣、耳聋、喉痹等头面五官热性病证;②疟疾;③手臂痛。

【操作】　直刺 0.3～0.5 寸。

【临床经验】　①手背关节红肿,独取液门可获显效;②神经衰弱引起的失眠,配神门可获显效。

3. 中渚（手少阳三焦经输穴）

【定位】　手背,第 4.5 掌骨小头后缘之间凹陷中,当液门穴后 1 寸。

【解剖】　有第 4 骨间肌;皮下有手背静脉网及第 4 掌背动脉;布有来自尺神经的手背支。

【主治】　①头痛、目赤、耳鸣、耳聋、喉痹等头面五官病证;②热病;③肩背手臂酸痛,手指不能屈伸。

【操作】　直刺 0.3～0.5 寸。

【临床经验】　①肘臂红肿疼痛,独取中渚可获显效;②耳鸣、耳聋,配听官。

4. 阳池（手少阳三焦经原穴）

【定位】　腕背横纹中,指总伸肌腱尺侧缘凹陷中。

【解剖】　有皮下手背静脉网,第 4 掌背动脉;布有尺神经手背支及前臂背侧皮神经末支。

【主治】　①目赤肿痛、耳聋、喉痹等五官病证;②消渴,口干;③腕痛,肩臂痛。

【临床经验】　①肠麻痹之便秘,配天枢、丰隆有显效;②消渴,配脾俞、肾俞、照海;③脘腹胀满,配中脘、气海、足三里。

5. 外关（络穴；八脉交会穴）

【定位】　腕背横纹上 2 寸,尺骨与桡骨正中间。

【解剖】　在桡骨与尺骨之间、指总伸肌与拇长伸肌之间;深层有前臂骨间背侧动脉和掌侧动静脉;布有前臂背侧皮神经,深层有前臂骨间背侧神经及掌侧神经。

【主治】　①热病;②头痛、目赤肿痛、耳鸣、耳聋等头面五官病证;③瘰疬;④胁肋痛;⑤上肢痿痹不遂。

【操作】　直刺 0.5～1 寸。

【临床经验】　①三焦热盛耳聋,配听会;②胁肋痛,配内关、阳陵泉。

6. 支沟（手少阳三焦经经穴）

【定位】　腕背横纹上 3 寸,尺骨与桡骨正中间。

【解剖】　在桡骨与尺骨之间,指总伸肌与拇长伸肌之间;深层有前臂骨间背侧动脉和掌侧动静脉;布有前臂背侧皮神经,深层有前臂骨间背侧神经及掌侧神经。

【主治】　①便秘;②耳鸣,耳聋;③暴喑,瘰疬,胁肋疼痛;④热病。

【操作】　直刺 0.5～1 寸。

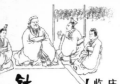

【临床经验】 ①肋间神经痛,独取支沟可获显效;②呕吐,配内关;③习惯性便秘,配阳陵泉、丰隆。

7. 会宗(手少阳三焦经郄穴)

【定位】 腕背横纹上3寸,支沟穴尺侧,当尺骨桡侧缘。

【解剖】 在尺骨桡侧缘,在小指固有伸肌和尺侧腕伸肌之间;深层有前臂骨间背侧动静脉;布有前臂背侧皮神经,深层有前臂骨间背侧神经及骨间掌侧神经。

【主治】 ①耳聋;②痫证;③上肢痹痛。

【操作】 直刺0.5~1寸。

【临床经验】 ①三焦热盛耳聋,配外关;②上肢疼痛,配曲池、四渎、外关、合谷。

8. 三阳络

【定位】 在腕背横纹上4寸,支沟穴上1寸,尺骨与桡骨之间。

【解剖】 在指总伸肌与拇长展肌起端之间;布有前臂间背侧动静脉;布有前臂背侧皮神经,深层有前臂骨间背侧神经。

【主治】 ①耳聋、暴喑、齿痛等五官疾患;②手臂痛。

【操作】 直刺0.5~1寸。

【临床经验】 湿热嗜卧,配大包、阳陵泉。

9. 四渎

【定位】 尺骨鹰嘴下5寸,尺骨与桡骨之间。

【解剖】 在指总伸肌与尺侧腕伸肌之间;深层有前臂骨间背侧动静脉;布有前臂背侧皮神经,深层有前臂骨间背侧神经。

【主治】 ①耳聋、暴喑、齿痛、咽喉肿痛等五官疾患;②手臂痛。

【操作】 直刺0.5~1寸。

【临床经验】 咽喉肿痛、呼吸不利,配液门。

10. 天井(手少阳三焦经合穴)

【定位】 屈肘,尺骨鹰嘴上1寸凹陷中。

【解剖】 在肱骨下端后面鹰嘴窝中,有肱三头肌腱;有肘关节动静脉网;布有前臂背侧皮神经和桡神经肌支。

【主治】 ①耳聋;②癫痫;③瘰疬、瘿瘤;④偏头痛、胁肋痛、颈项肩臂痛等证。

【操作】 直刺0.5~1寸。

【临床经验】 ①瘰疬,配少海;②肘关节炎,配肘髎、曲池、手三里。

11. 清冷渊

【定位】 屈肘,天井穴上1寸。

【解剖】 在肱三头肌下部;有中侧副动静脉末支;布有前臂背侧皮神经和桡神经肌支。

【主治】 头痛、目痛、胁痛、肩臂痛等痛证。

【操作】 直刺 0.8～1.2 寸。

【临床经验】 瘰疬,独取清冷渊有效。

12. 消泺

【定位】 肩髎穴与天井穴连线上,清冷渊穴上 3 寸。

【解剖】 在肱三头肌肌腹之间;有中侧副动静脉末支;布有前臂背侧皮神经和桡神经肌支。

【主治】 头痛、齿痛、项背痛等痛证。

【操作】 直刺 1～1.5 寸。

【临床经验】 瘰疬,独取消泺有效。

13. 臑会

【定位】 肩髎穴与天井连线上,肩髎穴下 3 寸,三角肌后缘。

【解剖】 在肱三头肌长头与外侧头之间;有中侧副动静脉末支;布有前臂背侧皮神经和桡神经肌支,深层为桡神经。

【主治】 ①瘰疬;②瘿瘤;③上肢痹痛。

【操作】 直刺 1～1.5 寸。

【临床经验】 肩关节周围炎,配天宗、肩髎、肩髃。

14. 肩髎

【定位】 肩峰后下方,上臂外展时,当肩髃穴后寸许凹陷中。

【解剖】 肩峰后下方,三角肌中;有旋肱后动脉;布有腋神经的肌支。

【主治】 上肢关节疾病。

【操作】 直刺 1～1.5 寸。

【临床经验】 风湿臂痛,配天宗、阳谷。

15. 天髎

【定位】 肩井穴与曲垣穴连线的中点,当肩胛骨上角凹陷处。

【解剖】 有斜方肌、冈上肌;有颈横动脉降支,深层为肩胛上动脉肌支;布有第1胸神经后支外侧皮支、副神经,深层为肩胛上神经肌支。

【主治】 肩臂痛,颈项强急。

【操作】 直刺 0.5～1 寸。

【临床经验】 肩背痛,配肩井、天髎、风门、膈俞。

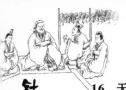

16. 天牖

【定位】 乳突后下方,胸锁乳突肌后缘,平下颌角处。

【解剖】 在胸锁乳突肌止部后缘;有枕动脉肌支,耳后动静脉及颈后浅静脉;布有枕小神经本干,深层为副神经、颈神经。

【主治】 ①头痛、头晕、项强、目不明、暴聋、鼻衄、喉痹等头项、五官病证;②瘰疬;③肩背痛。

【操作】 直刺 0.5～1 寸。

【临床经验】 项强痛不得回顾,配后溪。

17. 翳风

【定位】 乳突前下方与下颌角之间的凹陷中。

【解剖】 有耳后动静脉,颈外浅静脉;布有耳大神经,深层为面神经干从茎乳突穿出处。

【主治】 ①耳鸣、耳聋等耳疾;②口眼歪斜、面风、牙关紧闭、颊肿等面、口病证;③瘰疬。

【操作】 直刺 0.5～1 寸。

【临床经验】 ①面神经麻痹引起的口角歪斜,配颊车;②急性腮腺炎,配颊车、合谷。

18. 瘈脉

【定位】 耳后,当翳风穴与角孙穴沿耳轮连线的下 1/3 与上 2/3 交界处。

【解剖】 在耳后肌上;有耳后动静脉;布有耳大神经耳后支。

【主治】 ①头痛,耳鸣,耳聋;②小儿惊风。

【操作】 直刺 0.3～0.5 寸;或点刺放血。

【临床经验】 小儿热惊风,瘈脉放血,配合谷、印堂、太冲。

19. 颅息

【定位】 耳后,当翳风穴与角孙穴沿耳轮连线的上 1/3 与下 2/3 交界处。

【解剖】 有耳后动静脉;布有耳大神经和枕小神经的吻合支。

【主治】 ①头痛,耳鸣,耳聋;②小儿惊风。

【操作】 平刺 0.3～0.5 寸。

【临床经验】 风火偏头痛,配风池、外关。

20. 耳门

【定位】 耳屏上切迹前,下颌骨髁状突后缘,张口有凹陷处。

【解剖】 有颞浅动静脉耳前支;布有耳颞神经,面神经分支。

【主治】 ①耳鸣、耳聋、聤耳等耳疾;②齿痛、颈颌痛。

【操作】 微张口,直刺 0.5～1 寸。

【临床经验】 急性中耳炎,配翳风、合谷。

21. 耳和髎

【定位】 鬓发后际,平耳廓根前,当颞浅动脉后缘。

【解剖】 有颞肌和颞浅动静脉;布有耳颞神经分支、面神经颞支。

【主治】 ①头痛,耳鸣;②牙关紧闭,口歪。

【操作】 避开动脉,平刺 0.3～0.5 寸。

【临床经验】 三叉神经的第一、二支痛,配液门、神门、内庭有效。

(十一)足少阳胆经

1. 瞳子髎

【定位】 目外眦外侧约 0.5 寸,眶骨外缘凹陷中。

【解剖】 有眼轮匝肌,深层为颞肌;当颧眶动静脉分布处;布有颧面神经和颧颞神经,面神经的额颞支。

【主治】 ①头痛;②目赤肿痛、羞明流泪、内障、目翳等目疾。

【操作】 平刺 0.3～0.5 寸。或三棱针点刺出血。

【临床经验】 ①下颌关节炎口噤不开,独取通里可获显效;②倦怠嗜卧,配大钟;③心绞痛,配内关、膺窗、乳根;④痴呆,配神门。

2. 听会

【定位】 耳屏间切迹前,下颌骨髁状突后缘,张口凹陷处。

【解剖】 有颞浅动脉耳前支,深部为颈外动脉及面后静脉;布有耳大神经,皮下为面神经。

【主治】 ①耳鸣、耳聋、聤耳等耳疾;②齿痛,口眼歪斜。

【操作】 微张口,直刺 0.5～0.8 寸。

【临床经验】 ①气闭耳聋,配阳池;②耳源性眩晕,配听宫、神庭、风池、内关。

3. 上关

【定位】 下关穴直上,颧弓上缘凹陷处。

【解剖】 在颞肌中;有颧眶动静脉;布有面神经的颧眶支及三叉神经小分支。

【主治】 ①耳鸣、耳聋、聤耳等耳疾;②齿痛、面痛、口眼歪斜、口噤等面口病证。

【操作】 直刺 0.3～0.5 寸。

【临床经验】 三叉神经第二支疼痛,配太阳、下关、颧髎、内庭有效。

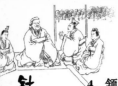

4. 颔厌

【定位】 头维穴与曲鬓穴弧形连线的上 1/4 与下 3/4 交界处。

【解剖】 在颞肌中;有颞浅动静脉额支;布有耳颞神经颞支。

【主治】 ①偏头痛,眩晕;②惊痫;③耳鸣、目外眦痛、齿痛等五官病证。

【操作】 平刺 0.5～0.8 寸。

【临床经验】 眼病引起的偏头痛,配悬颅、悬厘、合谷。

5. 悬颅

【定位】 头维穴与曲鬓弧形连线的中点。

【解剖】 在颞肌中;有颞浅动静脉额支;布有耳颞神经颞支。

【主治】 ①偏头痛;②目赤肿痛;③齿痛。

【操作】 平刺 0.5～0.8 寸。

【临床经验】 风热头面肿痛,配头维、风池、太阳、下关、颊车(诸穴点刺)、合谷。

6. 悬厘

【定位】 头维穴与曲鬓穴弧形连线的下 1/4 与 3/4 交界处。

【解剖】 在颞肌中;有颞浅动静脉额支;布有耳颞神经颞支。

【主治】 ①偏头痛;②目赤肿痛;③耳鸣。

【操作】 平刺 0.5～0.8 寸。

【临床经验】 风热面目红肿,配瞳子髎、攒竹、四白(诸穴点刺)、合谷。

7. 曲鬓

【定位】 耳前鬓发后缘直上,平角孙穴。

【解剖】 在颞肌中;有颞浅动静脉额支;布有耳颞神经颞支。

【主治】 头痛连齿、颊颔肿、口噤等头面病证。

【操作】 平刺 0.5～0.8 寸。

【临床经验】 三叉神经第三支疼痛,配翳风有效。

8. 率谷

【定位】 耳尖直上,入发际 1.5 寸。

【解剖】 在颞肌中;有颞动静脉顶支;布有耳颞神经和枕大神经会合支。

【主治】 ①头痛,眩晕;②小儿急、慢惊风。

【操作】 平刺 0.5～0.8 寸。

【临床经验】 ①风热咽喉肿痛,独取率谷有效;②耳鸣,耳聋,配耳门、听宫、听会、中渚。

9. 天冲

【定位】 耳根后缘直上,入发际 2 寸,率谷后 0.5 寸。

【解剖】 有耳后动静脉;布有耳大神经支。

【主治】 ①头痛;②癫痫;③牙龈肿痛。

【操作】 平刺 0.5～0.8 寸。

【临床经验】 耳鸣眩晕,配风池、百会、神庭、听宫、合谷。

10. 浮白

【定位】 耳根上缘向后入发际横量 1 寸,天冲与完骨弧形连线的上 1/3 与中 1/3 交点处。

【解剖】 有耳后动静脉;布有耳大神经分支。

【主治】 ①头痛、耳鸣、耳聋、齿痛等头面病证;②瘰气。

【操作】 平刺 0.5～0.8 寸。

【临床经验】 急性中耳炎,配耳门、听宫、听会(诸穴点刺)、中渚。

11. 头窍阴

【定位】 乳突后上缘,当天冲穴与完骨穴的中 1/3 与下 1/3 的交点处。

【解剖】 有耳后动静脉;布有枕大神经和枕小神经会合支。

【主治】 ①头痛、眩晕、颈项强痛等头项病证;②耳鸣,耳聋。

【操作】 平刺 0.5～0.8 寸。

【临床经验】 高血压引起的后头痛,配风池、脑空、后顶、后溪。

12. 完骨

【定位】 耳后,乳突后下方凹陷处。

【解剖】 在胸锁乳突肌附着部上方;有耳后动静脉分支;布有枕小神经本干。

【主治】 ①癫痫;②头痛、颈项强痛、喉痹、颊肿、齿痛、口歪等头项五官病证。

【操作】 平刺 0.5～0.8 寸。

【临床经验】 ①受风头痛,配风池;②口面歪斜,配列缺。

13. 本神

【定位】 入前发际 0.5 寸,督脉(神庭穴)旁开 3 寸。

【解剖】 在额肌中;有颞浅动静脉额支和额动静脉外侧支;布有额神经外侧支。

【主治】 癫痫、小儿惊风、中风、头痛、目眩等内、外风邪为患。

【操作】 平刺 0.5～0.8 寸。

【临床经验】 ①前额头痛,配神庭、攒竹、合谷;②癫疾,配身柱。

14. 阳白

【定位】 目正视,瞳孔直上,眉上 1 寸。

【解剖】 在额肌中,有额动静脉外侧支,布有额神经外侧支。

【主治】 ①前头痛;②目疾、视物模糊、眼睑瞤动等目疾。

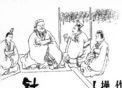

【操作】 平刺 0.5～0.8 寸。

【临床经验】 口眼歪斜,地仓。

15. 头临泣

【定位】 目正视,瞳孔直上入前发际 0.5 寸,神庭与头维连线的中点。

【解剖】 在额肌中;有额动静脉;布有额神经内、外支会合支。

【主治】 ①头痛;②目痛、目眩、流泪、目翳等目疾;③鼻塞、鼻渊;④小儿惊痫。

【操作】 平刺 0.5～0.8 寸。

【临床经验】 泪囊炎视物不清,配攒竹。

16. 目窗

【定位】 头正中线旁开 2.25 寸,头临泣穴后 1 寸。

【解剖】 在帽状腱膜中;有颞浅动静脉额支;布有额神经内、外侧支会合支。

【主治】 ①头痛;②目痛、目眩、远视、近视等目疾;③小儿惊痫。

【操作】 平刺 0.5～0.8 寸。

【临床经验】 复视,配正营。

17. 正营

【定位】 头正中线旁开 2.25 寸,目窗穴后 1 寸。

【解剖】 在帽状腱膜中;有颞浅动静脉顶支和枕动静脉吻合网;布有额神经和枕大神经会合支。

【主治】 头痛、头晕、目眩等头目病证。

【操作】 平刺 0.5～0.8 寸。

【临床经验】 头痛呕吐,配百会、内关。

18. 承灵

【定位】 头正中线旁开 2.25 寸,正营穴后 1.5 寸。

【解剖】 在帽状腱膜中;有枕动静脉分支;布有枕大神经分支。

【主治】 ①头痛,眩晕;②目痛;③鼻渊、鼻衄、鼻窒、多涕等鼻疾。

【操作】 平刺 0.5～0.8 寸。

【临床经验】 鼻衄,配迎香、印堂。

19. 脑空

【定位】 头正中线旁开 2.25 寸,当枕外隆凸的上缘外侧,与督脉脑户穴相平处。

【解剖】 在枕肌中;有枕动静脉分支;布有枕大神经分支。

【主治】 ①热病;②头痛,颈项强痛;③目眩、目赤肿痛、鼻痛、耳聋等五官病证;④惊悸,癫痫。

【操作】 平刺 0.5～0.8 寸。

【临床经验】 风热眩晕,配听官、百会、神庭、合谷。

20. 风池

【定位】 胸锁乳突肌与斜方肌上端之间的凹陷中,平风府穴。

【解剖】 在胸锁乳突肌与斜方肌上端附着部之间的凹陷中,深部为头夹肌;有枕动静脉分支;布有枕小神经分支。

【主治】 ①中风、癫痫、头痛、眩晕、耳鸣、耳聋等内风所致的病证;②感冒、鼻塞、鼻衄目赤肿痛、口眼歪斜等外风所致的病证;③颈项强痛。

【操作】 针尖微下,向鼻尖斜刺 0.8～1.2 寸,或平刺透风府穴。深部中间为延髓,必须严格掌握针刺的角度与深度。

【临床经验】 ①落枕左右扭转不利,独取风池有效;②脑血管痉挛眩晕,配合谷、丰隆、解溪;③高热头痛,配风府、合谷、曲池;④外感风寒,配大椎、合谷、昆仑;⑤目视不明,配五处;⑥假球麻痹之吞咽困难、语言不利,配廉泉、崇骨。

21. 肩井

【定位】 肩上,大椎穴与肩峰连线的中点。

【解剖】 有斜方肌,深部为肩胛提肌与冈上肌;有颈横动静脉分支;布有腋神经分支,深部上方为桡神经。

【主治】 ①颈项强痛,肩背疼痛,上肢不遂;②难产、乳痈、乳汁不下、乳癖等妇产科及乳房疾患;③瘰疬。

【操作】 直刺 0.5～0.8 寸。内有肺尖,不可深刺。孕妇禁针。

【临床经验】 ①动脉硬化两足乏力,独取肩井可获显效;②乳痈疼痛,独取肩井可以止痛。

22. 渊腋

【定位】 举臂,腋中线上,第 4 肋间隙。

【解剖】 有前锯肌和肋间内、外肌;有胸腹壁静脉,胸外侧动静脉及第 4 肋间动静脉;布有第 4 肋间神经外侧皮支,胸长神经分支。

【主治】 ①胸满,胁痛;②上肢痹痛,腋下肿。

【操作】 斜刺或平刺 0.5～0.8 寸,不可深刺,以免伤及脏器。

【临床经验】 肺气壅满咳喘,配列缺。

23. 辄筋

【定位】 渊腋穴前 1 寸,第 4 肋间隙。

【解剖】 在胸大肌外缘,有前锯肌和肋间内、外肌;有胸外侧动静脉;布有第 4 肋间神经外侧皮支。

【主治】 ①胸满、气喘；②呕吐、吞酸；③胁痛，腋肿，肩背痛。

【操作】 斜刺或平刺0.5～0.8寸，不可深刺。以免伤及脏器。

【临床经验】 肺气壅满气喘，配膻中、内关。

24. 日月（胆之募穴）

【定位】 乳头直下，第7肋间隙。

【解剖】 有肋间内、外肌，肋下缘有腹外斜肌腱膜、腹内斜肌、腹横肌；有第7肋间动静脉；布有第7或第8肋间神经。

【主治】 ①黄疸、胁肋疼痛等肝胆病证；②呕吐、吞酸、呃逆等肝胆犯胃病证。

【操作】 斜刺或平刺0.5～0.8寸、不可深刺，以免伤及脏器。

【临床经验】 ①胆囊炎，配阳陵泉有效；②膈肌痉挛，配内关。

25. 京门（肾之募穴）

【定位】 侧腰部，第12肋游离端下际处。

【解剖】 有腹内、外斜肌及腹横肌；有第11肋间动静脉；布有第11肋间神经。

【主治】 ①小便不利、水肿等水液代谢失调的病证；②腰痛，胁痛；③腹胀、肠鸣、腹泻等胃肠病证。

【操作】 直刺0.5～1寸。

【临床经验】 慢性肾炎，配肾俞、关元、复溜。

26. 带脉

【定位】 侧腹部，第11肋骨游离端直下平脐处。

【解剖】 有腹内、外斜肌及腹横肌；有第12肋间动静脉；布有第12肋间神经。

【主治】 ①月经不调、闭经、赤白带下等妇科经带病证；②疝气；③腰痛，胁痛。

【操作】 直刺1～1.5寸。

【临床经验】 ①赤白带下，配地机、漏谷；②月经不调，配血海。

27. 五枢

【定位】 侧腹部，髂前上棘前0.5寸，约平脐下3寸处。

【解剖】 有腹内、外斜肌及腹横肌；有旋髂浅、深动静脉；布有髂腹下神经。

【主治】 ①阴挺、赤白带下、月经不调等妇科病证；②疝气；③少腹痛，腰胯痛。

【操作】 直刺1～1.5寸。

【临床经验】 ①子宫脱垂，配关元、气海、曲骨、百会；②睾丸炎，配大敦。

28. 维道

【定位】 五枢穴前下方0.5寸。

【解剖】 在髂前上棘前内方，有腹内、外斜肌及腹横肌；有旋髂浅、深动静脉；布有髂腹股沟神经。

【主治】　①阴挺、赤白带下、月经不调等妇科病证；②疝气；③少腹痛，腰胯痛。

【操作】　直刺或向前下方斜刺1～1.5寸。

【临床经验】　子宫脱垂，配百会、气悔、关元、曲骨。

29. 居髎

【定位】　在髋部，髂前上棘与股骨大转子高点连线的中点处。

【解剖】　浅层为阔筋膜张肌，深部为股外侧肌；有旋髂浅动静脉分支及旋股外侧动静脉升支；布有股外侧皮神经。

【主治】　①腰腿痹痛，瘫痪；②疝气，少腹痛。

【操作】　直刺1～1.5寸。

【临床经验】　①腰胯肿痛，配关元俞、腰眼、环跳、风市；②坐骨神经痛，配环跳、委中。

30. 环跳

【定位】　侧卧屈股，当股骨大转子高点与骶管裂孔连线的外1/3与内2/3交点处。

【解剖】　在臀大肌、梨状肌下缘；内侧为臀下动静脉；布有臀下皮神经、臀下神经，深部正当坐骨神经。

【主治】　①腰胯疼痛、下肢痿痹、半身不遂等腰腿疾患；②风疹。

【操作】　直刺2～3寸。

【临床经验】　①湿热带下，独取环跳有效；②风湿腿股酸痛，配风市、阴市；③坐骨神经痛，配委中、秩边；④下肢瘫痪，配阳陵泉、足三里、悬钟、昆仑。

31. 风市

【定位】　大腿外侧正中，腘横纹上7寸。简便取穴法：垂手直立时，中指尖下是穴。

【解剖】　在阔筋膜下，股外侧肌中；有旋股外侧动静脉肌支；布有股外侧皮神经，股神经肌支。

【主治】　①下肢痿痹、麻木及半身不遂等下肢疾患；②遍身瘙痒。

【操作】　直刺1～1.5寸。

【临床经验】　①急性腰扭伤，独取风市可获显效；②瘾疹不出，独取风市有效；③风湿腰腿疼痛，配委中、环跳；④风水脚气，配公孙、阴陵泉、环跳。

32. 中渎

【定位】　大腿外侧正中，风市下2寸，或腘横纹上5寸。

【解剖】　在阔筋膜下，股外侧肌中；有旋股外侧动静脉肌支；布有股外侧皮神经，股神经肌支。

【主治】　下肢痿痹、麻木及半身不遂等下肢疾患。

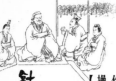

【操作】 直刺 1～1.5 寸。

【临床经验】 膝关节炎,配膝眼。

33. 膝阳关

【定位】 阳陵泉上 3 寸,股骨外上髁外上方凹陷中。

【解剖】 在髂胫束后方、股二头肌腱前方;有膝上外侧动静脉;布有股外侧皮神经末支。

【主治】 膝腘肿痛、挛急及小腿麻木等下肢、膝关节疾患。

【操作】 直刺 1～1.5 寸。

【临床经验】 风寒性膝关节炎,配梁丘、膝眼、足三里。

34. 阳陵泉(足少阳胆经合穴,胆下合穴,八会穴之筋会)

【定位】 腓骨小头前下方凹陷中。

【解剖】 在腓骨长、短肌中;有膝下外侧动静脉;当腓总神经分为腓浅神经及腓深神经处。

【主治】 ①黄疸、胁痛、口苦、呕吐、吞酸等肝胆犯胃病证;②膝肿痛、下肢痿痹及麻木等膝关节疾患;③小儿惊风。

【操作】 直刺 1～1.5 寸。

【临床经验】 ①胆囊炎,独取阳陵泉有显著止痛效果;②肋间神经痛,独取阳陵泉有效;③肌腱疼痛,独取阳陵泉有效;④坐骨神经痛,配环跳、委中。

35. 阳交(阳维脉之郄穴)

【定位】 外踝高点上 7 寸,腓骨后缘。

【解剖】 在腓骨长肌附着部,有腓动静脉分支;布有腓肠外侧皮神经。

【主治】 ①惊狂、癫痫等神志病证;②瘰疬;③胸胁满痛;④下肢痿痹。

【操作】 直刺 0.5～0.8 寸。

【临床经验】 下肢外侧酸痛,配阳陵泉、悬钟、丘墟。

36. 外丘(足少阳胆经郄穴)

【定位】 外踝高点上 7 寸,腓骨前缘。

【解剖】 在腓骨长肌和趾总伸肌之间,深层为腓骨短肌;有胫前动静脉肌支;布有腓浅神经。

【主治】 ①癫狂;②胸胁胀满;③下肢痿痹。

【操作】 直刺 0.5～0.8 寸。

【临床经验】 劳损踝关节痛,配仆参、商丘。

37. 光明(足少阳胆经络穴)

【定位】 外踝高点上 5 寸,腓骨前缘。

【解剖】 在趾长伸肌和腓骨短肌之间；有胫前动静脉分支；布有腓浅神经。

【主治】 ①目痛、夜盲、近视、目花等目疾；②胸乳胀痛；③下肢痿痹。

【操作】 直刺 0.5～0.8 寸。

【临床经验】 下肢外侧酸痛，配阳陵泉、悬钟、丘墟。

38. 阳辅（足少阳胆经经穴）

【定位】 外踝高点上 4 寸，腓骨前缘稍前处。

【解剖】 在趾长伸肌和腓骨短肌之间；有胫前动静脉分支；布有腓浅神经。

【主治】 ①偏头痛、目外眦痛、咽喉肿痛、腋下肿痛、胸胁满痛等头面躯体痛证；②瘰疬；③下肢痿痹。

【操作】 直刺 0.5～0.8 寸。

【临床经验】 ①胆经湿热，经气不通引起的腋下肿，腰疼痛；②膝胻痿痛，脚气。

39. 悬钟（八会穴之髓会）

【定位】 外踝高点上 3 寸，腓骨前缘。

【解剖】 在腓骨短肌与趾长伸肌分歧处；有胫前动静脉分支；布有腓浅神经。

【主治】 ①痴呆、中风等髓海不足疾患；②颈项强痛、胸胁满痛，下肢痿痹。

【操作】 直刺 0.5～0.8 寸。

【临床经验】 ①落枕头不得仰，独取悬钟可获显效；②脊髓炎，独取悬钟有效；③下肢痿症，配三焦俞、肾俞；④下肢痹痛，配环跳、风市、梁丘、足三里；⑤脚气，配足三里、三阴交。

40. 丘墟（足少阳胆经原穴）

【定位】 外踝前下方，趾长伸肌腱的外侧凹陷中。

【解剖】 在趾短伸肌起点处；有外踝前动静脉分支；布有足背外侧皮神经分支及腓浅神经分支。

【主治】 ①目赤肿痛、目翳等目疾；②颈项痛、腋下肿、胸胁痛、外踝肿痛等痛证；③足内翻，足下垂。

【操作】 直刺 0.5～0.8 寸。

【临床经验】 ①神经性偏头痛，独取丘墟可获显效；②胆囊炎，配期门、日月、阳陵泉。

41. 足临泣（足少阳胆经输穴；八脉交会穴（通于带脉））

【定位】 第 4 跖趾关节的后方，足小趾伸肌腱的外侧。

【解剖】 有足背静脉网，第 4 跖背侧动静脉；布有足背中间皮神经。

【主治】 ①偏头痛、目赤肿痛、胁肋疼痛、足跗疼痛等痛证；②月经不调，乳痈；

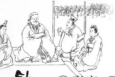

③瘰疬；④退乳（配光明穴）

【操作】 直刺 0.5～0.8 寸。

【临床经验】 ①目外眦红肿疼痛，独取足临泣有显效；②足大趾挛痛，独取足临泣可获显效。

42. 地五会

【定位】 第 4、5 跖骨间，第 4 跖趾关节稍后方，当小趾伸肌腱的内侧缘处。

【解剖】 有足背静脉网，第 4 跖背侧动静脉；布有足背中间皮神经。

【主治】 ①头痛、目赤肿痛、胁痛、足跗肿痛等痛证；②耳鸣、耳聋；③乳痈。

【操作】 直刺 0.5～0.8 寸。

【临床经验】 ①乳痈，配梁丘、肩井；②目赤肿痛，配太阳、攒竹。

43. 侠溪（足少阳胆经荥穴）

【定位】 足背，第 4、5 趾间，趾蹼缘后方赤白肉际处纹头上凹陷处。

【解剖】 有趾背侧动静脉；布有足背中间皮神经的趾背侧神经。

【主治】 ①惊悸；②头痛、眩晕、颊肿、耳鸣、耳聋、目赤痛等头面五官病证；③胁肋疼痛、膝股痛、足跗肿痛等病证；④乳痈；⑤热病。

【操作】 直刺 0.3～0.5 寸。

【临床经验】 ①耳鸣、耳聋，配听宫、听会、翳风；②胸胁胀满疼痛，配支沟。

44. 足窍阴（足少阳胆经井穴）

【定位】 第 4 趾外侧趾甲根角旁 0.1 寸。

【解剖】 有趾背侧动静脉，趾跖侧动静脉形成的动静脉网；布有趾背侧神经。

【主治】 ①头痛、目赤肿痛、耳鸣、耳聋、咽喉肿痛等头面五官实热病证；②胸胁痛、足跗肿痛。

【操作】 浅刺 0.1 寸，或点刺放血。

【临床经验】 ①暴聋，独取足窍阴有效；②心烦失眠，配神门、内关。

（十二）足厥阴肝经

1. 大敦（足厥阴肝经井穴）

【定位】 足大趾外侧趾甲根角旁约 0.1 寸。

【解剖】 有趾背动静脉；布有腓深神经的趾背神经。

【主治】 ①疝气，少腹痛；②遗尿、癃闭、五淋、尿血等泌尿系病证；③月经不调、崩漏、阴缩、阴中痛、阴挺等月经病及前阴病证；④癫痫，善寐。

【操作】 浅刺 0.1～0.2 寸，或点刺出血。

【临床经验】 ①肝郁脑昏头顶痛，独取大敦可获显效；②寒疝，配照海；③崩漏,配隐白(灸);④功能性子宫出血,配关元、三阴交。

2. 行间（足厥阴肝经荥穴）

【定位】 足背,当第1、2趾间的趾蹼缘上方纹头处。

【解剖】 有足背静脉网;第1趾背动静脉;正当腓深神经的跖背神经分为趾背神经的分歧处。

【主治】 ①中风、癫痫、头痛、目眩、目赤肿痛、青盲、口歪等肝经风热头目病证;②月经不调、痛经、闭经、崩漏、带下等妇科经带病证;③阴中痛、疝气;④遗尿、癃闭、五淋等泌尿系病症;⑤胸胁满痛。

【操作】 直刺0.5～0.8寸。

【临床经验】 怒气失眠,配神门。

3. 太冲

【定位】 足背,第1、2跖骨结合部之前凹陷中。

【解剖】 在拇长伸肌腱外缘;有足背静脉网、第1趾背动脉;布有腓深神经的趾背侧神经,深层为胫神经的足底内侧神经。

【主治】 ①中风、癫狂痫、小儿惊风;头痛、眩晕、耳鸣、目赤肿痛、口歪、咽痛等肝经风热病证;②月经不调、痛经、经闭、崩漏、带下等妇科经带病证;③黄疸、胁痛、腹胀、呕逆等肝胃病证;④癃闭,遗尿;⑤下肢痿痹,足跗肿痛。

【操作】 直刺0.5～0.8寸。

【临床经验】 ①崩漏,配三阴交;②小儿惊风,配水沟、合谷;③高血压眩晕,配内关、足三里;④疝气,配中注、四满、关元;⑤溏泄,配神阙(灸)、三阴交。

4. 中封（足厥阴肝经经穴）

【定位】 内踝前1寸,胫骨前肌腱内缘凹陷中。

【解剖】 在胫骨前肌腱的内侧;有足背静脉网、内踝前动脉;布有足背内侧皮神经的分支及隐神经。

【主治】 ①疝气;②遗精;小便不利;③腰痛,少腹痛、内踝肿痛等痛证。

【操作】 直刺0.5～0.8寸。

【临床经验】 ①角膜炎视物不清,独取中封可获显效;②湿热淋病,配关元、曲骨、三阴交。

5. 蠡沟（足厥阴肝经络穴）

【定位】 内踝尖上5寸,胫骨内侧面的中央。

【解剖】 在胫骨内侧面下1/3处;其内后侧有大隐静脉;布有隐神经前支。

【主治】 ①月经不调、赤白带下、阴挺、阴痒等妇科病证;②小便不利;③疝气,睾丸肿痛。

【操作】 平刺 0.5～0.8 寸。

【临床经验】 ①湿热阴痒,独取蠡沟可获显效;②睾丸炎,独取蠡沟有效。

6. 中都（足厥阴肝经郄穴）

【定位】 内踝尖上 7 寸,胫骨内侧面的中央。

【解剖】 在胫骨内侧面中央;其后侧有大隐静脉;布有隐神经中支。

【主治】 ①疝气,小腹痛;②崩漏,恶露不尽;③泄泻。

【操作】 平刺 0.5～0.8 寸。

【临床经验】 腹痛泄泻、小便不利,独取中都可获显效。

7. 膝关

【定位】 胫骨内上髁后下方,阴陵泉穴后 1 寸。

【解剖】 在胫骨内侧面下方,腓肠肌内侧头的上部;深部有胫后动脉;布有腓肠内侧皮神经,深部为胫神经。

【主治】 膝髌肿痛,下肢痿痹。

【操作】直刺 1～1.5 寸。

【临床经验】 两膝红肿疼痛,配委中、足三里、阴市。

8. 曲泉（足厥阴肝经合穴）

【定位】 屈膝,当膝内侧横纹头上方,半腱肌、半膜肌止端前缘凹陷中。

【解剖】 在胫骨内侧髁后缘,半膜肌、半腱肌止点前上方,缝匠肌后缘;浅层有大隐静脉,深层有腘动静脉;布有隐神经、闭孔神经,深向腘窝可及胫神经。

【主治】 ①月经不调、痛经、带下、阴挺、阴痒、产后腹痛等妇科病证;②遗精阳痿、疝气;③小便不利;④膝髌肿痛,下肢痿痹。

【操作】 直刺 1～1.5 寸。

【临床经验】 ①寒湿少腹疼痛,独取曲泉可获显效;②寒湿外阴湿疹,配风市。

9. 阴包

【定位】 股骨内上髁上 4 寸,缝匠肌后缘。

【解剖】 在股内肌与缝匠肌之间,内收长肌中点,深层为内收短肌;有股动静脉,旋股内侧动脉浅支;布有股前皮神经,闭孔神经浅、深支。

【主治】 ①月经不调;②小便不利、遗尿;③腰骶痛引少腹。

【操作】 直刺 0.8～1.5 寸。

【临床经验】 月经不调,配关元、三阴交。

10. 足五里

【定位】 气冲穴直下 3 寸,大腿根部,耻骨结节下方。

【解剖】 有内收长肌、内收短肌;有股内侧动脉浅支;布有闭孔神经浅、深支。

【主治】 ①少腹痛;②小便不通;③阴挺;④睾丸肿痛;⑤瘰疬。

【操作】 直刺 0.8～1.5 寸。

【临床经验】 胆经湿热阴痒,配蠡沟。

11. 阴廉

【定位】 气冲穴直下 2 寸,大腿根部,耻骨结节下方。

【解剖】 有内收长肌和内收短肌;有旋股内侧动静脉浅支;布有股神经的内侧皮支,深层为闭孔神经浅、深支。

【主治】 ①月经不调,带下;②少腹痛。

【操作】 直刺 0.8～1.5 寸。

【临床经验】 月经不调,配关元、中极、归来、三阴交。

12. 急脉

【定位】 耻骨联合下缘中点旁开 2.5 寸,当气冲穴外下方腹股沟处。

【解剖】 有阴部外动静脉分支及腹壁下动静脉的耻骨支,外侧有股静脉;布有髂腹股沟神经,深层为闭孔神经的分支。

【主治】 ①少腹痛,疝气;②阴挺。

【操作】 避开动脉,直刺 0.5～1 寸。

【临床经验】 阴囊水肿,配大敦、水分。

13. 章门（脾之募穴;八会穴之脏会）

【定位】 第 11 肋游离端下际。

【解剖】 有腹内、外斜肌及腹横肌;有第 10 肋间动脉末支;布有第 10、11 肋间神经;右侧当肝脏下缘,左侧当脾脏下缘。

【主治】 ①腹痛、腹胀、肠鸣、腹泻、呕吐等胃肠病;②胁痛、黄疸、痞块（肝脾肿大）等肝脾病证。

【操作】 直刺 0.8～1 寸。

【临床经验】 ①肋间神经痛,独取章门可获显效;②腹水,配水分、天枢、气海、阴陵泉;③肝脾肿大,配期门、痞根。

14. 期门（肝之募穴）

【定位】 乳头直下,第 6、7 肋间隙,前正中线旁开 4 寸。

【解剖】 在腹内外斜肌腱膜中,有肋间肌;有肋间动静脉;布有第 6、7 肋间神经。

【主治】 ①胸胁胀痛、呕吐、吞酸、呃逆、腹胀、腹泻等肝胃病证;②奔豚气;③乳痈。

【操作】 斜刺或平刺 0.5～0.8 寸。不可深刺,以免伤及内脏。

【临床经验】 ①胆囊炎,配阳陵泉;②呃逆,配足三里、内关。

二、奇经八脉

(一)督脉

1. 长强

【定位】 跪伏或胸膝位,当尾骨尖端与肛门连线的中点处。

【解剖】 在肛尾韧带中;有肛门动静脉分支,棘突间静脉丛的延续部;布有尾神经后支及肛门神经。

【主治】 ①腹泻、痢疾、便血、便秘、痔疮、脱肛等肠腑病证;②癫狂痫;③腰脊和尾骶部疼痛。

【操作】 紧靠尾骨前面斜刺 0.8～1 寸;不宜深刺,以免伤及直肠。

【临床经验】 ①癫痫,独取长强有止痉作用;②脱肛,配百会;③肠风便血,配承山。

2. 腰俞

【定位】 正当骶管裂孔处。

【解剖】 在骶后韧带、腰背筋膜中;有骶中动静脉后支,棘间静脉丛;布有尾神经分支。

【主治】 ①腹泻、痢疾、便血、便秘、痔疮、脱肛等肠腑病证;②月经不调、经闭等月经病;③腰脊强痛,下肢痿痹;④痫证。

【操作】 向上斜刺 0.5～1 寸。

【临床经验】 ①癫痫小发作,独取腰俞有效;②腰脊强痛,配水沟。

3. 腰阳关

【定位】 后正中线上,第 4 腰椎棘突下凹陷中,约与髂嵴相平。

【解剖】 在腰背筋膜、棘上韧带及棘间韧带中;有腰动脉后支、棘间皮下静脉丛;布有腰神经后支的内侧支。

【主治】 ①腰骶疼痛,下肢痿痹;②月经不调、赤白带下等妇科疾病;③遗精、阳痿等男科疾病。

【操作】 向上斜刺 0.5～1 寸。多用灸法。

【临床经验】 遗精、阳痿,配关元俞、上髎、关元、三阴交。

4. 命门

【定位】 后正中线上,第 2 腰椎棘突下凹陷中。

【解剖】 在腰背筋膜、棘上韧带及棘间韧带中;有腰动脉后支和棘间皮下静脉丛;布有腰神经后支的内侧支。

【主治】 ①腰脊强痛,下肢痿痹;②月经不调、赤白带下、痛经、经闭、不孕等妇科病证;③遗精、阳痿、精冷不育、小便频数等男性肾阳不足性病证;④小腹冷痛,腹泻。

【操作】 向上斜刺0.5～1寸。多用灸法。

【临床经验】 ①尿崩症,配气海可获显效;②五更泄泻,配肾俞、足三里。

5. 悬枢

【定位】 后正中线上,第1腰椎棘突下凹陷中。

【解剖】 在腰背筋膜、棘上韧带及棘间韧带中;有腰动脉后支和棘间皮下静脉丛;布有腰神经后支的内侧支。

【主治】 ①腰脊强痛;②腹胀、腹痛、完谷不化、腹泻、痢疾等胃肠疾患。

【操作】 向上斜刺0.5～1寸。

【临床经验】 消化不良引起的泄泻,配天枢、气海。

6. 脊中

【定位】 后正中线上,第11胸椎棘突下凹陷中。

【解剖】 在腰背筋膜、棘上韧带及棘间韧带中;有第11肋间动脉后支和棘间皮下静脉丛;布有第11胸神经后支的内侧支。

【主治】 ①癫痫;②黄疸;③腹泻、痢疾、痔疮、脱肛、便血等肠腑病证;④腰脊强痛;⑤小儿疳积。

【操作】 向上斜刺0.5～1寸。

【临床经验】 脱肛,配百会、气海。

7. 中枢

【定位】 后正中线上,第10胸椎棘突下凹陷中。

【解剖】 在腰背筋膜、棘上韧带及棘间韧带中,有第10肋间动脉后支和棘间皮下静脉丛,布有第10胸神经后支的内侧支。

【主治】 ①黄疸;②呕吐、腹满、胃病、食欲不振等脾胃病证;③腰背疼痛。

【操作】 向上斜刺0.5～1寸。

【临床经验】 小儿下肢软瘫,配脊中、命门。

8. 筋缩

【定位】 后正中线上,第9胸椎棘突下凹陷中。

【解剖】 在腰背筋膜、棘上韧带及棘间韧带中;有第9肋间动脉后支和棘间皮下静脉丛;布有第9胸神经后支的内侧支。

【主治】 ①癫狂痫;②抽搐、脊强、四肢不收、筋挛拘急等筋病;③胃痛;④

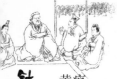

黄疸。

【操作】 向上斜刺0.5～1寸。

【临床经验】 胃痉挛引起的疼痛,配悬枢、脊中。

9. 至阳

【定位】 后正中线上,第7胸椎棘突下凹陷中。

【解剖】 在腰背筋膜、棘上韧带及棘间韧带中;有第7肋间动脉后支和棘间皮下静脉丛;布有第7胸神经后支的内侧支。

【主治】 ①黄疸、胸胁胀满等肝胆病证;②咳嗽,气喘;③腰背疼痛,脊强。

【操作】 斜刺0.5～1寸。

【临床经验】 ①呃逆,配膈俞可获显效;②慢性肝炎胸闷纳少,独取至阳可增加食欲。

10. 灵台

【定位】 后正中线上,第6胸椎棘突下凹陷中。

【解剖】 在腰背筋膜、棘上韧带及棘间韧带中;有第6肋间动脉后支和棘间皮下静脉丛;布有第6胸神经后支的内侧支。

【主治】 ①咳嗽,气喘;②脊痛,项强;③疔疮。

【操作】 向上斜刺0.5～1寸。

【临床经验】 疔疮,独取灵台(挑刺出血)。

11. 神道

【定位】 后正中线上,第5胸椎棘突下凹陷中。

【解剖】 在腰背筋膜、棘上韧带及棘间韧带中;有第5肋间动脉后支和棘间皮下静脉丛;布有第5胸神经后支的内侧支。

【主治】 ①心痛、心悸、怔忡等心疾;②失眠健忘、中风不语、痫证等精神神志病;③咳嗽,气喘;④腰脊强,肩背痛。

【操作】 向上斜刺0.5～1寸。

【临床经验】 心气不足引起的失眠,配神门、三阴交。

12. 身柱

【定位】 后正中线上,第3胸椎棘突下凹陷中,约与两侧肩胛冈高点相平。

【解剖】 在腰背筋膜、棘上韧带及棘间韧带中;有第3肋间动脉后支和棘间皮下静脉丛;布有第3胸神经后支的内侧支。

【主治】 ①身热、头痛、咳嗽、气喘等外感病症;②惊厥、癫狂痫等神志病证;③腰脊强痛;④疔疮发背。

【操作】 向上斜刺0.5～1寸。

【临床经验】 百日咳,配大椎、风门。

13. 陶道
【定位】 后正中线上,第1胸椎棘突下凹陷中。

【解剖】 在腰背筋膜、棘上韧带及棘间韧带中;有第1肋间动脉后支和棘间皮下静脉丛;布有第1胸神经后支的内侧支。

【主治】 ①热病、疟疾、恶寒发热、咳嗽、气喘等外感病证;②骨蒸潮热;③癫狂;④脊强。

【操作】 向上斜刺0.5~1寸。

【临床经验】 ①疟疾,配大椎、内关、公孙;②阴虚发热,配大椎、阴郄。

14. 大椎
【定位】 后正中线上,在第7颈椎棘突下凹陷中。

【解剖】 在腰背筋膜、棘上韧带及棘间韧带中;有颈横动脉分支和棘间皮下静脉丛;布有第8颈神经后支的内侧支。

【主治】 ①热病、疟疾、恶寒发热、咳嗽、气喘等外感病证;②骨蒸潮热;③癫狂痫证、小儿惊风等神志病证;④项强,脊痛;⑤风疹,痤疮。

【操作】 向上斜刺0.5~1寸。

【临床经验】 ①外感发热无汗,配风池、合谷;②半身不遂、肩关节脱白,配巨骨;③疟疾,配间使、后溪。

15. 哑门
【定位】 第1颈椎下,后发际正中直上0.5寸。

【解剖】 在项韧带和项肌中,深部为弓间韧带和脊髓;有枕动静脉分支及棘间静脉丛;布有第3颈神经和枕大神经支。

【主治】 ①暴喑,舌缓不语;②癫狂痫、癔病等神志病证;③头痛,颈项强痛。

【操作】 正坐位,头微前倾,项部放松、向下颌方向缓慢刺入0.5~1寸;不可向上深刺,以免刺入枕骨大孔,伤及延髓。

【临床经验】 ①中风舌强不语,配中冲(点刺放血);②聋哑,配听会、阳陵泉、足窍阴。

16. 风府
【定位】 正坐,头微前倾,后正中线上,入后发际上1寸。

【解剖】 在项韧带和项肌中,深部为环枕后膜和小脑延髓池;有枕动静脉分支及棘间静脉丛;布有第3颈神经和枕大神经分支。

【主治】 ①中风、癫狂痫、癔病等内风为患的神志病证;②头痛、眩晕、颈项强痛、目赤肿痛、失音、目痛、鼻衄等内、外风为患者。

【操作】　正坐位,头微前倾,项部放松,向下颌方向缓慢刺入 0.5～1 寸;不可向上深刺,以免刺入枕骨大孔,伤及延髓。

【临床经验】　①中风先兆,配水沟、合谷、中冲;②后头项部疼痛,配后溪。

17. 脑户

【定位】　风府穴直上 1.5 寸,当枕骨粗隆上缘凹陷中。

【解剖】　在左右枕骨肌之间;有左右枕动静脉分支;布有枕大神经分支。

【主治】　①头晕,项强;②失音;③癫痫。

【操作】　平刺 0.5～0.8 寸。

【临床经验】　老年动脉硬化头晕,配行间。

18. 强间

【定位】　脑户穴直上 1.5 寸,或当风府穴与百会穴连线的中点处。

【解剖】　在浅筋膜、帽状腱膜中;有左右枕动静脉吻合网;布有枕大神经分支。

【主治】　①头痛,目眩,项强;②癫狂。

【操作】　平刺 0.5～0.8 寸。

【临床经验】　共济失调行走蹒跚,强间透刺脑户。

19. 后顶

【定位】　强间穴直上 1.5 寸,或百会穴直后 1.5 寸。

【解剖】　在浅筋膜、帽状腱膜中;有左右枕动静脉吻合网;布有枕大神经分支。

【主治】　①头痛,眩晕;②癫狂痫。

【操作】　平刺 0.5～0.8 寸。

【临床经验】　老年喜笑无常,配水沟可获显效。

20. 百会

【定位】　后发际正中直上 7 寸,或当头部正中线与两耳尖连线的交点处。

【解剖】　在帽状腱膜中;有左右颞浅动静脉及左右枕动静脉吻合网;布有枕大神经及额神经分支。

【主治】　①痴呆、中风、失语、瘫痪、失眠、健忘、癫狂痫证、癔病等神志病证;②头风、头痛、眩晕、耳鸣等头面病证;③脱肛、阴挺、胃下垂、肾下垂等气失固摄而致的下陷性病证。

【操作】　平刺 0.5～0.8 寸;升阳举陷可用灸法。

【临床经验】　①中风脱证,配关元、神阙(隔盐灸);②脱肛配腰俞;③子宫脱垂,配曲骨;④肾虚耳鸣,配肾俞;⑤阳热盛前头痛,配上星、合谷。

21. 前顶

【定位】　百会穴前 1.5 寸,或前发际正中直上 3.5 寸处。

【解剖】　在帽状腱膜中;有左右颞浅动静脉吻合网;布有额神经分支及枕大神经分支。

【主治】　①头痛,眩晕;②鼻渊;③癫狂痫。

【操作】　平刺 0.5～0.8 寸。

【临床经验】　①老年多哭,配水沟可获显效;②头项痛,配四神聪、行间、涌泉。

22. 囟会

【定位】　前顶穴前 1.5 寸,或前发际正中直上 2 寸。

【解剖】　在帽状腱膜中;有左右颞浅动静脉吻合网;布有额神经分支。

【主治】　①头痛,眩晕;②鼻渊;③癫狂痫。

【操作】　平刺 0.5～0.8 寸。小儿前囟末闭者禁针。

【临床经验】　①小儿五迟,配脾俞、胃俞、肝俞、肾俞;②脑缺血,配心俞、肝俞、脾俞。

23. 上星

【定位】　囟会穴前 1 寸或前发际正中直上 1 寸。

【解剖】　在左右额肌交界处;有额动静脉分支,颞浅动静脉分支;布有额神经分支。

【主治】　①头痛、目痛、鼻渊、鼻衄等头面部病证;②热病,疟疾;③癫狂。

【操作】　平刺 0.5～0.8 寸。

【临床经验】　①阳热鼻衄,按压上星穴可迅速止血;②鼻渊流涕,配口禾髎、风府;③热盛头痛,配百合、列缺。

24. 神庭

【定位】　前发际正中直上 0.5 寸。

【解剖】　在左右额肌交界处;有额动静脉分支;布有额神经分支。

【主治】　①癫狂痫、失眠、惊悸;②头痛、目眩、目赤、目翳、鼻渊、鼻衄等头面五官病证;③失眠、惊悸等神志病证。

【操作】　平刺 0.5～0.8 寸。

【临床经验】　①鼻渊不闻香臭,配迎香;②前额头痛,配列缺。

25. 素髎

【定位】　鼻尖正中

【解剖】　在鼻尖软骨中;有面动静脉鼻背支;布有筛前神经鼻外支(眼神经分支)。

【主治】　①昏迷、惊厥、新生儿窒息、休克、呼吸衰竭等急危重证;②鼻渊,鼻衄等鼻病。

【操作】 向上斜刺 0.3～0.5 寸;或点刺放血。

【临床经验】 ①手足振颤独取素髎,长时间留针有效;②老年性痴呆症,配通天、水沟。

26. 水沟

【定位】 在人中沟的上 1/3 与下 2/3 交点处。

【解剖】 在口轮匝肌中;有上唇动静脉;布有眶下神经的分支及面神经颊支。

【主治】 ①昏迷、晕厥、中风、中暑、休克、呼吸衰竭等急危重症,为急救要穴之一;②癔病、癫狂痫证、急慢惊风等神志病证;③鼻塞、鼻衄、面肿、口歪、齿痛、牙关紧闭等面鼻口部病证;④闪挫腰痛。

【操作】 向上斜刺 0.3～0.5 寸,强刺激;或指甲掐按。

【临床经验】 ①急性腰扭伤,独取水沟有效;②气厥昏迷,配合谷、太冲;③中风头昏语言不利,配哑门;④口眼歪斜,配地仓、颊车、下关、合谷。

27. 兑端

【定位】 上唇正中的尖端,红唇与皮肤移行处。

【解剖】 在口轮匝肌中;有上唇动静脉;布有眶下神经支及面神经颊支。

【主治】 ①昏迷、晕厥、癫狂、癔病等神志病证;②口歪、口噤、口臭、齿痛等口部病证。

【操作】 向上斜刺 0.2～0.3 寸。

【临床经验】 ①急性腰扭伤,独取兑端可获显效;②惊吓癫疾吐沫,配本神。

28. 龈交

【定位】 上唇系带与齿龈连接处。

【解剖】 有上唇系带;有上唇动静脉;布有上颌神经分支。

【主治】 ①口歪、口噤、口臭、齿衄、面赤颊肿等面口部病证;②癫狂。

【操作】 向上斜刺 0.2～0.3 寸;或点刺出血。

【临床经验】 酒渣鼻,独取龈交(点刺出血)有效。

(二)任脉

1. 会阴

【定位】 男性在阴囊根部与肛门连线的中点处;女性在大阴唇后联合与肛门连线的中点处。

【解剖】 在海绵体的中央,有会阴浅、深横肌;有会阴动静脉分支;布有会阴神经的分支。

【主治】 ①溺水窒息、昏迷、癫狂痫等急危症、神志病证;②小便不利、遗尿、脱肛、阴痛、阴痒、阴挺、痔疮等前后二阴疾患;③遗精;④月经不调。

【操作】 直刺0.5～1寸;孕妇慎用。

【临床经验】 痔疮,配承山。

2. 曲骨

【定位】 前正中线上,脐下5寸,当耻骨联合上缘中点处。

【解剖】 在腹白线上,有腹壁下动脉及闭孔动脉的分支;布有髂腹下神经的分支。

【主治】 ①小便不利,遗尿;②遗精、阳痿、阴囊湿痒等男科病证;③月经不调、痛经、赤白带下等妇科经带病证。

【操作】 直刺1～1.5寸;孕妇慎用。

【临床经验】 ①尿闭,配中极、关元俞;②遗尿,配中极、三阴交。

3. 中极(膀胱募穴)

【定位】 前正中线上,脐下4寸。

【解剖】 在腹白线上,内部为乙状结肠;有腹壁浅动静脉分支和腹壁下动静脉分支;布有髂腹下神经的前皮支。

【主治】 ①遗尿、小便不利、癃闭等泌尿系病证;②遗精、阳痿、不育等男科病证;③月经不调、崩漏、阴挺、阴痒、不孕、产后恶露不尽、带下等妇科病证。

【操作】 直刺1～1.5寸;孕妇慎用。

【临床经验】 ①梦遗,配关元、三阴交;②胎衣不下,配肩井。

4. 关元(小肠募穴)

【定位】 前正中线上,脐下3寸。

【解剖】 在腹白线上,深部为小肠;有腹壁浅动静脉分支和腹壁下动静脉分支;布有第12肋间神经前皮支的内侧支。

【主治】 ①中风脱证、虚劳冷惫、羸瘦无力等元气虚损病证;②少腹疼痛,疝气;③腹泻、痢疾、脱肛、便血等肠腑病证;④五淋、尿血、尿闭、尿频等泌尿系病证;⑤遗精、阳痿、早泄、白浊等男科病;⑥月经不调、痛经、经闭、崩漏、带下、阴挺、恶露不尽、胞衣不下等妇科病证。

【操作】 直刺1～1.5寸。多用灸法。孕妇慎用。

【临床经验】 ①中风脱证,配神阙(隔盐灸);②阳痿,配三阴交;③前列腺炎,配会阴、复溜、大敦;④伤食吐泻,配天枢;⑤神经衰弱、倦怠乏力,配印堂、中脘、神门。

5. 石门(三焦募穴)

【定位】 前正中线上,脐下2寸。

【解剖】　在腹白线上,深部为小肠;有腹壁浅动静脉分支和服壁下动静脉分支;布有第11肋间神经前皮支的内侧支。

【主治】　①腹胀、腹泻、痢疾、绕脐疼痛等肠腑病证;②奔豚气,疝气;③水肿,小便不利;④遗精、阳痿;⑤经闭、带下、崩漏、产后恶露不尽等妇科病证。

【操作】　直刺1～1.5寸。孕妇慎用。

【临床经验】　①经闭,配关元、归来、合谷、三阴交;②产后腹痛、恶露不止,配关元。

6. 气海

【定位】　前正中线上,脐下1.5寸。

【解剖】　在腹白线上,深部为小肠;有腹壁浅动静脉分支和腹壁下动静脉分支;布有第11肋间神经前皮支的内侧支。

【主治】　①虚脱、形体羸瘦、脏气衰惫、乏力等气虚病证;②水谷不化、绕脐疼痛、腹泻、痢疾、便秘等肠腑病证;③小便不利,遗尿;④遗精,阳痿,疝气;⑤月经不调、痛经、经闭、崩漏、带下、阴挺、产后恶露不止、胞衣不下等妇科病证。

【操作】　直刺1～1.5寸;多用灸法。孕妇慎用。

【临床经验】　①遗精、白浊,配地机;②阳痿,配三阴交;③子宫脱垂,配维胞、百会;④经前寒气腹痛,配阴交、大敦;⑤胃下垂,配中脘、天枢、百会;⑥脱肛,配百会;⑦盗汗,配肾俞、合谷、复溜。

7. 阴交

【定位】　前正中线上,脐下1寸。

【解剖】　在腹白线上,深部为小肠;有腹壁浅动静脉分支和腹壁下动静脉分支;布有第10肋间神经前皮支的内侧支。

【主治】　①腹痛,疝气;②水肿,小便不利;③月经不调、崩漏、带下等妇科经带病证。

【操作】　直刺1～1.5寸;孕妇慎用。

【临床经验】　①癥瘕绕脐腹病,配足三里、脐轮(脐窝周围用灸法);②阴痒,配蠡沟。

8. 神阙

【定位】　脐窝中央

【解剖】　在脐窝正中,深部为小肠;有腹壁下动静脉;布有第10肋间神经前皮支的内侧支。

【主治】　①虚脱、中风脱证等元阳暴脱;②腹痛、腹胀、腹泻、痢疾、便秘、脱肛等肠腑病证;③水肿,小便不利。

【操作】 一般不针,多用艾条灸或艾炷隔盐灸法。

【临床经验】 ①中风脱症,配关元(灸);②肠鸣水泄,配水分、三间。

9. 水分

【定位】 前正中线上,脐上1寸。

【解剖】 在腹白线上,深部为小肠;有腹壁下动静脉;布有第8.9肋间神经前皮支的内侧支。

【主治】 ①水肿、小便不利等水液输布失常病证;②腹痛、腹泻、反胃、呕吐等胃肠病证。

【操作】 直刺1~1.5寸。水病多用灸法。

【临床经验】 本穴是治疗心、肝、肾脏疾患所引起水肿的要穴。

10. 下脘

【定位】 前正中线上,脐上2寸。

【解剖】 在腹白线上,深部为横结肠;有腹壁上、下动静脉交界处的分支;布有第8肋间神经前皮支的内侧支。

【主治】 ①腹痛、腹胀、腹泻、呕吐、食谷不化、小儿疳积等脾胃病证;②痞块。

【操作】 直刺1~1.5寸。

【临床经验】 ①消化不良,配足三里;②肠鸣,配陷谷。

11. 建里

【定位】 前正中线上,脐上3寸。

【解剖】 在腹白线上,深部为横结肠;有腹壁上、下动静脉交界处的分支;布有第8肋间神经前皮支的内侧支。

【主治】 ①胃痛、呕吐、食欲不振、腹胀、腹痛等脾胃病证;②水肿。

【操作】 直刺1~1.5寸。

【临床经验】 ①胸中满闷,配内关;②消化不良引起的腹胀,配上脘、天枢、足三里。

12. 中脘(胃之募穴;八脉交会穴之腑会)

【定位】 前正中线上,脐上4寸,或脐与胸剑联合连线的中点处。

【解剖】 在腹白线上,深部为胃幽门部;有腹壁上动静脉;布有第7、8肋间神经前皮支的内侧支。

【主治】 ①胃病、腹胀、纳呆、呕吐、吞酸、呃逆、小儿疳积等脾胃病证;②黄疸;③癫狂、脏躁。

【操作】 直刺1~1.5寸。

【临床经验】 ①胃溃疡疼痛,配内关、梁丘;②泄泻,配天枢、中极;③妊娠呕

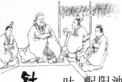

吐,配阳池、上脘;④食积腹痛,配足三里。

13. 上脘

【定位】 前正中线上,脐上5寸。

【解剖】 在腹白线上,深部为肝下缘及胃幽门部;有腹壁上动静脉分支;布有第7肋间神经前皮支的内侧支。

【主治】 ①胃痛、呕吐、呃逆、腹胀等胃腑病证;②癫痫。

【操作】 直刺1~1.5寸。

【临床经验】 胃脘胀痛,配中脘。

14. 巨阙

【定位】 前正中线上,脐上6寸,或胸剑联合下2寸。

【解剖】 在腹白线上,深部为肝脏;有腹壁上动静脉分支;布有第7肋间神经前皮支的内侧支。

【主治】 ①癫狂痫;②胸痛,心悸;③呕吐,吞酸。

【操作】 向下斜刺0.5~1寸;不可深刺,以免伤及肝脏。

【临床经验】 ①心烦,配心俞;②吐食,配膻中。

15. 鸠尾(任脉络穴;膏之原穴)

【定位】 前正中线上,脐上7寸,或剑突下,胸剑联合下1寸。

【解剖】 在腹白线上,腹直肌起始部,深部为肝脏;有腹壁上动静脉分支;布有第6肋间神经前皮支的内侧支。

【主治】 ①癫狂痫;②胸痛;③腹胀,呃逆。

【操作】 向下斜刺0.5~1寸。

【临床经验】 ①癫痫配后溪、神门;②呃逆,配膈俞。

16. 中庭

【定位】 前正中线上,平第5肋间,胸剑联合的中点处。

【解剖】 在胸剑联合上;有胸廓内动静脉的前穿支;布有第5肋间神经前皮支的内侧支。

【主治】 ①胸腹胀满、噎膈、呕吐等胃气上逆病证;②心痛;③梅核气。

【操作】 平刺0.3~0.5寸。

【临床经验】 呕吐,配俞府、意舍。

17. 膻中(心包募穴;八会穴之气会)

【定位】 前正中线上,平第4肋间隙;或两乳头连线与前正中线的交点处。

【解剖】 在胸骨体上;有胸廓内动静脉的前穿支;布有第4肋间神经前皮支的内侧支。

【主治】　①咳嗽、气喘、胸闷、心痛、嗳气、呃逆等胸中气机不畅的病证；②产后乳少、乳痈、乳癖等胸乳病证。

【操作】　平刺0.3～0.5寸。

【临床经验】　①气郁胸痹心痛，配天井；②咳喘不得卧，配定喘、肺俞；③气虚缺乳，配少泽、百会。

18. 玉堂

【定位】　前正中线上，平第3肋间隙。

【解剖】　在胸骨体中点；有胸廓内动静脉的前穿支；布有第3肋间神经前皮支的内侧支。

【主治】　咳嗽、气喘、胸闷、胸痛、乳房胀痛、呕吐等气机不畅为患者。

【操作】　平刺0.3～0.5寸。

【临床经验】　咳喘寒痰，配上脘、不容、膈俞。

19. 紫宫

【定位】　前正中线上，平第2肋间隙。

【解剖】　在胸骨体上；有胸廓内动静脉的前穿支；布有第2肋间神经前皮支的内侧支。

【主治】　咳嗽，气喘，胸痛。

【操作】　平刺0.3～0.5寸。

【临床经验】　胸胁支满，配中庭、涌泉。

20. 华盖

【定位】　前正中线上，胸骨角的中点处，平第1肋间隙。

【解剖】　在胸骨角上；有胸廓内动静脉的前穿支；布有第1肋间神经前皮支的内侧支。

【主治】　咳嗽，气喘，胸痛。

【操作】　平刺0.3～0.5寸。

【临床经验】　①肺热哮喘，配肺俞、膻中、列缺；②胸胁胀痛，配支沟。

21. 璇玑

【定位】　前正中线上，胸骨柄的中央处。

【解剖】　在胸骨柄上；有胸廓内动静脉的前穿支；布有胸锁上神经前支及第1肋间神经前皮支的内侧支。

【主治】　①咳嗽，气喘，胸痛；②咽喉肿痛；③积食。

【操作】　平刺0.3～0.5寸。

【临床经验】　梅核气，配内关、蠡沟。

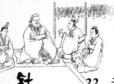
22. 天突

【定位】 胸骨上窝正中。

【解剖】 在胸骨切迹中央,左右胸锁乳突肌之间,深层为胸骨舌骨肌和胸骨甲状肌;皮下有颈静脉弓、甲状腺下动脉分支,深部为气管,向下胸骨柄后方为无名静脉及主动脉弓;布有锁骨上神经前支。

【主治】 ①咳嗽、哮喘、胸痛、咽喉肿痛、暴喑等肺系病证;②瘿气、梅核气、噎膈等气机不畅病证。

【操作】 先直刺0.2～0.3寸,然后将针尖向下,紧靠胸骨柄后方刺入1～1.5寸。必须严格掌握针刺的角度和深度,以防刺伤肺和相关动静脉。

【临床经验】 ①梅核气,配列缺、蠡沟;②噎膈,配内关;③气逆咳喘,配膻中。

23. 廉泉

【定位】 微仰头,在喉结上方,当舌骨体上缘的中点处。

【解剖】 在舌骨上方,左右颏舌骨肌之间,深部为会厌,下方为喉门,有甲状舌骨肌、舌肌;有颈前浅静脉,甲状腺上动静脉;布有颈皮神经的分支,深层为舌根,有舌下神经及舌咽神经的分支。

【主治】 中风失语、暴喑、吞咽困难、舌缓流涎、舌下肿痛、口舌生疮、喉痹等咽喉口舌病证。

【操作】 向舌根斜刺0.5～0.8寸。

【临床经验】 中风吞咽呛食,配崇骨可获显效。

24. 承浆

【定位】 颏唇沟的正中凹陷处。

【解剖】 在口轮匝肌和颏肌之间;有下唇动静脉分支;布有面神经的下颌支及颏神经分支。

【主治】 ①口歪、齿龈肿痛、流涎等口部病证;②暴喑、癫狂。

【操作】 斜刺0.3～0.5寸。

【临床经验】 ①任督失调头痛项强,配印堂;②口角歪斜,配地仓、颊车。

三、常用奇穴

(一)头颈部

1. 四神聪

【定位】 在头顶部。当百会前后左右各1寸,共4穴。

【解剖】 在帽状腱膜中;有枕动脉、颞浅动脉、额动脉的吻合网分布;有枕大神经、滑车上神经、耳颞神经分布。

【主治】 ①头痛、眩晕、失眠、健忘、癫痫等神志病证;②目疾。

【操作】 平刺 0.5~0.8 寸。

2. 印堂

【定位】 在额部,当两眉头的中间.

【解剖】 在降眉间肌中,浅层有滑车上神经分布,深层有面神经颞支和内眦动脉分布。

【主治】 ①痴呆、痫证、失眠、健忘等神志病证;②头痛、眩晕;③鼻衄、鼻渊;④小儿惊风,产后血晕,子痫。

【操作】 提捏局部皮肤,平刺 0.3~0.5 寸,或用三棱针点刺出血。

3. 鱼腰

【定位】 在额部,瞳孔直上,眉毛正中。

【解剖】 在眼轮匝肌中。浅层有眶上神经分布,深层有面神经颞支和额动脉分布。

【主治】 眉棱骨痛、眼睑瞤动眼睑下垂、目赤肿痛、目翳、口眼歪斜等眼部病证。

【操作】 平刺 0.3~0.5 寸。

4. 太阳

【定位】 在颞部,当眉梢与目外眦之间,向后约 1 横指的凹陷处。

【解剖】 在颞筋膜及颞肌中。浅层有上颌神经颧颞支和颞浅动脉分布,深层有下颌神经肌支和颞浅动脉肌支分布。

【主治】 ①头痛;②目疾;③面瘫。

【操作】 直刺或斜刺 0.3~0.5 寸,或点刺出血。

5. 球后

【定位】 在面部,当眶下缘外 1/4 与内 3/4 交界处。

【解剖】 在眼轮匝肌中,深部为眼肌。浅层有上颌神经颧颞支和眶下神经分布;深层有面神经颧支和颞浅动脉肌支分布;进入眶内可刺及眶下神经干、下直肌、下斜肌和眶脂体,有眼神经和动眼神经分布。

【主治】 目疾。

【操作】 轻压眼球向上,向眶下缘缓慢直刺 0.5~1.5 寸,不提插。

6. 鼻通

【定位】 鼻唇沟上端尽出。

【解剖】 在上唇方肌中;有面动静脉分支;布有筛前神经、眶下神经分支及滑

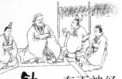

车下神经。

【主治】 鼻疾,如鼻塞、鼻息肉、鼻部疖疮。

【操作】 向内上方斜刺0.3寸。

7. 金津、玉液

【定位】 在口腔内,当舌系带两侧静脉上,左为金津,右为玉液。

【解剖】 穴区浅层有舌神经(发自下颌神经)和舌深静脉干经过;深层有舌神经、舌下神经和舌动脉分布。

【主治】 ①口疮,舌强,舌肿;②呕吐,消渴。

【操作】 点刺出血。

8. 夹承浆

【定位】 在面部,承浆穴旁开1寸处。

【解剖】 在口轮匝肌中。浅层有颏神经分市;深层有面神经下颌缘支和下唇动脉分布。

【主治】 齿龈肿痛,口歪。

【操作】 斜刺或平刺0.3～0.5寸。

9. 牵正

【定位】 在面颊部,耳垂前0.5～1寸处。

【解剖】 在咬肌中。浅层有耳大神经分布;深层有面神经颊支、下颌神经咬肌支和咬肌动脉分布。

【主治】 口喎、口疮。

【操作】 向前斜刺0.5～0.8寸。

10. 翳明

【定位】 在项部,当翳风穴后1寸。

【解剖】 在胸锁乳突肌上。穴区浅层有耳大神经和枕小神经分布;深层有副神经、颈神经后支和耳后动脉分布;再深层有迷走神经干、副神经干和颈内动静脉经过。

【主治】 ①头痛,眩晕,失眠;②目疾,耳鸣。

【操作】 直刺0.5～1寸;可灸。

11. 安眠

【定位】 在项部,当翳风穴与风池穴连线的中点。

【解剖】 在胸锁乳突肌上。穴区浅层有耳大神经和枕小神经分布;深层有副神经、颈神经后支和耳后动脉分布;再深层有迷走神经干、副神经干和颈内动静脉经过。

【主治】 ①失眠,头痛,眩晕;②心悸;③癫狂。

【操作】 直刺0.8～1.2寸。

12. 上廉泉

【解剖】 在上颌舌骨肌、颏舌骨肌、舌肌中;有舌动静脉;布有颈皮神经、面神经颈支和舌下神经。

【主治】 舌强不语,舌肌萎缩,吞咽困难,咽喉疼痛。

【操作】 向舌根部斜刺 0.5～1 寸。

13. 上迎香

【定位】 在面部,当鼻翼软骨与鼻甲的交界处,近鼻唇沟上端处。

【解剖】 在鼻肌、鼻翼软骨部。浅层有眶下神经和滑车下神经分布;深层有面神经颊支和面动脉分支分布。

【主治】 鼻渊,鼻部疮疖。

【操作】 向内上方平刺 0.3～0.5 寸。

14. 内迎香

【定位】 在鼻孔内,当鼻翼软骨与鼻甲交界的粘膜上。

【解剖】 在鼻粘膜中。有面动静脉的鼻背支之动静脉网和筛神经的鼻外支。

【主治】 ①目赤肿痛,热病、中暑;②鼻疾,喉痹;③眩晕。

【操作】 用三棱针点刺出血。

15. 耳尖

【定位】 在耳廓的上方,当折耳向前,耳廓上方的尖端处。

【解剖】 在耳廓软骨部。浅层有颞浅动静脉的耳前支,耳后动静脉的耳后支,耳颞神经耳前支;深层有枕小神经后支和面神经耳支。

【主治】 ①目疾;②头痛;③咽喉肿痛。

【操作】 直刺 0.1～0.2 寸。

(二)项背腰部

1. 百劳

【定位】 大椎穴上 2 寸,旁开 1 寸。

【解剖】 在斜方肌、头夹脊中,有枕动静脉和椎动静脉;布有枕大神经、枕小神经分支。

【主治】 骨蒸潮热,盗汗自汗,瘰疬,颈肿,项背强痛。

【操作】 直刺 0.5～0.8 寸。可灸。

2. 定喘

【定位】 在背上部,当第 7 颈椎棘突下旁开 0.5 寸。

【解剖】 在斜方肌、菱形肌、上后锯肌、头夹肌、头半棘肌中。穴区浅层有颈神

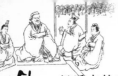

经后支的皮支分布;深层有颈神经后支的肌支、副神经和颈横动脉、颈深动脉分布。

【主治】 ①哮喘,咳嗽;②肩背痛;③落枕。

【操作】 直刺0.5～0.8寸。

3. 崇骨

【定位】 第6颈椎棘突下。

【解剖】 在腰背筋膜、棘上韧带、棘间韧带中;有棘间皮下静脉丛;布有第7颈神经后支。

【主治】 感冒,咳嗽,气喘,颈项强痛,疟疾。

【操作】 向上斜刺0.5～0.8寸。可灸。

4. 颈夹脊

【定位】 夹脊穴又称"华陀夹脊穴",属于经外奇穴。夹脊穴出自《肘后备急方》。它的定位是从第1胸椎棘突至第5腰椎棘突止,各棘突下旁开0.5寸处是穴。每侧17穴,左右两侧共34穴。近年来,又增加第1颈椎至第7颈椎各棘突下旁开0.5寸处穴,每侧7穴,左右两侧共14穴。因此夹脊穴共有48穴。临床上又把颈椎段夹脊穴简称为"颈夹脊",胸椎段夹脊穴简称为"胸夹脊";把腰椎段夹脊穴简称"腰夹脊"。

【解剖】 在背肌浅层(斜方肌、菱形肌、胸腰筋膜、后锯肌)及背肌深层(竖脊肌)中。穴区浅层有颈、胸或腰神经后支的皮支分布;深层有颈、胸或腰神经后支和肋间后动脉、腰动脉分布。

【主治】 适应范围较广,其中颈椎段治疗颈椎及上肢疾病;上胸部的穴位治疗心肺、上肢疾病;下胸部的穴位治疗胃肠疾病;腰部的穴位治疗腰腹及下肢疾病。

5. 胃脘下俞

【定位】 在背部,当第8胸椎棘突下,旁开1.5寸。

【解剖】 在斜方肌、背阔肌中。穴区浅层有第8胸神经后支的皮支分布;深层有第8胸神经后支的肌支和肋间后动脉分布。

【主治】 ①胃痛,腹痛,胸胁痛;②消渴。

【操作】 斜刺0.3～0.5寸。

6. 腰眼

【定位】 在腰部,当第4腰椎棘突下,旁开约3.5寸凹陷中。

【解剖】 在背阔肌、腰方肌中。穴区浅层有第3腰神经后支的皮支分布;深层有第4腰神经后支的肌支和腰动脉分布。

【主治】 ①腰痛;②月经不调,带下;③虚劳。

【操作】 直刺1～1.5寸。

7. 十七椎

【定位】 在腰部,当后正中线上,第 5 腰椎棘突下。

【解剖】 在棘上韧带、棘间韧带中。穴区浅层有第 5 腰神经后支的皮支分布;深层有第 5 腰神经后支的肌支和腰动脉分布。

【主治】 ①腰腿痛,下肢瘫痪;②崩漏,月经不调;③小便不利。

【操作】 直刺 0.5～1 寸。

8. 腰奇

【定位】 在骶部,当尾骨端直上 2 寸,骶角之间凹陷中。

【解剖】 在棘上韧带中。穴区浅层有臀中皮神经分布;深层有骶神经后支和骶中动脉分布;再深可进入骶管裂孔。

【主治】 ①癫痫;②头痛,失眠;③便秘

【操作】 向上平刺 1～1.5 寸。

(三)胸腹部

1. 颈臂

【定位】 锁骨内 1/3 与外 2/3 交界处直上 1 寸。

【解剖】 有胸锁乳突肌;颈外侧动静脉分支;布有臂丛神经。

【主治】 肩、臂、手指麻木或疼痛,上肢瘫痪。

【操作】 直刺 0.3～0.5 寸。

2. 脐中四边穴

【定位】 脐中央的上下左右各开 1 寸。

【解剖】 在腹白线上,深部为小肠;有腹壁下动静脉;布有第 8、9 肋间神经前皮支的内侧支。

【主治】 小儿腹泻,下痢,腹痛,角弓反张,水肿。

【操作】 直刺 0.5～0.8 寸。

3. 胃上穴

【定位】 脐上 2 寸,旁开 4 寸。

【解剖】 在腹外斜肌、腹内斜肌及腹横肌处;有腹壁浅静脉;布有第 9、10 肋间神经外侧支。

【主治】 胃下垂,腹胀。

【操作】 向脐中或天枢穴方向斜刺 1～2 寸。

4. 三角灸

【定位】 以患者两口角之间的长度为一边,作等边三角形,将顶角置于患者脐

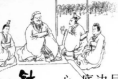

心,底边呈水平线,两底角处是该穴。

【解剖】 在腹直肌中,穴区有腹壁下动静脉和第 10 肋间神经分布。

【主治】 疝气,腹痛。

【操作】 艾灶灸 5~7 壮。

5. 提托

【定位】 关元穴旁开 4 寸。

【解剖】 在腹内、外斜肌处;有腹壁浅动静脉;布有髂腹下神经。

【主治】 阴挺,月经不调,痛经,带下,不孕。

【操作】 直刺 0.8~1 寸。

6. 子宫

【定位】 在下腹部,当脐中下 4 寸,中极旁开 3 寸。

【解剖】 在腹内、外斜肌中。穴区浅层有髂腹下神经和腹壁浅动脉分布;深层有髂腹股沟神经的肌支和腹壁下动脉分布;再深层可进入腹腔刺及小肠。

【主治】 阴挺、月经不调、痛经、崩漏、不孕等妇科病证。

【操作】 直刺 0.8~1.2 寸。

(四)四肢部

1. 十宣

【定位】 在手十指尖端,距指甲游离缘 0.1 寸(指寸),左右共 10 穴。

【解剖】 有指掌侧固有神经(桡侧三个半手指由正中神经发出,尺侧一个半手指由尺神经发出)和掌侧固有动脉分布。

【主治】 ①昏迷;②癫痫;③高热,咽喉肿痛;④手指麻木。

【操作】 浅刺 0.1~0.2 寸,或点刺出血。

2. 四缝

【定位】 在第 2 至第 5 指掌侧,近端指关节的中央,一手 4 穴,左右共 8 穴。

【解剖】 在指深屈肌腱中。穴区浅层有掌侧固有神经和指掌侧固有动脉分布;深层有正中神经肌支(桡侧两个半手指)和尺神经肌支(尺侧一个半手指)分布。

【主治】 ①小儿疳积;②百日咳。

【操作】 点刺出血或挤出少许黄色透明粘液。

3. 八邪

【定位】 在手背侧,微握拳,第1至第5指间,指蹼缘后方赤白肉际处,左右共8穴。

【解剖】 在拇收肌(八邪1)和骨间肌(八邪2、3、4)中。穴区浅层有桡神经浅支的手背支、尺神经手背支和手背静脉网分布;深层有尺神经肌支和掌背动脉分布。

【主治】 ①手背肿痛,手指麻木;②烦热,目痛;③毒蛇咬伤。

【操作】 斜刺0.5～0.8寸。或点刺出血。

4. 外劳宫

【定位】 左手背侧,当第2、第3掌骨间,指掌关节后约0.5寸处。

【解剖】 在第2骨间背侧肌中,穴区有桡神经浅支的指背神经、手背静脉网和掌背动脉。

【主治】 ①落枕,手臂肿痛;②脐风。

【操作】 直刺0.5～0.8寸。

5. 落枕

【定位】 手背第2、3掌骨间,掌指关节后约0.5寸。

【解剖】 有骨间背侧肌;有掌背动脉、手背静脉网;布有桡神经分支。

【主治】 落枕,肩背痛,胃痛。

【操作】 直刺或斜刺0.5～0.8寸。可灸。

6. 中魁

【定位】 在中指背侧近侧指间关节的中点处。握拳取穴。

【解剖】 有桡、尺神经的指背神经和指背动脉分布。

【主治】 噎膈、呕吐、食欲不振、呃逆等脾胃病证。

【操作】 直刺0.2～0.3寸。

7. 腰痛点

【定位】 在手背侧,当第2、3掌骨及第4、5掌骨之间,当腕横纹与掌指关节中点处,一侧2穴,左右共4穴。

【解剖】 在桡侧腕短伸肌腱(桡侧穴)和小指伸肌腱(尺侧穴)中。穴区浅层有桡神经浅支的手背支(桡侧穴)和尺神经手背支(尺侧穴)分布;深层有桡神经肌支和掌背动脉分布。

【主治】　急性腰扭伤。

【操作】　由两侧向掌中斜刺0.5～0.8寸。

8. 二白

【定位】　在前臂掌侧,腕横纹上4寸,桡侧腕屈肌腱的两侧,一侧各1穴,一臂2穴,左右两臂共4穴。

【解剖】　在指浅屈肌、拇长屈肌(桡侧穴)和指深屈肌(尺侧穴)中。穴区浅层有前臂内、外侧皮神经分布;深层有桡动脉干、桡神经浅支(桡侧穴)和正中神经(尺侧穴)经过,并有正中神经肌支和骨间前动脉分布。

【主治】　①痔疾,脱肛;②前臂痛,胸胁痛。

【操作】　直刺0.5～0.8寸。

9. 肘尖

【定位】　在肘后部,屈肘,当尺骨鹰嘴的尖端。

【解剖】　穴区有前臂背侧皮神经和肘关节动脉网分布。

【主治】　①瘰疬;②痈疽;③肠痈。

【操作】　艾柱灸7～15壮。

10. 肩前

【定位】　在肩部,正坐垂臂,当腋前皱襞顶端与肩髃穴连线的中点。

【解剖】　在三角肌中。穴区浅层有锁骨上神经外侧支分布;深层有腋神经、肌皮神经和胸肩峰动脉分布。

【主治】　肩臂痛,臂不能举。

【操作】　直刺1～1.5寸。

11. 环中

【定位】　在臀部,环跳穴与腰俞穴连线的中点。

【解剖】　在臀大肌、股方肌中。穴区浅层有臀上皮神经分布;深层有坐骨神经干和股后皮神经干经过,并有臀下神经、坐骨神经肌支和臀下动脉分布。

【主治】　坐骨神经痛,腰痛,腿痛。

【操作】　直刺2～3寸。

12. 百虫窝

【定位】　屈膝,在大腿内侧,髌底内侧端上3寸,即血海上1寸。

【解剖】　在股内侧肌中。穴区浅层有股神经前皮支分布;深层有股神经肌支和股动脉分布。

【主治】 ①虫积;②风湿痒疹,下部生疮。

【操作】 直刺1.5～2寸。

13. 鹤顶

【定位】 在膝上部,髌底的中点上方凹陷处。

【解剖】 在股四头肌腱中,穴区浅层有股神经前皮支分布;深层有股神经肌支和膝关节动脉网分布。

【主治】 膝痛,足胫无力,瘫痪。

【操作】 直刺0.8～1寸。

14. 胆囊

【定位】 在小腿外侧上部,当腓骨小头前下方凹陷处(阳陵泉)直下2寸。

【解剖】 在腓骨长肌中。穴区浅层有腓肠外侧皮神经分布;深层有腓深神经干和胫前动静脉经过,并有腓浅神经肌支和胫前动脉分布。

【主治】 ①急慢性胆囊炎、胆石症、胆道蛔虫症等胆腑病证;②下肢痿痹。

【操作】 直刺1～2寸。

15. 膝眼

【定位】 屈膝,在髌韧带两侧凹陷处。在内侧的称内膝眼,在外侧的称外膝眼。

【解剖】 浅层有隐神经分支和股神经前皮支分布;深层有股神经关节支和膝关节动脉网分布。

【主治】 ①膝痛,腿痛;②脚气。

【操作】 向膝中斜刺0.5～1寸,或透刺对侧膝眼。

16. 阑尾

【定位】 在小腿前侧上部,当犊鼻下5寸,胫骨前缘旁开1横指。

【解剖】 在胫骨前肌、小腿骨间膜、胫骨后肌中。穴区浅层有腓肠外侧皮神经分布;深层有腓深神经干和胫前动静脉经过,并有腓深神经肌支、胫神经肌支和胫前动脉分布。

【主治】 ①急慢性阑尾炎;②消化不良;③下肢痿痹。

【操作】 直刺1.5～2寸。

17. 八风

【定位】　在足背侧,第1至第5趾间。趾蹼缘后方赤白肉际处,一足4穴,左右共8穴。

【解剖】　有趾背神经(八风1为腓深神经终末支,八风2、3、4为腓浅神经终末支)和趾背动脉分布。

【主治】　①足跗肿痛,趾痛;②毒蛇咬伤;③脚气。

【操作】　斜刺0.5~0.8寸,或点刺出血。

18. 内踝尖

【定位】　在足内侧面,内踝凸起处。

【解剖】　有隐神经的小腿内侧皮支的分支、胫前动脉的内踝网、内踝前动脉的分支和胫后动脉的内踝支。

【主治】　①牙痛,乳蛾;②小儿不语;③霍乱;④转筋。

【操作】　常用灸法。

19. 外踝尖

【定位】　在足外侧面,外踝凸起处。

【解剖】　有胫前动脉的外踝网、腓动脉的外踝支和腓肠神经及腓浅神经的分支。

【主治】　①脚趾拘急,踝关节肿痛;②脚气;②牙痛;

【操作】　常用灸法。

20. 里内庭

【定位】　足底第2、3趾间,与内庭穴相对。

【解剖】　跖腱膜,布有足底内侧神经及足底外侧动脉分支。

【主治】　足趾疼痛,小儿惊风,癫痫,急性胃痛。

【操作】　直刺0.3~0.5寸。可灸。

常用穴位名称索引

常用穴位名称索引

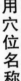

常用穴位名称索引

309

常用穴位名称索引

311

针灸与腧穴20讲